Neue Allgemeinmedizin

Herausgegeben von
Robert N. Braun und Frank H. Mader

M. Drews W. Kölling F.H. Mader

Unternehmen Arztpraxis

Strategien zum Erfolg

Mit 112 Abbildungen und 34 Tabellen

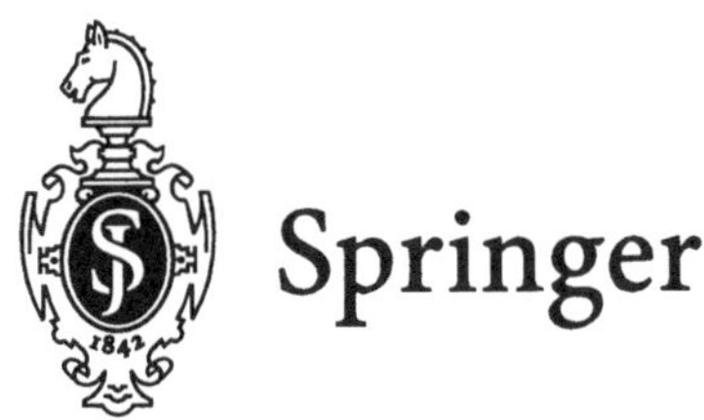

Springer

Dr. med. Michael Drews
Wasserburgstraße 20
23879 Mölln

Dr. med. Wolfgang Kölling
Saarbrücker Straße 25b
66399 Mandelbachtal

Dr. med. Frank H. Mader
Leiter des Instituts für Praxisforschung (PRAFO) im BDA
Talstraße 3
93152 Nittendorf

Die Deutsche Bibliothek – CIP-Einheitsaufnahme
Drews, Michael: Unternehmen Arztpraxis : Strategie zum Erfolg ; mit 34 Tabellen / Michael Drews ; Wolfgang
Kölling ; Frank H. Mader. – Berlin ; New York ; London ; Paris ; Tokyo ; Hong Kong ; Barcelona ; Budapest :
Springer, 1994
(Neue Allgemeinmedizin)

NE: Kölling, Wolfgang:; Mader, Frank H.:

ISBN-13 978-3-540-57392-0   ISBN 978-3-642-88570-9 (eBook)
DOI 10.1007/978-3-642-88570-9

Herstellung: Bernd Reichenthaler, Heidelberg
Satz: RTS, Wiesenbach
SPIN: 10081749   19/3133 - 543210 Gedruckt auf säurefreiem Papier

Vorwort

Was dieses Buch von sämtlichen anderen auf dem Markt befindlichen Publikationen zum Thema Arztpraxis unterscheidet, ist zunächst einmal die Tatsache, daß es ausschließlich von Kollegen aus der Praxis für Kolleg(inn)en* in der Praxis bzw. vor der Niederlassung geschrieben worden ist.

Bei der Bearbeitung der einzelnen Themen durch das Autorenteam wurde bewußt darauf verzichtet, eine systematische, idealisierte, am grünen Tisch oder am Dozentenpult ersonnene Auflistung sämtlicher theoretisch denkbarer Aspekte oder aller möglichen Marketingstrategien zu präsentieren; es wurde statt dessen Wert auf die Konzentration all jener wesentlichen Punkte gelegt, die sich in den Jahrzehnten kassenärztlicher Tätigkeit für die Autoren als nützlich, sinnvoll, preiswert, durchführbar und mit einfachen Mitteln in die Praxis umsetzbar erwiesen haben. Vielleicht kann der Benutzer die eine oder andere Anregung entnehmen, wie er die eigene Praxis nach seinen ganz persönlichen Wünschen, Bedürfnissen und Gegebenheiten individuell und zweckmäßig gestaltet.

Dieses Buch versteht sich als aktuelles und praktisches Nachschlagewerk für nahezu alle Gebiete des Kassenarztdaseins und des Sprechstundenalltags. Der guten Lesbarkeit und des raschen Zugriffs wegen wurden der Gesamtumfang bewußt beschränkt, der Stil möglichst prägnant und plakativ gehalten und eine praxisrelevante Illustration mit Tabellen, Checklisten und Abbildungen vorgenommen. Dadurch sollen sowohl dem Kollegen vor der Niederlassung als auch dem bereits niedergelassenen Arzt Anregungen, Informationen, Tips und Tricks vermittelt werden, wie er trotz ständig wachsender Arztdichte im Konkurrenzkampf die Nase vorn behalten und seine Praxis zu einem erfolgreichen Wirtschaftunternehmen führen kann.

Herrn Dr. med. Klaus Wahle, Münster, danken wir für die Abfassung der Kapitel C 1.2.3–1.2.5.

Sommer 1995

Dr. med. Michael Drews, Mölln
Dr. med. Wolfgang Kölling, Mandelbachtal
Dr. med. Frank H. Mader, Nittendorf

---

* Im Text des Buches wird der Einfachheit halber nur die männliche Form benutzt; selbstverständlich sind immer männliche *und* weibliche Personen gemeint.

Inhaltsverzeichnis

Management

Standen in der (stets spärlichen) Praxis-
literatur der 60er und frühen 70er Jahre
„Planung und Organisation" der „freien
Arztpraxis" im Mittelpunkt, so gilt in
den späten 80er bis in die Mitte der 90er
Jahre das publizistische Interesse den
Fragen von *„Praxismarketing"* und *„Pra-
xismanagement"*.

Heute ist das *wirtschaftliche Überleben*
des niedergelassenen Arztes Kern-
punkt der meisten Überlegungen.

Dabei ist die Wahrnehmung von
Führungsaufgaben („Management")
überall dort erforderlich, wo mehrere
Menschen zusammenarbeiten und wo
es sich dabei um eine Chef-Mitarbeiter-
Beziehung handelt. In dieser Situation
befindet sich jeder Arzt, der einen oder
mehrere Mitarbeiter beschäftigt. Darüber hinaus setzt der Arzt als Manager
Ziele fest und leitet daraus Pläne ab; er
gestaltet eine Organisation, die eine
bestmögliche Zusammenarbeit und Ef-
fizienz garantieren soll [1].

Die kontinuierlich steigende Zahl von approbierten Ärzten, die gesundheitspolitisch vorgegebenen Einsparungen der öffentlichen Hand und damit der weitere Bettenabbau in den Krankenhäusern und Kliniken sowie befristete Arbeitsverträge dort ermöglichen immer weniger Lebensstellungen im klinischen Bereich. Der zunehmend abschmelzende „Altersgipfel" der bereits niedergelassenen Kollegen und die damit verbundene Verjüngung der Altersstruktur erschweren aber andererseits immer stärker die Niederlassung in der sog. „freien" Praxis.

Dazu kommt, daß längst schon in fast allen kassenärztlichen Versorgungsbereichen die vorgegebenen *Bedarfszahlen* für niedergelassene Ärzte erreicht, häufig sogar überschritten sind. Ferner tut sich speziell für Hausärzte ein weiteres Niederlassungshindernis auf, indem sich Fachgebietsspezialisten (wie z. B. Chirurgen oder Internisten) nicht mehr ohne spezielle Weiterbildung in der Allgemeinmedizin als sog. „praktische Ärzte" von heute auf morgen niederlassen können. Dies gilt übrigens auch für Ärzte ohne Weiterbildung in der Allgemeinmedizin oder mit einer abgebrochenen oder unstrukturierten (nicht qualifizierten) Weiterbildung: Durch das *Gesundheitsstrukturgesetz (GSG)* können ab 1. Januar 1994 nur noch Ärzte mit einer abgeschlossenen Weiterbildung in einem Fach (also auch im Fachgebiet Allgemeinmedizin) als Vertragsärzte zugelassen werden.

Für Ärzte ohne abgeschlossene Weiterbildung und ohne daran anschließender Facharztprüfung bleiben nur die Möglichkeiten der weiteren klinischen Tätigkeit, die Niederlassung als praktischer Arzt ohne Kassenzulassung (unter Verzicht auf ein sozialversichertes Klientel, das ca 90 % der Bevölkerung ausmacht!) oder der Einstieg in ein Beschäftigungsverhältnis in der Industrie, der Verwaltung oder in Behörden. Aber auch hier wird zunehmend als Einstiegsqualifikation die abgeschlossene Weiterbildung, ggf. auch in der Allgemeinmedizin, vorausgesetzt.

Es ist daher nur zu verständlich, daß durch solche Meldungen und Analysen viele junge Ärzte verunsichert sind. Tatsache ist jedoch, daß es in den nächsten Jahren eine Niederlassung „aus dem vollen" nur noch in den allerseltensten Fällen geben wird. Der künftige Arzt sollte sich daher konsequenterweise schon während seines Studiums ernsthafte Gedanken darüber machen, ob er seinen späteren beruflichen Weg als *angestellter Arzt* oder als *niedergelassener Vertragsarzt* (bis 1992 „Kassenarzt") nehmen wird. Eine frühe Entscheidungsbildung für den Medizinstudenten kann oftmals für die spätere berufliche Karriere von größerer Wichtigkeit sein als Überlegungen zu weiterer wissenschaftlicher Qualifikation oder zur Spezialisierung in einem bestimmten Fachgebiet.

Als einen „Sprung ins kalte Wasser" mögen viele Kollegen nach langen Jahren klinischer Weiterbildungszeit den Entschluß zur Niederlassung empfinden. Meist ist sich der Praxisneuling nicht recht über die Konsequenzen im klaren, wenn er nämlich mit der Niederlassung die geschützte Position des angestellten Arztes verläßt und den Weg ins freie Unternehmertum antritt. Für persönliche Selbständigkeit und für Unabhängigkeit in der ärztlichen Berufsausübung tauscht er das Risiko des freien Berufs ein [15].

Wem also die Niederlassung in eigener Praxis vorschwebt oder wer sich dafür bereits entschieden hat, dem sei die Lektüre der nachfolgenden Kapitel empfohlen.

1.1 Aufbauphase

Viele organisatorische, finanztechnische oder vertragsrechtliche Fragen werden sich für den niederlassungswilligen Arzt meist in unmittelbarem Zusammenhang mit Niederlassung[1] und Praxiseröffnung ergeben. Manche Überlegungen kann er allerdings schon auf längere Zeit im voraus anstellen, wie beispielsweise die Frage des Standortes, der Praxisform (Einzel- oder Gemeinschaftspraxis?) oder der eigenen ärztlichen Neigungen und damit späteren Praxisschwerpunkte.

Es ist gar nicht abzuschätzen, welche enormen Vermögensverluste unsere ärztlichen Berufsanfänger in den ersten Jahren ihrer Tätigkeit erleiden durch mangelnde Vorbereitung auf jene Fragen, die in kaufmännischer, steuerlicher, abrechnungstechnischer und sonstiger Hinsicht auf sie zukommen [15].

Letztlich geht es also gar nicht so sehr um hohe Wissenschaft als vielmehr um ganz einfache Dinge, ohne die aber, wie sich sehr schnell herausstellt, die hohe Wissenschaft selbst nicht laufen würde. Praxis heißt ja, etwas tun, und das setzt *Organisation*, nämlich *Planung und Einteilung* voraus, sonst geht alles im Ansturm des Unvorhergesehenen unter [4].

1.1.1 Neugründung

Die Neugründung einer Kassenarztpraxis muß in der heutigen Zeit besonders wohlüberlegt sein (vgl. A 1). Nicht immer bietet sich die Möglichkeit, in eine bereits bestehende und gut laufende Praxis einzusteigen oder eine solche zu übernehmen (vgl. A 1.1.2). Auch wünschen manche Ärzte einen solchen Einstieg gar nicht, sie sind zu große Individualisten, oder der Lebenspartner macht ganz einfach nicht mit.

---

[1] Zum Thema „Niederlassung" immer noch aktuell ist das Buch von Lüth P (1981) Vor der ersten Sprechstunde. Medical Tribune, Wiesbaden (vergriffen) [9]. Obwohl manche Daten überholt sind, können die „Erfahrungen und Empfehlungen zur Niederlassung in freier Praxis" uneingeschränkt gelten. Besonders bemerkenswert sind die Kapitel über die psychologischen und sozialmedizinischen Aspekte in der Praxis des niedergelassenen Arztes.

Die Praxisneugründung erfordert gerade wegen der zunehmend restriktiven Rahmenbedingungen eine sorgfältige betriebswirtschaftliche Vorfeldanalyse. Hier sind nach den Erfahrungen der Autoren die Servicedienste der regionalen Kassenärztlichen Vereinigung (KV) überfordert.

Zudem macht der junge niederlassungswillige Arzt nicht selten selbst die größten Fehler im Umgang mit der KV. Drei solcher Kardinalfehler im Umgang mit der KV sieht Kosanke [9]:

- Junge Ärzte verfahren mit ihrer Selbstverwaltung manchmal wie mit der Kraftfahrzeugzulassungsstelle. Auf kurze unpersönliche Anschreiben erhalten sie dann ebenso unpersönliche Antworten. Der Arzt verbaut sich damit die Chance einer persönlichen Beratung. Besser ist ein Telefongespräch, am besten das persönliche Vorsprechen bei der Niederlassungsberatungsstelle.
- Schwierig ist eine Beratung natürlich immer dann, wenn sie eigentlich gar nicht gewünscht wird, d. h. wenn der junge Arzt von vornherein weiß, an welcher Ecke er sich mit welchem Leistungsspektrum niederlassen will.
- Der 3. Kardinalfehler ist die vertrauensvolle Übernahme einer Praxis in einem Arzthaus, welches von Immobilienfirmen hingesetzt wurde. Hier ist ganz ausdrücklich die Bestätigung der KV einzuholen, ob sich die betreffende Firma bei der Standortwahl (vgl. A 1.1.1.1) mit der KV abgesprochen hatte. Auch eine sog. erstklassige Innenstadtlage ist keine Garantie dafür, daß eine Praxis den nötigen Leistungsbedarf vorfindet.

1.1.1.1 Standortfrage

Die Frage des Standortes des künftigen Vertragsarztsitzes muß unter den unterschiedlichsten Gesichtspunkten äußerst sorgfältig bedacht werden: Da gilt es die lokale *Konkurrenzsituation* (Ärzte der gleichen Fachbezeichnung? Ärzte anderer Fachbezeichnung, die jedoch dieselben hausärztlichen Aufgaben wahrnehmen? Alter der Kollegen? Benachbarte Krankenhausabteilungen?) ebenso zu bedenken wie die *Verkehrsanbindung* (öffentliche Verkehrsmittel? Wohn- oder Industriegegend? Schulen und Geschäfte?) oder die *Bevölkerungsstruktur* (Pendler? Junge Leute mit Familie? Überalterung?).

Letztlich werden sicherlich aber auch viele *emotionale Überlegungen* wie landsmannschaftliche Bindungen, gesellschaftliche Verpflichtungen oder v. a. Wünsche des Lebenspartners in die Entscheidungen einfließen und vielleicht sogar auch den Ausschlag geben. Immerhin handelt es sich um die Gründung einer eigenen beruflichen Existenz, die möglichst auch noch in 30 Jahren (also eine Generation später!) den Broterwerb sicherstellen, aber auch täglich aufs neue Freude bereiten soll.

1.1.1.2 Ausrüstung (Standard-Spektrum-Highlights)

Jeder Arzt, der „frisch von der Klinik" kommt, hat sicherlich andere Vorstellungen vom Einrichtungs- und apparativen Ausrüstungsstandard als der bereits jahrelang niedergelassene. Aus Gründen der Rentabilität wird der

Anfänger oftmals auf Geräte verzichten müssen, die der Kliniker für unverzichtbar hält, andererseits wird sich der Niederlassungwillige für den Kauf von Geräten entscheiden, welche sich betriebswirtschaftlich niemals rechnen, die aber vom Patienten erwartet werden und aus *„apparativen Marketinggründen"* (vgl. B 3.2, B 3.2.2) vorhanden sein müssen.

So werden sich manche elektrophysikalische Apparate in der 5000- oder 10000 DM-Klasse (z.B. Kurz-, Mikro- oder Dezimeterwelle, Reizstrom, Lymphdrainageapparate, motorische Wirbelsäulenextensionsgeräte) wohl selten rechnen, andererseits aber von einem zunehmend größer werdenden Patientenstamm dankbar angenommen. Zudem muß der künftige Kassenarzt bedenken, daß es erklärtes gesundheitspolitisches Ziel von Kassen und Kassenärztlicher Vereinigung ist, gerade die Hausarztpraxis immer mehr vom apparativen Hightech abzuhängen und möglichst viele Einzelleistungsvergütungen einer solchen Apparatemedizin in ihrem Punktwert abzusenken, in der Menge zu begrenzen, im Honorartopf zu deckeln oder sie von vornherein in einem Pauschalhonorar unrentabel aufgehen zu lassen.

Für den Praxisneuling empfiehlt es sich daher, sich nicht nur auf die Vorschläge des (verkaufsorientierten) Praxiseinrichters zu verlassen, sondern sich möglichst viele Fachpraxen bei Kollegen anzusehen. Das werden meist Praxen von Freunden sein oder solche Adressen, die vom eigenen Fachverband vermittelt werden. Gerade für solche Serviceleistungen bewährt sich einmal mehr die fühzeitige Mitgliedschaft in einem fachgruppenspezifischen Berufsverband.

Für die einrichtungsmäßige und medizintechnisch-apparative Ausstattung einer Allgemeinpraxis (vgl. auch A 2.4) wurden vom Institut für Praxisforschung (PRAFO) Vorschläge entwickelt, die den verschiedenen Praxisanforderungen, aber auch dem unterschiedlichen Neigungs- und Kenntnisstand des einzelnen Kollegen Rechnung tragen und nach

- Standard,
- Spektrum,
- Highlights

differenziert werden (Übersicht A 1.1). Im übrigen sei auch auf Übersicht A 2.6, S. 115 ff verwiesen.

Ärzte, die sich einen guten und konkreten Überblick über die medizintechnische und büromäßige Ausrüstung ihrer allgemeinärztlich tätigen Kollegen verschaffen möchten, seien auf den Sonderdruck[2] „Struktur- und Leistungsspektrum der Allgemeinpraxis in Deutschland-West und -Ost" verwiesen.

Der Praxisanfänger wird überwiegend neue Geräte anschaffen müssen, da sich erfahrungsgemäß nur wenige gut erhaltene medizintechnische Geräte auf dem Markt auftreiben lassen, also Apparate mit voller Funktionstüchtigkeit, mit Kundendienst und Garantie. Das geringste Risiko gehen

---

[2] Mader FH (1992) FDA-Exklusivumfrage: Zwischen Hausbesuchen und High-Tech. Struktur und Leistungsspektrum einer Allgemeinpraxis. 23seitiger Sonderdruck. 20 DM für Mitglieder, 15 DM für Nichtmitglieder, zu beziehen über Redaktion *Der Allgemeinarzt*, 93150 Nittendorf.

Übersicht A 1.1. Einrichtung einer Allgemeinarztpraxis mit Möbeln, Büroausstattung sowie mit medizinisch-technischen Geräten nach Standard-Spektrum-Highlights. Empfehlungen des Fachverbandes Deutscher Allgemeinärzte (FDA)

I. Standard

Außeneingang
Arztschild.

Garderobe
1 Wandhaken bzw. Garderobenständer,
2 Kleiderbügel,
1 Schirmständer,
1 Hutablage,
1 Fußabstreifmatte,
Garderobenschild „Keine Haftung bei Entwendung".

Warteraum
8 Stühle,
1 Zeitschriftentisch,
Kinderspielzeug.

Anmeldung
Empfangstheke ohne Seitenanbau,
Karteikasten (Stahlblech) für 1000 Karteikarten DIN A5,
Karteikasten (Stahlblech) für Altkartei, 500 Karten DIN A5,
Adressiersystem,
1 fahrbarer Bürostuhl,
1 Schrank für Aktenordner, Bücher, Briefpapier etc.,
1 Papierkorb,
Anrufbeantworter,
Telefon (1 Hauptanschluß, 1 Nebenstellenapparat),
Briefwaage,
Wanduhr.

Büro
Schreibmaschine (elektrisch),
Schreibmaschinentisch mit Papierablagefächern,
fahrbarer Bürostuhl,
Büroartikel:
  Locher,
  Hefter,
  Klebefilm mit Spender,
  Telefonkataster,
  Postablagekorb,
  Postausgangsbuch,
  verschiedene Stempel mit Stempelkissen,

Stempelständer,
große Papierschere,
10 Aktenordner,
Lineal,
1000 Karteikarten DIN A5 quer,
Plastikkarteieinlegebögen als temporäre Markierungen (vgl. A 2.2.2).

Sprechzimmer des Arztes
Schreibtisch,
fahrbarer Drehsessel,
2 Patientenstühle,
Blutdruckmeßapparat (manuell),
Ohrenspiegel,
Taschenlampe mit Holzmundspatel,
Liege mit Unterschrank für Spritzen und Kanülen,
Patientenliege mit Beinhaltern für vaginale Untersuchung,
Bücherregal,
Ständer für Kassenformulare,
Sehtafel,
Farbtafeln,
1 Nierenschale,
Maßband,
1 Stauschlauch,
Alkoholspender,
kleiner Garderobenschrank (auch für Mitarbeitergarderobe),
Gardinen,
geeichte Personenwaage (mechanisch),
alternativ: geeichte elektronische Personenwaage mit Meßlatte.

HNO
Ohrenspritze oder elektrische Munddusche,
Politzer-Gummmiball,
Nasenspekulum.

Labor
Labortisch,
fahrbarer Drehhocker,
Abfallkorb,
Mikroskop,
Leukozytenzählkammer,
Erythrozytenzählkammer,
1 Patientenhocker,
Zentrifuge,
BKS-Ständer mit 5 Glasröhren,
kleines Wandregal,

Übersicht A1.1 (Fortsetzung)

1 Photometer für Erythrozyten- und
   Hb-Bestimmung,
Kühlschrank,
1 Kurzzeitmesser.

*Verbände und kleine Operationen /
vaginale Untersuchung*
Tretabfalleimer,
Fahrbarer Infusionsständer,
Fahrbares Instrumententischchen,
Chirurgische Bestecke (Abb. A 1.1),
Instrumentenschrank,
Verbandsmittelkästchen,
Verbandstofftrommel,
1 großes Gummituch,
Behandlungs(kipp)tisch, auch für
   vaginale Untersuchung,
fahrbarer Drehhocker für Arzt,
Operationsleuchte,
1 fahrbare Wasserschüssel,
Glasgefäß für Papanicolaou-Abstrich,
1 Gummischürze,
1 Glühkauter,
Heißluftsterilisationsgerät,
alternativ: Autoklav.

Sozialraum
1 Tisch,
2 Stühle,
Tellersims oder -schrank.

Reinigung
Staubsauger,
Eimer,
Kehrblech,
Handbesen,
Stielbesen,
Schrubber,
2 Putzlappen,
2 Wischtücher,
Reinigungsmittel.

Herz-Kreislauf-Diagnostik
3-Kanal-EKG,
Stethoskop,
1 hölzernes Hörrohr für fötale
   Herztöne,
Fieberthermometer.

Physikalische Therapie
1 Mikrowelle
1 Liege,
1 Patientenstuhl.

Sonstiges
Arzttasche einschl. Stethoskop, Blut-
   druckmeßapparat, Taschenlampe,
   HNO-Spiegel,
Notfallkoffer nach Kenntnisstand.

II. Spektrum

Warteraum
2 weitere Stühle für Wartezimmer,
2 Stühle für Vorwartezone,
1 Kindertischchen,
2 Kinderstühle.

Anmeldung
500 Karteikarten für Altkartei DIN A5,
Seitenanbau für Empfangstheke,
Schreibunterlage,
Computer ohne Drucker für z. B. Op-
   tomed-Praxisstatistik und Privat-
   abrechnungssystem,
1 weiterer Bürostuhl,
Sprechanlage,
3 selbstfärbende Datumstempel,
3 selbstfärbende Praxisstempel,
Telefon*anlage* mit mehreren Neben-
   stellen,
Eurofunk,
Taschendiktiergerät,
stationäres Phonoabspielgerät,
Unterschriftenmappe,
Briefmarkenmappe,
Bedrucktes Briefpapier.

Büro
Fotokopiergerät,
Geräteuntertisch.

Weiteres Sprechzimmer
Schreibtisch,
Arztdrehsessel,
2 Patientenstühle,
1 Blutdruckapparat, elektronisch,
Liege mit Unterschrank für Spritzen
   und Kanülen,
Formularständer,
Nierenschale,
Liegenbezüge aus Frottee oder Krepp.

HNO
Kehlkopfspiegel,
fest installierte HNO-Spiegelecke (für
   Ohren- und Mundspiegel).

Übersicht A1.1 (Fortsetzung)

Kinderuntersuchung
Kinderwickeltisch,
geeichte Babywaage,
Visus-, Sprach- und Stereosichtigkeits-
    prüftafel für Kinder.

Herz-Kreislauf-Diagnostik
1 weiteres Stethoskop,
EKG-Gerät mit Computerauswertung,
nichtleitende EKG-Liege mit Stoffbe-
    zug,
einfaches Keilbalgspirometer,
Stoppuhr (groß).

Physikalische Therapie
Extensionsgerät (z. B. nach Perl),
Reizstromgerät auf fahrbarem
    Ständer,
Inhalationsgerät.

Labor
Brutschrank,
Photometer für Enzyme,
3 automatische Pipetten und Pipetten-
    ständer.

*Verbände und kleine Operationen/vaginale
Untersuchungen*
Chirurgische Bestecke (Abb. A 1.1),
Röntgenfilmbetrachter.

Proktologie
Kaltlicht,
Proktoskop,
Rektoskop,
Tupferzange,
Lichtleitkabel.

III. Highlights

Wartezimmer
Wandschreibtafel für Kinder,
Reittier für Kinder aus Stoff oder Holz.

Anmeldung
Computer mit Drucker, Software für
    gesamte Abrechnung einschl.
    Adressiersystem, ggf. mehrere
    Arbeitsplätze,
Praxisfunk oder Mobiltelefon,
Lichtrufanlage.

Büro
Aktenvernichter.

Kinderuntersuchung
Elektronische Babywaage,
Kinder-Blutdruckmeßgerät mit 8 cm
    breiter Manschette.

Herz-Kreislauf-Diagnostik
Unidirektionaler Gefäßdoppler,
Lungenfunktionsgerät mit automa-
    tischer Auswertung,
Langzeit-EKG,
Drehzahlunabhängiges Ergometer,
Langzeitblutdruckmeßgerät,
Augenspiegel.

Physikalische Therapie
Ultraschalldruckvernebler (UDV),
Lupenlaryngoskop.

Labor
Phasenkontrast für Mikroskop,
Photometer für Enzymkinetik.

Verbände/Gipse/Operationen
Hochfrequenzchirurgiegerät (HF),
Elektrische Gipssäge.

Proktologie
Saug- und Spülanlage zur Rekto-
    skopie,
Biopsiezange,
Analspreizspekulum,
Sklerotherapiespritzen und -kanülen.

Sonodiagnostik
Sonographiegerät (fahrbar) mit Druk-
    ker.

Nicht enthalten in der Aufstellung
sind größere Geräte wie
– Röntgenapparat,
– flexible Endoskope,
– Extensionsliege,
– Kolposkop,
– Respiratorisches Feedback (RFB)
    nach Leuner,
– Lymphdrainagegerät
etc.

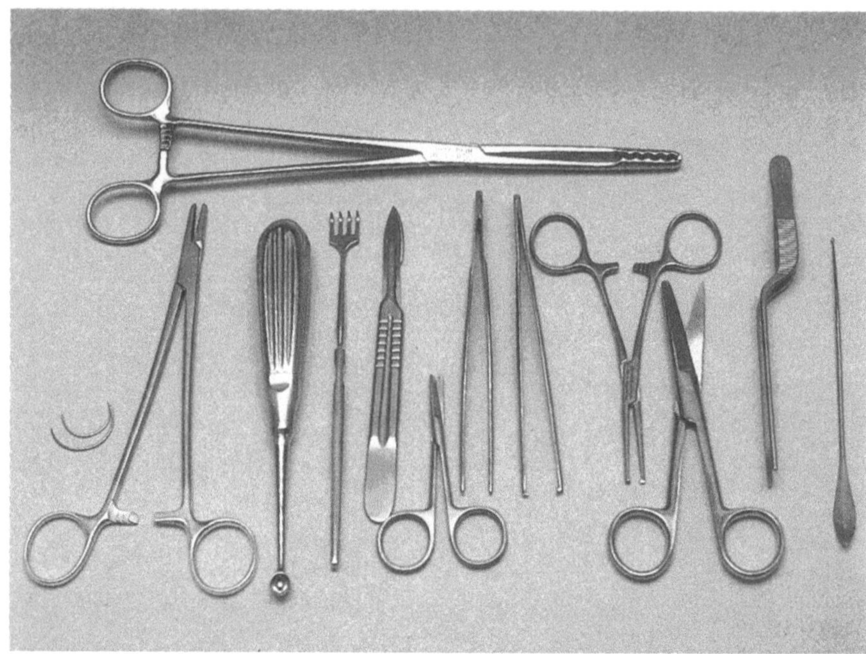

Abb. A 1.1. Beispiel für chirurgisches Instrumentarium zum Einsatz in einer Allgemeinpraxis nach Mader u. Weißgerber: Kornzange zum Fassen von Tupfern (quer liegend); v.l.n.r.: Wundnadeln, geschlossener Nadelhalter mit Hartbacken nach Mayo, scharfer Löffel, Wundhäkchen, Skalpell, Schere zur Fadenentfernung, anatomische und chirurgische Pinzette, kleine Moskitoklemme, Schere spitz/stumpf, Bajonettpinzette, Myrtenblattsonde (Nach [15])

jene Kunden ein, die sich ihre *Gebrauchtgeräte* nicht bei einem (meist fremden) Kollegen kaufen, sondern beim *medizintechnischen Fachhändler*, der am Zeichen „ZMT" erkennbar ist.

Ist der Praxiserfolg noch ungewiß (was bei Neugründungen meist der Fall sein wird), sind zur Erstausstattung sicherlich nicht immer die neuesten und hochwertigsten Möbelstücke und Apparaturen notwendig. Atmosphäre kann auch mit relativ geringem finanziellen Aufwand erzielt werden, indem persönliche kreative Ideen eingebracht und Spezialanfertigungen befreundeter Handwerker bzw. pfiffige *Konfektionsmöbel* aus (nichtmedizinischen!) Einrichtungshäusern genutzt werden.

1.1.1.3 Imageaufbau

Nachdem die Wahl des zukünftigen Praxisortes getroffen wurde, sollte jeder Kollege (falls es die Zeit noch zuläßt) mit dem systematischen Imageaufbau beginnen. Wichtig ist zunächst die persönliche Kontaktaufnahme zu den anderen Kollegen am Ort oder im näheren Einzugsgebiet, bei der das eigene Leistungsspektrum dargestellt wird, v. a. wenn dieses die üblichen diagnostischen und therapeutischen Möglichkeiten erweitert. Aber auch aus Gründen der späteren guten *kollegialen Zusammenarbeit* sollten es Klugheit und Anstand gebieten, sich nach telefonischer Anmeldung möglichst bei den benachbarten Kollegen persönlich vorzustellen. Dies wird freilich nicht immer auf ungeteilte Gegenliebe der „Platzhirsche" stoßen. Aber da muß der Neuankömmling eben durch!

Auch die Gesprächsaufnahme mit den *medizinischen Fachberufen* (z. B. Masseur, Krankengymnast, Gemeindeschwester) und mit den Leitern der Altersheime im Einzugsbereich ist empfehlenswert. Sinnvoll kann auch die persönliche Vorstellung bei den Chefärzten in den Krankenhäusern der Umgebung sein.

Da viele niedergelassene Kollegen dankbar sind, wenn sie vom Notfalldienst entlastet werden, kann man bereits vor der Niederlassung am *organisierten Notdienst* des entsprechenden Einzugsbereiches teilnehmen (Näheres über die regionale KV!). So lernt die Bevölkerung schon frühzeitig den Namen des zukünftigen Vertragsarztes entweder aus der Notdienstankündigung in der Zeitung oder durch die Notdienstzentrale kennen.

Auch ärztliches *Engagement in karitativen Einrichtungen* ist eine Möglichkeit, das eigene Image aufzubauen ebenso wie die Bereitschaft, als Arzt z. B. auf Sportveranstaltungen, an Volksläufen oder bei Blutspendeaktionen mitzuwirken. Des weiteren setzen *Referate* über gesunde Ernährung (vgl. A 2.7.3 und B 3.3.3) im Rahmen der Volkshochschule oder die *aktive Teilnahme am Vereinsleben* des örtlichen Sportvereins der Phantasie und Kreativität des einzelnen keine Grenzen.

Eines soll jedoch auch klar herausgestellt werden: *Imageaufbau* ist nicht Anbiedern und Buckeln!

Merke:
Imageaufbau bei Niederlassung durch Qualifikation, Einsatz, Persönlichkeit!
Achtung: Rückgrat zeigen!

1.1.1.4 Sprechzeiten

Jeder niedergelassene Kollege ist vertragsrechtlich verpflichtet, ausreichend Sprechstundenzeiten vorzuhalten und diese auch anzukündigen. Vom Zulassungsausschuß wird immer wieder auf die Abhaltung einer *Sprechstunde am Freitagnachmittag* Wert gelegt, da der ärztliche Wochenendbereitschaftsdienst in der Regel erst am Samstag um 8 Uhr beginnt. Bei Unterversorgung oder Nichterreichbarkeit des Vertragsarztes am Freitagnachmittag steigt statistisch nachweisbar die Zahl der Krankenhauseinweisungen an, was den Etat der Kassen unnötig belastet.

Wegen der Ankündigung von *Vormittagssprechstunden* gibt es i. allg. keine größeren Überlegungen; sie werden meist als Bestellsprechstunden mit Terminvergabe (vgl. A 2.1 und A 2.1.1.2) geführt.

Die *Abendsprechstunden* dagegen sollen v. a. den Berufstätigen, aber auch älteren Leuten, die auf die Fahrmöglichkeit durch Berufstätige angewiesen sind, und akut Erkrankten eine rasche Konsultation ermöglichen. Es empfiehlt sich, diese Sprechstunden ohne Terminvergabe, also „offen" anzubieten. Mindestens einmal pro Woche sollte eine Abendsprechstunde abgehalten werden (meist schreiben es die KVen ohnedies vor). Darüber hinaus empfiehlt sich auch eine *Sprechstunde am Mittwochnachmittag* oder gar am Mittwochabend in Hinblick auf die regionale Konkurrenzsituation; bekanntlich ist der Mittwochnachmittag bei den Ärzten traditionell sprechstundenfrei. Daher könnten Abendsprechstunden am Mittwoch und am Freitag (z.B. 17–19 Uhr) in manchen Gegenden zum absoluten Renner werden.

Der Vertragsarzt sollte es jedoch vom ersten Tag seiner Niederlassung an einrichten, daß er einmal in der Woche einen wirklich *freien Nachmittag* hat, an dem seine kassenärztliche Vertretung collegialiter geregelt ist. Falls mehrere Kollegen am Ort niedergelassen sind, ist eine Absprache über den jeweiligen freien Nachmittag sinnvoll.

Ob die im Rahmen des derzeitigen Einheitlichen Bewertungsmaßstabes (EBM) finanziell noch recht lukrative *Samstagsprechstunde* routinemäßig angeboten werden sollte, ist je nach individuellem Arbeitsstil und Freizeitbedürfnis zu entscheiden. Sie ist wirtschaftlich dann nicht mehr attraktiv, wenn der Arzt auf die Mitarbeit von Arzthelferinnen angewiesen ist, die eigens vergütet werden müssen oder denen Freizeitausgleich zusteht.

1.1.1.5 Praxispsychologie für Anfänger

In einer neu eröffneten Praxis drängen sich sicherlich nicht gleich vom ersten Tag an die Patienten. Vielen Ärzten verbleibt im Gegensatz zu ihren Wünschen und Erwartungen anfangs sehr viel Muße.

> **Merke:**
> „Der junge Arzt soll gleich von Praxisbeginn an möglichst 'wie ein alter', das heißt rasch, beraten und ohne Rücksicht auf den noch leeren Warteraum handeln" [2].

Der Nestor der Allgemeinmedizin, Professor Robert N. Braun, Wien, beschreibt in seinem Lehrbuch der Allgemeinmedizin scharfsinnig die „Psychologie der ersten Sprechstunden":

> Der Jungarzt sehnt seine eigenen Patienten herbei und ist gerne bereit, länger dauernde Beratungen teils aus Gewohnheit, teils aus Rücksicht auf den künftigen guten Ruf und ohne Gedanken an das Honorar vorzunehmen. Von einem solchen Verhalten kann ich jedoch nur abraten!
> Zunächst einmal setzt der Praxisneuling die Handlungsweise der älteren Kollegen herab [vgl. *Kollegialität* A 2.6.4]. Die Patienten kommentieren das vielleicht so: „Der Junge ist sehr gründlich, bei den alten Ärzten geht alles viel zu schnell. Beim Neuen kann man sich in Ruhe aussprechen." Die erfahrenen Ärzte dagegen sehen den Bemühungen des jungen Kollegen mit Gelassenheit zu. Sie wissen nämlich, wie es weitergehen wird: der Praxisanfänger erhält aufgrund seiner Praktik verhältnismäßig rasch Zulauf. Aber in demselben Maße, in dem sich sein Warteraum füllt, muß er die Beratungszeit für die Patienten notgedrungen reduzieren. Unweigerlich kommt der Tag, an dem sich zwei seiner ersten Patienten im Wartezimmer treffen und mißbilligend feststellen: „Dieser Doktor ist auch schon so geworden wie die alten." [2].

> **Merke:**
> „Die quälendsten Fehler macht der Praxisanfänger weder auf diagnostischem noch auf therapeutischem Gebiet, sondern vor allem im Bereich des menschlichen Umganges mit den Patienten" [2].

1.1.2 Praxiseinstieg

Bis Ende Januar 1993 war es für jeden Kassenarzt möglich, an jedem von ihm gewünschten Kassenarztsitz in eine dort bereits bestehende Kassenpraxis als neuer Partner einzusteigen, soweit der Praxisinhaber sich mit dem neuen Kollegen einig werden konnte. Ein solcher Einstieg wird in besonderem Maße von Ärztekindern in die elterliche Praxis unter dem Aspekt einer späteren Praxisübernahme wahrgenommen.

Durch das Gesundheitsstrukturgesetz (GSG) wurde jedoch weitgehend eine solche freie Einstiegsmöglichkeit unterbunden (s. unten).

1.1.2.1 Bedarfsplanung

Das GSG beinhaltet als eine seiner wichtigsten Maßnahmen quasi eine Einfrierung der Zulassungen als Vertragsarzt auf dem Stand vom 31. 12. 1990. Alle künftigen Zulassungen zu vertragsärztlicher Tätigkeit haben sich an *Bedarfszahlen* zu orientieren, die von den Kassen und KVen neu festzulegen sind. Schon heute ist jedoch sicher, daß – in Abhängigkeit vom Fachgebiet – 70–90 % der Planungsbereiche als überversorgt gelten. Damit werden zusätzliche Niederlassungen in bereits laufenden Praxen extrem schwierig. Sollte dennoch ein *Einstieg* möglich sein, so muß die wirtschaftliche Basis des bisherigen Praxisbetriebes besonders sorgfältig geprüft werden, um sowohl dem Senior- als auch dem Juniorpartner langfristig eine gesicherte Existenz neben- und miteinander zu gewährleisten. Nach einer sorgfältigen Analyse des betriebswirtschaftlichen Ist-Zustandes kann heute von erfahrenen, berufsgruppenspezifisch arbeitenden Steuerberatern eine sog. *dynamische Liquiditätsvorschau* erstellt werden. Hierbei werden Praxisumsatz und Betriebskosten über die nächsten 5–10 Jahre hochgerechnet, so daß sich aufgrund der prognostizierten Praxisgewinne die möglichen Privatentnahmen beider Parteien errechnen lassen.

1.1.2.2 Praxisübernahme

Die Übernahme einer meist schon jahrelang eingeführten Kassenpraxis durch einen niederlassungswilligen Vertragsarzt dürfte wohl langfristig die wichtigste Form der Praxisgründung werden (vgl. A 3). Bekanntlich wird durch das GSG die Zahl der (noch freien) Vertragsarztsitze extrem eingeschränkt (s. oben), obwohl die Vertragsärzte bereits mit dem 68. Lebensjahr ihre Kassenzulassung zurückgeben müssen (vgl. B 3).

Bei *Praxisübernahme* kann auf einen bekannten Patientenstamm zurückgegriffen werden (erfahrungsgemäß wandern bei Übernahme nur 10–30 % der Patienten ab).

Der Käufer, dem bei der Praxisübergabe die ärztlichen Patientenaufzeichnungen in Obhut gegeben werden, muß diese Aufzeichnungen unter Verschluß halten. Er darf sie nur mit Einwilligung der ihn zur Weiterbehandlung aufsuchenden Patienten oder auf Anforderung eines den Patienten weiterbehandelnden Arztes einsehen oder weitergeben. Eine entsprechende Passage sollte in einem *Praxisübernahmevertrag* festgehalten sein [17].

Lag bisher der Vorteil einer Übernahme hauptsächlich im wirtschaftlichen Bereich, vorausgesetzt es handelt sich um eine gut gehende oder in ihrem Leistungsspektrum ausbaufähige Praxis mit angemessenem Kaufpreis, so besteht jetzt aufgrund des GSG der Vorzug v. a. darin, daß der niederlassungswillige Kollege überhaupt irgendeinen Vertragsarztsitz besetzen kann. Die letzte Entscheidung trifft hierbei der Zulassungsausschuß aufgrund aktueller Wartelisten und verschiedener Qualifikationskriterien.

Diese rigorosen Bestimmungen im Gesetz werden mit Sicherheit Anlaß zu Prozessen bis in die höchsten Gerichtsebenen sein, wobei rechtskräftige Urteile freilich erst in einigen Jahren zu erwarten sind.

Bei Praxiseinstieg oder -übernahme muß auch darauf geachtet werden, wie sich das Patientenklientel zusammensetzt. Dabei interessieren in besonderem Maße die *Altersstruktur* und die Zahl der quartalsweisen *Neuzugänge* an Patienten (Abb. A 1.2), die freilich nur in den seltensten Fällen bekannt sein dürfte. Im allgemeinen gilt als grobe Anhaltszahl für die Existenzfähigkeit einer mittleren bis größeren Praxis der Zugang von 50 neuen Patienten pro Quartal (vgl. A 2.3.4).

Das meist gut eingearbeitete *Praxispersonal* ist in der Regel zu übernehmen. Der Eintritt eines neuen Arbeitgebers ist rechtlich kein Grund für eine Kündigung. Nach § 613 a BGB tritt ein Praxisübernehmer, aber auch ein eintretender Partner in die Rechte und Pflichten aus den im Zeitpunkt des Übergangs bestehenden Arbeitsverhältnissen ein [5]. Gerade in der Aufbauphase der Praxis wird sich der Arzt gerne auf die eingefahrenen Arbeitsabläufe seiner Mitarbeiter verlassen.

Nicht vergessen werden darf bei Praxiseinstieg oder -übernahme auch die Frage nach evtl. *bestehenden Verträgen* des bisherigen Praxisinhabers, nach deren Laufzeit sowie nach der aktuellen und langfristigen *Mietsituation*. Ob es immer zweckmäßig ist, die häufig angebotene *Immobilie* (z. B. Praxis, Arzthaus) des ausscheidenden Kollegen zu übernehmen, muß im Einzelfall besonders sorgfältig geprüft werden.

Bewährt hat sich bei Praxisübernahme, wenn vom ausscheidenden wie vom übernehmenden Arzt eine *gemeinsame Zeitungsanzeige* geschaltet wird, worin der bisherige Praxisinhaber um „die Übertragung des Vertrauens auf meinen Nachfolger" wirbt (vgl. A 1.1.9.2).

1.1.2.3 Angestelltenverhältnis

Die Beschäftigung eines Arztes in einer Vertragsarztpraxis im Angestelltenverhältnis war bis zum Inkrafttreten des GSG aus standesrechtlichen Gründen verboten. Eine Ausnahme stellte die Anstellung eines Weiterbildungsassistenten dar (vgl. A 1.1.3.3 und C 1.2.6).

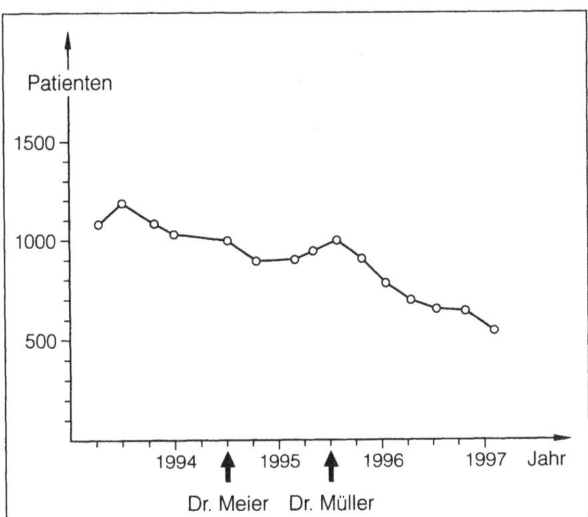

Abb. A 1.2. Grafische Erfassung der Neuzugänge über 3 Jahre hinweg. Niederlassung von 2 Kollegen während dieser Zeit in der Nachbarschaft (Nach [3])

Durch das GSG ist die *Beschäftigung von Ärzten im Angestelltenverhältnis* (sog. *„Dauerassistenten"*) jetzt möglich, auch halbtags. Unter dem Aspekt der Bedarfsplanung (vgl. A 1.1.2.1) müssen jedoch Angestelltenverhältnisse wie eine Kassenzulassung bewertet werden.

Halbtagsbeschäftigungen sind entsprechend zu rechnen. Das bedeutet, daß der „beim Vertragsarzt angestellte ganztags beschäftigte Arzt" bei der Berechnung der *„Überversorgung"* und mithin der Zulassungsbeschränkungen mitgezählt wird.

Wenn der Zulassungsausschuß zu wählen hat, ob er einen jungen Arzt als Vertragsarzt zulassen wird oder anstelle dessen einem bereits niedergelassenen Vertragsarzt einen Dauerassistenten genehmigt, so wird er sich vermutlich für ersteres entscheiden; dadurch dürfte die Beschäftigung des angestellten Arztes zumindest in überversorgten Gebieten künftig wohl keine Chance zur konkreten Realisierung haben [19].

Für die Vergütung solcher in Vertragsarztpraxen angestellter Ärzte gibt es bisher weder Modelle noch bundesweit gültige Erfahrungen. Lediglich in hochtechnisierten Spezialpraxen (z. B. Radiologie) gab es schon vor dem GSG „versteckte Angestelltenverhältnisse", die nach außen hin als Erweiterung der Einzelpraxis zu einer Gemeinschaftspraxis deklariert wurden.

Da es sich hier um eine völlig neue Form der Praxisausübung in Zusammenarbeit mit einem in abhängiger Stellung arbeitenden Kollegen handelt, ist es für beide Vertragspartner von existenzieller Bedeutung, sich ausführlich und kompetent rechtlicher Beratung und Hilfe, beispielsweise bei den Justitiaren der ärztlichen Berufsverbände, zu versichern (s. Übersicht A 1.2, S. 17).

1.1.2.4 Praxisablösungskosten

Der Praxisinhaber und der einsteigende (oder die Praxis übernehmende) Kollege hatten bislang die Möglichkeit, sich auf eine frei auszuhandelnde

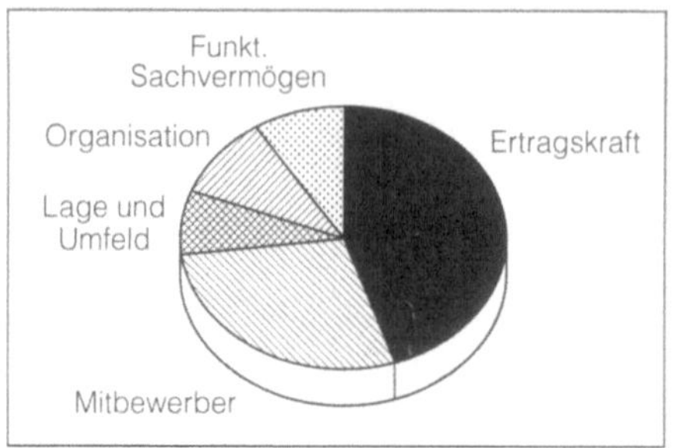

Abb. A 1.3. Basiswert für den Goodwill am Beispiel einer typischen Facharztpraxis (Nach [6])

Höhe der Ablösungs- oder Einstiegskosten zu einigen. Dabei steht der Begriff „Goodwill"[3] für den immateriellen (ideellen) Wert einer Praxis. Als Richtwert gilt ein durchschnittlicher Quartalsumsatz aus den letzten 2 Jahren. Mit dem Goodwill des Juniorpartners werden folgenden Startvorteile finanziell abgegolten:

- die Standortfrage ist gelöst,
- die Praxisorganisation steht,
- das Personal ist mit den Arbeitsabläufen vertraut,
- die Stammklientel ist vorhanden,
- die Einarbeitung durch den Partner ist gewährleistet,
- ein geringeres Investitionsvolumen,
- sofortige Gewinnbeteiligung,
- planbare Freizeit.

Die Schätzung des Praxiswertes durch einen vereidigten Sachverständigen (vgl. A 1.1.4.3) ist hierbei nicht nur hilfreich, sondern unverzichtbare Voraussetzung für eine möglichst konfliktarme Einigung der beiden Vertragspartner.

Das GSG sieht jedoch in § 103 vor, daß die Praxen nur noch zum *Verkehrswert*[4] verkauft werden dürfen. Dadurch ist eine völlig neue Form der Praxisbewertung entstanden, die möglicherweise zu eher niedrigeren Erlösen für den verkaufenden Arzt bzw. zu eher höheren Erlösen bei jenen Ärzten führen dürfte, die an einem der noch raren freien Vertragsarztsitzen eine Einstiegsmöglichkeit anbieten.

> **Merke:**
> Je älter (aber auch je jünger) eine Praxis ist, desto weniger ist sie wert. Am günstigsten sind sind ca. 10 Jahre alte Praxen.

---

[3] Ausführlich zum „Goodwill" bei Frielingsdorf [6], der zur Berechnung eines Basisbetrags (Abb. A 1.3) 3 wesentliche Komponenten heranzieht:
  - Durchschnittsumsatz der letzten 5 Jahre,
  - bereinigter Gewinn des gleichen Zeitraumes,
  - Sättigungsgrad.
[4] Jener Wert, den ein Zweiter oder Dritter bezahlen würde, um mit diesem Objekt Gewinne zu erwirtschaften. Dieser „Verkehrswert" wurde bisher in den meisten Fällen auch bezahlt und kann i. allg. als nicht ungünstig angesehen werden.

> **Übersicht A 1.2.** Mögliche Punkte, die in einem Praxisvertrag bei Gründung einer Gemeinschaftspraxis oder Einstellung eines Arztes berücksichtigt werden sollten
>
> – Zweck und Beginn des Vertrages,
> – Zusammenarbeit/Arbeitszeit/ Arbeitsverteilung,
> – Nebentätigkeiten,
> – ärztliche Vertretung/Notfalldienst,
> – Geschäftsführung,
> – Haftung,
> – Beteiligungsverhältnisse,
> – Neuanschaffungen/Reparaturen und Wartungen,
> – Sonderbetriebsvermögen,
> – Personalvereinbarungen,
> – Konten und Barkasse,
> – Buchführung,
> – Honorar/Einnahmen/Abrechnung,
> – Betriebs- und Sonderbetriebsausgaben,
> – Gewinn- und Verlustbeteiligung/ Rücklagen,
> – Entnahmen/Restgewinnvertei- lung/Steuern,
> – Krankheit/Urlaub/Fortbildung,
> – Ausscheidungsgrund/Kündigung,
> – Konkurrenzschutzklausel,
> – Vertragsgültigkeit und -bruch/ Schlichtungsabkommen/Schieds- vertrag,
> – Vertragskosten.

Eine noch größere Bedeutung wird künftig der professionellen Vertragsgestaltung bei Einstieg oder Übernahme zukommen. Die zahlreich existierenden *Musterverträge* können nur grobe Orientierungshilfen und Checklisten (Übersicht A 1.2) darstellen, jedoch niemals eine *individuelle Vertragsgestaltung* durch einen erfahrenen und hochspezialisierten Fachmann ersetzen. Hier bieten sich einmal mehr die Dienste der Fachverbände an, die ihren Mitgliedern solche Vertragsmustertexte zur Verfügung stellen oder die Dienste ihres Justitiars vermitteln.

Nach dem *Rechtsberatungsmißbrauchsgesetz* können die Verbände selbst keine Rechtsberatung (z. B. in Vertragsdingen) erteilen, allerdings ihre Erfahrung in der Beurteilung einzelner Sachfragen zur Verfügung stellen.

Im allgemeinen muß bei Einstieg in eine gut gehende Allgemeinpraxis (oder bei Übernahme einer solchen) mit 5000–12 000 DM Rechtsberatungskosten (Anwalt plus Steuerberater) gerechnet werden. Dazu kommen die Kosten für die Erstellung eines *Praxiswertgutachtens* in ungefähr derselben Höhe (vgl. A 1.1.4.3). Die für diese Leistung anfallenden Kosten werden üblicherweise durch den neu eintretenden Arzt und den bisherigen Praxisinhaber gemeinsam getragen.

Darüber hinaus muß der Praxisanfänger noch mit etwas niedrigeren (und durch ihn allein zu tragenden) Kosten rechnen, die sich durch Inanspruchnahme seines eigenen Steuerberaters ergeben.

> **Merke:**
> Es ist absolut töricht, bei Praxiseinstieg oder -übernahme auf die Dienste von Profis wie Steuerberatern, Praxissachverständigen oder Verbandsjuristen zu verzichten, um vermeintlich Kosten zu sparen!

1.1.3 Praxisformen

Die typische Form der kassenärztlichen Berufsausübung in freier Praxis
wird auf absehbare Zeit weiterhin die *Einzelpraxis* bleiben, obwohl es zunehmend mehr *Gruppenpraxen* gibt. Man schätzt, daß sich das Verhältnis Einzelpraxis zu Gruppenpraxis langfristig bei 60 : 40 einpendeln wird.

Häufigste ärztliche Kooperationsformen sind Gemeinschaftspraxen und
Praxisgemeinschaften. Da die Bildung einer Praxisgemeinschaft – außer der
Anzeigepflicht – kein förmliches Genehmigungsverfahren voraussetzt, lie-
gen über deren Anzahl und Struktur keine systematischen Statistiken vor.

1.1.3.1 Einzelpraxis

Die Entscheidung für eine *Einzelpraxis* wird letztlich von der Arztpersönlichkeit her getragen werden müssen, auch wenn ebenso viele gute Gründe
für den Eintritt in eine Gemeinschaftspraxis zu sprechen scheinen (Übersicht A 1.2).

Auch wenn sich der Arzt für die Niederlassung in einer Einzelpraxis
entscheidet, sollte er dennoch von Anfang an darauf achten, die Praxis so
anzulegen, daß sie später möglicherweise als Gemeinschaftspraxis fortge-
führt werden kann oder daß zumindest die Voraussetzungen für die Beschäftigung eines ärztlichen Mitarbeiters (z. B. Weiterbildungsassistent –
vgl. C. 1.2.6 –, angestellter Arzt – vgl. A 1.1.2.3) gegeben ist. Dies betrifft v. a.
die Raumplanung und Raumaufteilung (vgl. A 1.1.7).

Merke:
Die Einzelpraxis von heute muß von Anfang an so konzipiert sein, daß sie schon
morgen in eine Gemeinschaftspraxis umgewandelt werden könnte.

1.1.3.2 Gemeinschaftspraxis

Welcher Einzelpraktiker, der still und hart vor sich hinschuftet und plötzlich durch einen fieberhaften Infekt „angeschossen" ist, hätte sich noch nie
den kollegialen Vertretungskomfort einer *Gemeinschaftspraxis* herbeige-
wünscht, um sich für ein paar Tage ins Bett zu legen? Wie oft aber hat
derselbe Einzelpraktiker sich nicht schon glücklich gepriesen, wenn er wieder einmal von einer gescheiterten Gemeinschaftspraxis gehört hat!

Wohl bei keiner anderen Praxisform scheinen Vor- und Nachteile so eng
beieinander zuliegen, aber auch so konsequenzenreich zu sein. Überspitzt
gesagt: Das Zeug zur Zusammenarbeit in einer Gemeinschaftspraxis muß
man als Arzt von Anfang an in sich drin haben, man kann es nur schwer
später erwerben.

Dennoch werden Gemeinschaftspraxen bei Ärzten immer beliebter:
während 1982 in Deutschland-West noch 6960 Ärzte in Gemeinschaftspraxen arbeiteten, hat sich ihre Zahl im selben Gebiet innerhalb von 8 Jahren
auf 14736 erhöht und damit mehr als verdoppelt. In über 7000 Praxen
arbeiten heute 2 oder mehr Ärzte gemeinsam. Die KBV-Statistik (Abb. A 1.4)
weist deutlich aus, daß die größte Gruppe der in Gemeinschaftspraxen

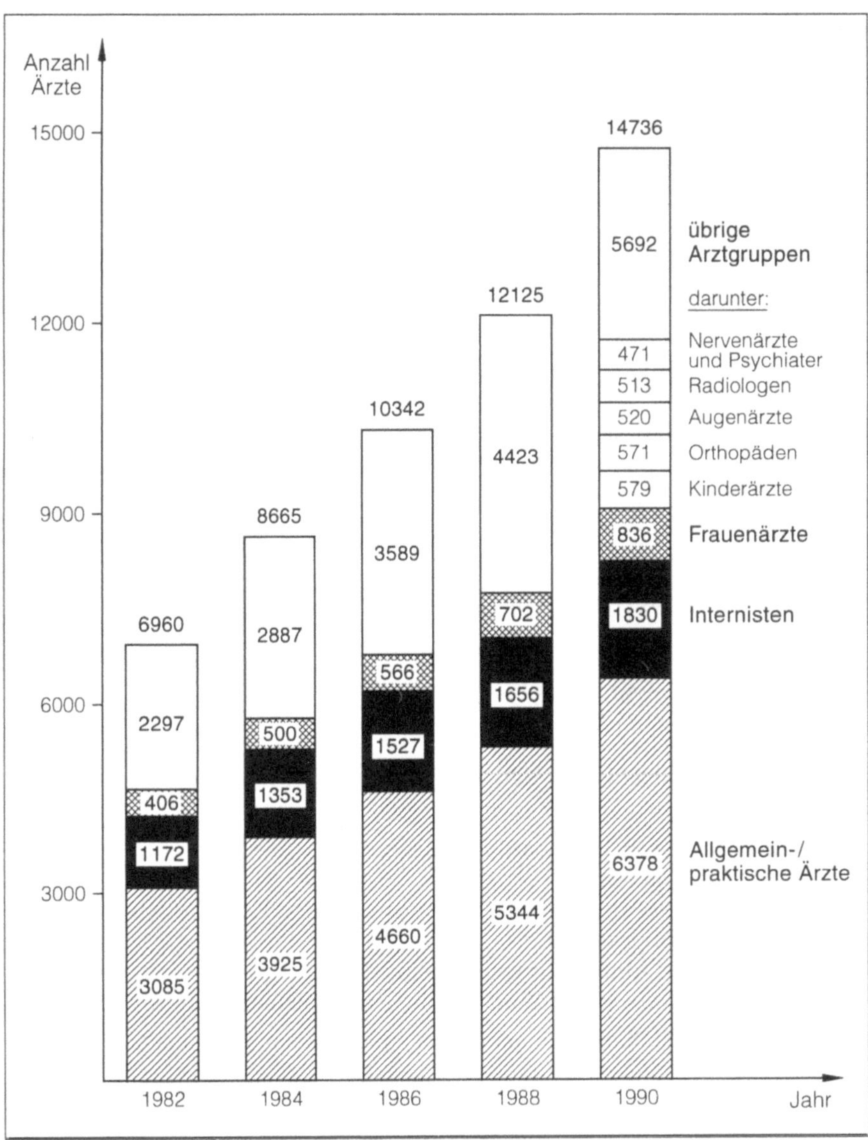

Abb. A 1.4. Ärzte in Gemeinschaftspraxen in den Jahren 1982–1990, aufgeschlüsselt nach Fachgruppen (Stand 1. 1. 1994)

arbeitenden Ärzte die Allgemein- und praktischen Ärzte ausmachen, gefolgt von der Internisten und den Frauenärzten.

Die *Partnersuche* ist dem Praxisinhaber durch die Folgen des GSG heute weitgehend aus der Hand genommen: Die Zulassungsausschüsse weisen für die einzelnen Vertragsarztsitze im jeweiligen Planungsbereich einen Kollegen zu, soweit überhaupt noch freie Plätze vorhanden sind. Dabei müssen nach der gesetzlichen Vorgabe bestimmte Härteklauseln berücksichtig werden. Die Zukunft wird zeigen, ob und wie weit sich dieses äußerst praxisfremde Besetzungssystem rechtlich überhaupt halten läßt.

Günstige Grundvoraussetzungen für eine Partnerschaft könnten auf seiten des Juniorkollegen bestehen in

— einem hohen persönlichen Engagement,
— soliden fachspezifischen Kenntnissen,
— einem gewissen Bekanntheitsgrad im Praxiseinzugsgebiet,
— sozialem und kommunalem Engagement,
— einem kooperativen Arbeitsstil,
— interessanten Neigungsschwerpunkten (z. B. Naturheilkunde, Chirotherapie, Sportmedizin),
— einem harmonischen familiären Umfeld.

Darüber hinaus läßt sich ein bestimmtes organisatorisches Anforderungsprofil denken, das auch für die Gründung einer *Praxisgemeinschaft* maßgeblich sein könnte, wie

— technisches Grundverständnis (moderne Kommunikation, EDV),
— Ordnungsliebe,
— Zeitmanagement (vgl. A 2.8),
— Arbeitsdisziplin,
— kooperativer Führungsstil,
— Organisationstalent,
— innovative Kreativität.

Die Vorteile der ärztlichen Kooperation scheinen auf Anhieb evident zu sein:

— weniger wöchentliche Gesamtarbeitszeit,
— mehr und v. a. geregelte Freizeit,
— geregelte und vorausplanbare Fortbildungs- und Urlaubszeiten,
— breiteres Leistungsspektrum,
— erschöpfendere Abrechnungsmöglichkeiten,
— gegenseitige Vertretung, ohne daß die Praxis schließen muß,
— Kostenminimierung.

Die möglichen spezifischen Risiken speziell einer Gemeinschaftspraxis sollen jedoch nicht verschwiegen werden:

— persönliche Disharmonie der Praxispartner,
— unterschiedliche Einsatzbereitschaft,
— divergierender Arbeitsstil,
— reduzierter Gewinn (für den einzelnen Partner),
— eingeschränkte Entscheidungsfreiheit,
— sich einmischende Lebenspartner („Du arbeitest – und er spielt Tennis!") (vgl. A 1.1.6.5).

Hieraus wird ersichtlich, daß ohne einen wasserdichten Vertrag (vgl. A 1.1.2.4 und Übersicht A 1.2) unliebsame Auseinandersetzungen fast schicksalhaft vorprogrammiert sind. Die aktuellen Zahlen der gescheiterten ärztlichen Kooperationen (bis zu 40 %) geben hierfür ein beredtes Zeugnis.

Gerade dem Problempunkt „Einmischen des Lebenspartner" kann nicht genügend Aufmerksamkeit geschenkt werden. Hier ist es empfehlenswert, von vornherein darauf zu achten, daß eine gewisse berufliche Parität der Lebenspartner der betreffenden Kollegen besteht: entweder arbeiten beide Lebenspartner (meist Ehefrauen) gleichermaßen in der Praxis mit, oder – was für gewöhnlich die weitaus bessere Lösung ist – die Lebenspartner halten sich aus der Praxis völlig heraus oder sind höchstens über einen *Ehegattenarbeitsvertrag* (vgl. A 1.1.6.8) mit dem Betrieb und der Wahrnehmung von zu Hause aus zu erledigender Aufgaben befaßt.

Seit 1980 hat der Anteil der Praxen, die von Ehepartnern/Verwandten gemeinsam betrieben werden, kontinuierlich von 51,8 % auf 41,3 % abgenommen. Unter Berücksichtigung dieser *„familiären" und „verwandtschaftlichen" Gemeinschaftspraxen* und der sog. *Übergabegemeinschaften*, die zur Übergabe einer Praxis mit zeitlichem Limit eingegangen werden, liegt der Anteil der „echten" Gemeinschaftspraxen[5] unter 50 %.

Was die Erlöse aus ärztlicher Tätigkeit in einer (neu zu gründenden) Gemeinschaftspraxis betrifft, so wird auf A 2.7.2 verwiesen. Grundsätzlich läßt sich sagen: eine ärztliche Kooperation sollte sich zumindest insoweit rechnen, als bei entsprechendem Arbeitseinsatz und adäquater Freizeitregelung jeder Partner wenigstens über ein Oberarztgehalt verfügen kann.

Die Gründung einer Gemeinschaftspraxis zwischen Ärzten gleicher und verschiedener Fachgebiete muß durch den Zulassungsausschuß der zuständigen KV genehmigt werden.

1.1.3.3 Weiterbildungspraxis

Durch das Gesundheitsstrukturgesetz (GSG) ist seit dem 1. 1. 1994 eine abgeschlossene *Weiterbildung für alle künftigen Vertragsärzte als Niederlassungsvoraussetzung* obligat. Hatten sich bisher beispielsweise in der Allgemeinpraxis nur 2 von 10 Kollegen einer qualifizierten curriculär ausgestalteten Weiterbildung zum Facharzt für Allgemeinmedizin freiwillig unterzogen, so wird ab 1994 jeder angehende Allgemeinarzt eine mindestens 3jährige Weiterbildung in Klinik und Praxis sowie eine 6wöchige Seminarweiterbildung absolvieren müssen, bevor er sich zur *Facharztprüfung* anmelden und die Anerkennung als Allgemeinarzt erhalten kann.

Für den Weiterbildungsabschnitt in der Praxis ist eine mindestens 6monatige Zeit in einer Allgemeinpraxis vorgesehen, wobei die einzelnen Zeiten zusammenhängend mindestens 3 Monate betragen müssen. Die Weiterbildungszeiten in einem Teilzeitbeschäftigungsverhältnis verlängern sich entsprechend. Da – ebenfalls eine Folge des GSG – langfristig ein Niederlassungsverhältnis von Allgemeinärzten zu Spezialisten von 60:40 (derzeit 40 : 60) festgeschrieben ist, werden schätzungsweise bis zu 4000 Weiterbildungsassistenten jährlich einen Weiterbildungsabschnitt in einer Allge-

---

[5] Empfehlenswert zum Thema „Gruppenpraxen" die übersichtliche Broschüre (68 S.) der Brendan-Schmittmann-Stiftung des NAV (1991), Belfortstraße 9, 50668 Köln.

meinpraxis[6] absolvieren müssen. Entsprechend hoch wird der Bedarf an speziellen allgemeinärztlichen *Weiterbildungspraxen* in Deutschland (ca. 1500–3000) sein.

Die Beschäftigung eines Weiterbildungsassistenten kann für bestimmte Zeitabschnitte nicht nur in Allgemeinpraxen, sondern auch in anderen Fachpraxen (z. B. Chirurgie, innere Medizin) erfolgen. Voraussetzung für die Beschäftigung eines Weiterbildungsassistenten ist jedoch, daß der Praxisinhaber sowohl über eine Weiterbildungsbefugnis (früher „Ermächtigung") seitens der Ärztekammer als auch über eine Genehmigung seitens der KV verfügt.

Die *Befugnis* kann nur erteilt werden, wenn der Arzt fachlich und persönlich geeignet ist und auf seinem Gebiet umfassende Kenntnisse und Erfahrungen besitzt, die ihn befähigen, eine gründliche Weiterbildung zu vermitteln. Die Kammer spricht i. allg. eine solche Befugnis nur nach einer 3- bis 5jährigen Niederlassung als Vertragsarzt aus, in einzelnen Kammerbezirken bereits nach 1 1/2 Jahren.

Die *Genehmigung* der Beschäftigung eines Weiterbildungsassistenten durch die KV setzt die Befugnis durch die Kammer voraus. Die Beschäftigung eines Assistenten darf grundsätzlich nicht der Vergrößerung der Kassenpraxis oder Aufrechterhaltung eines übergroßen Praxisumfanges dienen. Dies schließt daher eine globale, unabhängig vom Einzelfall ausgesprochene generelle Assistentengenehmigung aus [57].

Es empfiehlt sich, daß der Praxisinhaber – soweit er überhaupt jemals daran denkt, einen Assistenten in seiner Praxis zu beschäftigen – möglichst frühzeitig die Befugnis zur Weiterbildung bei seiner Kammer beantragt (dauert i. allg. 3 Monate), um später einmal im Bedarfsfall bei der KV um die Genehmigung anzusuchen (dauert oftmals ähnlich lange).

Nachdem es in Zukunft aufgrund der Bedarfsplanung (vgl. A 1.1.2.1) erheblich schwieriger wird, die eigene Praxis in eine Gemeinschaftspraxis umzuwandeln (vgl. A 1.1.3.2) oder einen angestellten Arzt zu beschäftigen (vgl. A 1.1.2.3), wird der Beschäftigung eines Weiterbildungsassistenten (vgl. C 1.2.6) große Bedeutung für jene Praxisinhaber zukommen, die sich u. a. auch eine gewisse zeitliche Entlastung und eine Freistellung von Routinen (z. B. Hausbesuche) erwarten.

> **Tip:**
> Wenn Sie beabsichtigen, einen Weiterbildungsassistenten zu beschäftigen, sollten Sie möglichst fortlaufend Ihre Praxis als Weiterbildungspraxis führen. Die Praxismitarbeiter, die Patienten, aber auch Sie selbst müssen sich dann nicht stets von neuem auf die eher partnerschaftliche Praxisführung einstellen.

---

[6] Ausführlicher in: Mader FH, Weißgerber H (1995) Weiterbildung und Fachprüfung in der Allgemeinmedizin. Springer Berlin Heidelberg New York Tokyo

1.1.3.4 Laborgemeinschaft, Notfallabor

Nachdem die Gebührenordnung reformiert und der Punktwert im Laborbereich Ende der 80er Jahre dramatisch abgesenkt wurde, hat sich die Frage nach dem betriebswirtschaftlichen Nutzen eines *Einzellabors* von selbst beantwortet. Die aktuellen Überlegungen bezüglich einer Pauschalierung von Laborleistungen sowie die Verschärfung der *Qualitätskontrolle* auch im Bereich der Trockenchemie zeigen zwangsläufig den Weg in eine *Laborgemeinschaft* auf.

Ob die Entwicklung in die Richtung der gigantischen und für den einzelnen nicht mehr überschaubaren Großlabors sinnvoll und notwendig ist, mag der berufspolitischen Diskussion überlassen bleiben. Bald schon werden möglicherweise die Politiker und Kassen hierüber rasch entschieden haben. Zweifellos ist es für den einzelnen Kassenarzt notwendig, die erforderlichen Parameter zu einem möglichst günstigen Preis zu beziehen. Um eine entsprechende Kostenstruktur zu ermöglichen, bieten viele Laborgemeinschaften sog. „Profile" an, die einen entsprechenden Mengenrabatt garantieren. Über den praktischen und medizinischen Sinn solcher fixen Kombinationen kann man sicherlich streiten.

Bewährt hat sich der Abholdienst verschiedener Laborgemeinschaften, der in der Regel problemlos funktioniert. Regional begrenzt besteht die Möglichkeit der täglichen Einsendung, so daß auch die konventionelle Befundübermittlung nicht länger als 24 h benötigt. Im Zeitalter von EDV und Btx liegen die fertigen Analysen in entsprechend eingerichteten Praxen auf dem Weg der Datenfernübertragung erstaunlich rasch vor. Dennoch wird jeder Arzt in seiner Praxis ein kleines *Notfallabor* vorhalten müssen, um in bestimmten Situationen blitzschnell handeln zu können (z. B. Problemfall in der Abendsprechstunde). Insbesondere aber die Blutzuckerbestimmung, das kleine Blutbild (Hb, Ery, Leuko) sowie die semiquantitative Urinmikroskopie sollten zu den Standardleistungen jeder Allgemeinpraxis gehören. Weiterhin sollten neben einem exakt justierten Mikroskop eine leistungsfähige Zentrifuge sowie ein Brutschrank vorhanden sein.

Künftig wird durch die Weiterbildungsordnung geregelt, welche Laborleistungen der Arzt aufgrund seiner Weiterbildung selbständig und eigenverantwortlich erbringen darf bzw. für welche Laboranalysen eine spezielle *Fachkunde* erworben werden muß.

Die *Trockenchemie* muß im Rahmen der neuen Abrechnungsmöglichkeiten und unter Berücksichtigung der erforderlichen Qualitätskontrollen sowie des zeitintensiven Personaleinsatzes heute eher als Serviceleistung in der Praxis angesehen werden.

1.1.4 Finanzierung

Nicht nur was den Investitionsrahmen, sondern auch die Art der Finanzierung betrifft, können in der Startphase einer Praxis Fehler gemacht werden, die in der Folge nur schwer noch zu korrigieren sind.

1.1.4.1 Darlehensmodelle

3 unterschiedliche Darlehensformen bieten sich heute im wesentlichen an:

– Annuitätsdarlehen,
– Tilgungsdarlehen,
– Lebensversicherungsdarlehen.

Alle diese Finanzierungsmöglichkeiten haben ihre Vor- und Nachteile, je nachdem, in welcher Entwicklungsphase sich das Unternehmen Arztpraxis befindet (Einstieg, Übernahme, Neugründung?). Bei einem *Annuitätsdarlehen* bleibt die Summe von Zins und Tilgung über die gesamte Laufzeit konstant. Mit zunehmender Tilgung sinkt die Zinsbelastung (Abb. A 1.5).

Bei einem *Tilgungsdarlehen* wird die Tilgungsrate über die gesamte Laufzeit festgeschrieben, die Zinsen fallen im Verlauf der Kreditrückführung kontinuierlich (Abb. A 1.6).

Das *Lebensversicherungsdarlehen* (LV-Darlehen) muß mindestens über einen Zeitraum von 12 Jahren konzipiert sein, um in den Genuß einer steuerfreien Gewinnausschüttung zu kommen. Während der Kreditlaufzeit werden lediglich Prämien für die Lebensversicherung sowie die Zinsen gezahlt, die wegen fehlender Tilgung konstant bleiben. Je nach dem aktuellen Zinsniveau ist der Zinssatz unterschiedlich lang festzuschreiben. Am Ende der

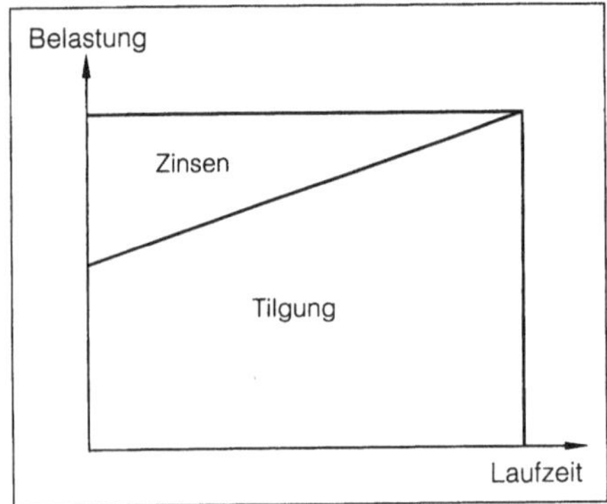

Abb. A 1.5. Annuitätsdarlehen

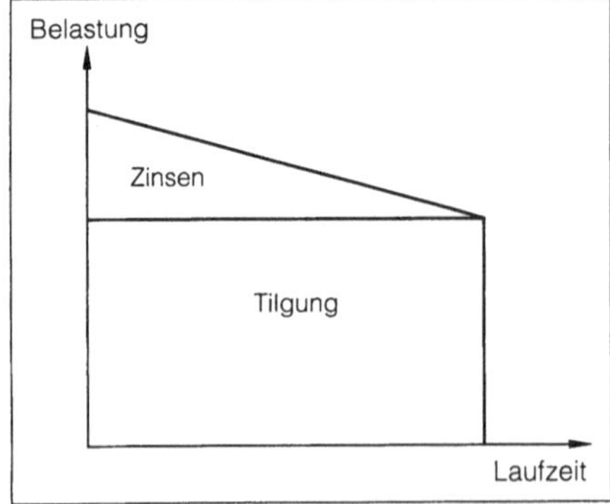

Abb. A 1.6. Tilgungsdarlehen

Laufzeit wird die gesamte Schuldsumme durch die Erträge der Lebensversicherung getilgt. Es ist daher sinnvoll, im Hinblick auf die erwartete Gewinnausschüttung eine Lebensversicherung mit „Unterdeckung" abzuschließen, um die Prämienzahlungen möglichst gering zu halten. Da ein entsprechender Gewinn von der Versicherungsgesellschaft jedoch nicht garantiert werden kann, ist es ratsam, den Differenzbetrag zwischen Kredit- und LV-Vertragssumme über eine kostengünstige, degressiv gestaffelte Risikolebensversicherung abzusichern (Abb. A 1.7).

Entscheidend für die Wahl der jeweils optimalen Finanzierungsform ist die verbleibende *Liquidität* (Abb. A 1.8).

Stets sollten Angebote mehrerer Kreditinstitute eingeholt werden, bevor die existentiell wichtige Entscheidung der Praxisstartfinanzierung getroffen wird. Als kompetenter Verhandlungspartner der Banken sollte man die verschiedenen Angebote nach einem fest vorgegebenen Anforderungsprofil erstellen lassen (Abb. A 1.9).

1.1.4.2 Leasing

Wer wenig vom Wirtschaften versteht, und da v. a. Ärzte, den reizt immer wieder die Finanzierungsform des Leasings.

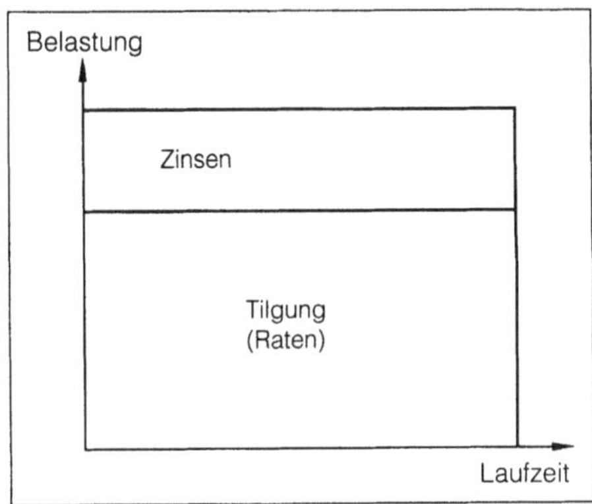

Abb. A 1.7. Lebensversicherungsdarlehen

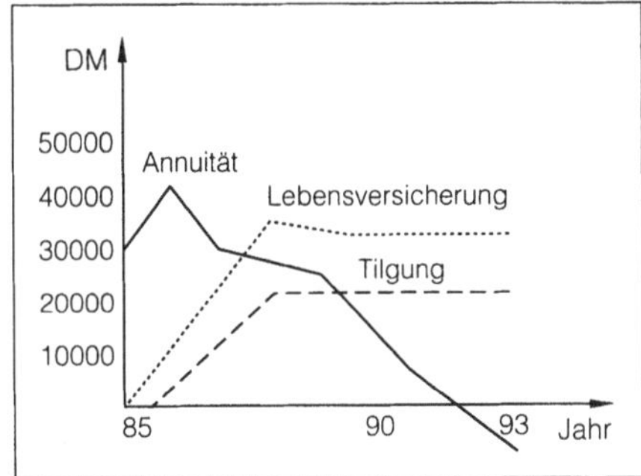

Abb. A 1.8. Verfügbare Liquidität

Dr. med. Durchblick
Facharzt für Allgemeinmedizin

Kavauhagasse 9
60903 Frankfurt

den 14. Mai 1994

An die
Sparkasse Bad Pleiting
– Kreditabteilung –
Wucherweg 1
W-8333 Bad Pleiting

Ratenkredit zur Finanzierung eines Ultraschallgeräts

Sehr geehrte Damen und Herren,

für meine Allgemeinärztliche Praxis plane ich den Erwerb eines Ultraschall-
gerätes Typ EBM 2000. Das Gerät kostet inkl. Zubehör DM 42.000. Es hat
nach Herstellerangaben eine Mindestlebensdauer von 10 Jahren bei täglich
2 Stunden Betriebszeit. Die Investition soll über einen Zeitraum von 6 Jahren finanziert werden.

Bitte teilen Sie mir mit, wieviel mich die Investition von 42.000 DM unter Zu-
grundelegung von 72 Raten bei Einschluß aller Gebühren und Abgaben kostet. Ich bin ausschließlich an dieser Gesamtzahl interessiert. Sollte ich
mich für Ihr Angebot entscheiden, so würde dieser Brief Bestandteil des Kre-
ditvertrages.

Mit freundlichen Grüßen.

Abb. A 1.9. Ratenkreditausschreibung. Dieser Brief dient ausschließlich dazu, den
Preis herauszufinden, den das Kreditinstitut für die Dienstleistung „Kapitalvermitt-
lung" haben will. Deshalb sollte der Arzt als Kunde des Instituts nur die nötigsten
Informationen vermitteln. Mit Nachfragen muß jedoch gerechnet werden [21]

Leasing rechnet sich jedoch nur bei ganz bestimmten Produkten. Diese spezielle Form des „Mietens auf Zeit" bringt entsprechende Vertragsverpflichtungen mit sich, ohne Eigentumsrechte zu bieten. Demnach könnte man folgern, daß der *Kauf* unter Berücksichtigung des auszuhandelnden Barrabattes stets die günstigere Form der Finanzierung sein müßte. Eine differenzierte Überlegung ist aber zumindest bei bestimmten technisch hochwertigen Geräten angezeigt, die einem hohen Verschleiß unterliegen (z. B. Sonographiegerät, flexible Endoskope).

Weitere Vorzüge des Leasings können sein:

- Flexibilität der Abschreibungsmöglichkeit (linear/progressiv/degressiv; variable Laufzeit),
- Vertragsgestaltung (Vollamortisation/Teilamortisation),
- „Pay-as-you-earn-Effekt" (ertragskongruente Finanzierung, individuelle Tilgung),
- 100 %ige Fremdfinanzierung,
- geringer Verwaltungsaufwand,
- Erleichterung von Investition zur Modernisierung.

Selbstverständlich ist auch die Leasinggesellschaft gezwungen, ihr Geld auf dem freien Markt zu besorgen. Zusätzlich muß vom Kunden die anfallende Verwaltungsarbeit bezahlt werden, schließlich sollen auch noch die Gewinne erwirtschaftet werden. Dennoch kann sich Leasing aufgrund des Knowhow, der Marktkenntnisse und des breiteren Kapitaleinsatzes großer Gesellschaften als Alternative zur herkömmlichen Finanzierung rechnen. Auch bei der Anschaffung eines überwiegend für die Praxis genutzten Autos, bei Büromaschinen (z. B. Kopiergerät) oder einer EDV-Anlage wird von dieser Investitionsform zunehmend Gebrauch gemacht. Im Einzelfall muß jedoch stets der Steuerberater entscheiden.

1.1.4.3 Wirtschafts- und Praxisberater

Ein betriebswirtschaftliches Praxisgründungskonzept setzt sich im wesentlichen aus 8 interdependenten Positionen zusammen. Unter Berücksichtigung der einzelnen Abhängigkeit ergibt sich letztlich der wirtschaftliche Erfolg oder Mißerfolg der Praxis mit den entsprechenden Auswirkungen auf den privaten Bereich (Abb. A 1.10).

Eine Arztpraxis ist trotz ihrer Besonderheiten im betriebswirtschaftlichen Sinn ein Unternehmen. Niemand weiß das besser als der Arzt selbst. Dagegen spricht auch nicht, daß ein Arzt steuerrechtlich der Berufsgruppe der Freiberufler zugeordnet wird. Tatsache ist, daß jeder Arzt täglich unternehmerische Entscheidungen fällen muß, mitunter häufiger und einschneidender als mancher Manager eines mittelgroßen Wirtschaftsunternehmens üblicher Art [5].

Es kann daher nicht oft genug betont werden, daß der Arzt als Unternehmer sich auf die Dienste der hierfür spezialisierten Berufe stützen muß. Das Anhören von Wirtschaftsseminaren und das Lesen von Büchern machen den Gang zum Fachmann nie überflüssig, das Gespräch mit ihm aber sicherlich leichter und fruchtbarer, auch wenn dieser nie die Entscheidung abneh-

> **Betriebswirtschaftliches Praxisgründungskonzept**
>
> Standort und Praxisräume
>
> Investitionen
>
> Finanzierung
>
> Praxiskosten
>
> Steuern
>
> Darlehenstilgung
>
> Vorsorge
>
> Lebenshaltung
>
> = wirtschaftlicher Praxiserfolg

Abb. A 1.10. Betriebswirtschaftliches Praxisgründungskonzept (Nach [1])

men und nie die wirtschaftliche Konsequenz der Entscheidung tragen kann; diese trägt immer der Beratene [1].

Der Wert einer Arztpraxis hängt, wie übrigens jede andere freiberufliche Einrichtung auch, im wesentlichen von der Tüchtigkeit des Inhabers ab und davon, wie weit er in der Lage ist, seine spezielle ärztliche Aufgabe zugunsten der Patienten zu erfüllen. Der *Wert einer Arztpraxis* verkörpert deshalb die Summe aus Können, Akzeptanz, wirtschaftlicher Praxisführung und nicht zuletzt auch aus dem Spielraum im Rahmen gesetzlicher Auflagen und Bestimmungen [5].

Ein *Praxiswertgutachten* kann in vielen Fällen von Nutzen sein. Im allgemeinen wird es benötigt, wenn sich der Arzt von seiner Praxis trennt, einen Partner aufnimmt oder wenn die Hinterbliebenen die Abwicklung der Praxis übernehmen müssen. Auch bei persönlichen Auseinandersetzungen, sei es unter Partnern einer Gemeinschaftspraxis oder Praxisgemeinschaft, sei es unter Eheleuten, ob gerichtlich oder außergerichtlich: niemals sollte der Arzt auf die solide Wertfeststellung durch einen der (leider recht wenigen) *vereidigten Sachverständigen* für die Bewertung von Arztpraxen verzichten (vgl. A 1.1.2.4).

1.1.5 Zulassungsvoraussetzungen

Der niedergelassene Arzt wird auf Antrag durch einen Verwaltungsakt von Kassen und KV zum „*Vertragsarzt*" (bis 1992 noch „*Kassenarzt*"), der für die Primärkassen (Orts-, Betriebs-, Innungs- und Landwirtschaftlichen Krankenkassen) zugelassen ist. Auf besonderen Antrag kann der Arzt zusätzlich die Ersatzkassenbeteiligung erlangen und an der vertragsärztlichen Versorgung teilnehmen.

Nach der Erteilung der Approbation kann sich jeder Arzt in eigener, freier Praxis niederlassen und Privatpatienten behandeln. Dies wird sich jedoch nur in den seltensten Fällen rechnen. Deshalb wird der niedergelassene Arzt in der Regel die Zulassung als Vertragsarzt anstreben. Voraussetzungen hierfür sind (ab 1. 1. 1994):

- erfolgreich abgeschlossene Weiterbildung in einem Fach (einschließlich Facharztprüfung), also auch in der Allgemeinmedizin,
- Eintrag in das Arztregister,
- Einführungslehrgang in die kassenärztliche Tätigkeit.

Die Genehmigung besonderer Tätigkeiten wie Teilröntgenologie, Sonografie, Langzeit-EKG oder psychosomatische Grundversorgung muß nicht vom ersten Tag der Praxisgründung an vorliegen, sondern kann auch im Laufe der Tätigkeit als Vertragsarzt beantragt werden, sobald die entsprechenden Qualifikations- und Fachkundenachweise vorliegen.

1.1.6 Personalfragen

Ausstrahlung und Ruf einer Praxis werden zum großen Teil vom Personal mitbestimmt. Der Arzt kann medizinisch noch so qualifiziert sein, ja er mag ob seiner Fähigkeiten gar mit dem „goldenen Stethoskop" einer Universitätsklinik ausgezeichnet worden sein – was ein solcher Arzt an einem ganzen langen Arbeitstag für den Ruf seiner Praxis aufbaut, kann eine ungeschickte und unfreundliche Arzthelferin in einem einzigen Augenblick wieder zerstören. Deshalb kommt der Wahl und Einstellung von geeignetem Praxispersonal herausragende Bedeutung zu.

Je nach Ausstattung und Leistungsspektrum kann bei einer 1000-Scheine-Praxis von folgendem durchschnittlichen *Personalbedarf* ausgegangen werden:

- 1–2 Vollkräfte,
- 1–2 Teilzeitkräfte,
- 1 Lehrling (Auszubildender).

Ebenso verhängnisvoll wie eine personelle *Unterbesetzung* ist jedoch auch die *Überbesetzung* einer Praxis, da es leicht zum „*slow-go*" kommen kann; trotzdem könnte es sein, daß die Mitarbeiter über eine ungebührliche Arbeitsbelastung klagen.

Parkinson-Gesetz
„Arbeit läßt sich wie Gummi dehnen, um die Zeit auszufüllen, die für sie zur Verfügung steht." (C. Northcot Parkinson, 1957)

Verzichtet man auf eine Arbeitsplatzbeschreibung (vgl. A 1.1.6.3 und A 2.3.1), kann man von einer einfachen Formel ausgehen:

1 Helferin erbringt 100 % Leistung = 100 %
2 Helferinnen erbringen je 80 % Leistung = 160 %
3 Helferinnen erbringen je 70 % Leistung = 210 %

Dies resultiert aus den Arbeitsüberschneidungen – jeder arbeitet in jedem Bereich mit, keiner zeichnet voll verantwortlich für seinen Arbeitsplatz. Daraus ergeben sich zusätzliche Wegezeiten und Kommunikationsmängel [23].

1.1.6.1 Stellenbeschreibung

Wie findet man „Praxisperlen"?

In nahezu zyklischer Weise ist der Markt mit Arzthelferinnen über- oder unterversorgt. Gute Kräfte, echte Perlen also, gibt es immer zuwenig. Bemerkenswerterweise finden sich auch kaum ältere und erfahrene Kräfte, welche noch mit innerer Begeisterung ihren Beruf ausüben.

Wichtigste Kontaktstellen sind Zeitungsanzeigen, die nicht nur am Niederlassungsort, sondern vielleicht auch in der benachbarten Großstadt („flächendeckende Imagepflege") geschaltet werden sollten.

> **Merke:**
> Nichtssagende Zeitungsanzeigen bringen nichtssagende Bewerbungen!

Bereits in der Formulierung der Zeitungsanzeige muß klar zum Ausdruck kommen, was der Praxisinhaber von seiner zukünftigen Arzthelferin erwartet:

- Welcher Typ von Arzthelferin wird gesucht (junge, freundliche, engagierte..., ältere, erfahrene)?
- Wie sind die Praxis und das Betriebsklima beschaffen („. . . für unser junges Praxisteam in großer Allgemeinpraxis gesucht...", „zur Unterstützung meiner langjährigen Kraft...")?
- Welche Kenntnisse werden erwartet (z. B. mit langjähriger Berufserfahrung, versierte Laborkraft, vertraut mit Abrechnung, EDV-Kenntnisse erwünscht, oder aber: Berufserfahrung nicht Voraussetzung)?
- Zu welchem Zeitpunkt ist Eintritt Voraussetzung, möglich, erwünscht (Achtung: an Spielraum für Kündigungsfristen der Vorpraxis denken! – vgl. A 1.1.2)?
- Angabe des vollen Namens und der Anschrift des Praxisinhabers (also keine Chiffre, weil dadurch die Hemmschwelle für eine Bewerbung erhöht sein kann!).
- Hinweis, daß die schriftliche Bewerbung diskret behandelt wird (das bedeutet für den Bewerber: Falls der Stellenwechsel nicht klappt, entsteht keine Benachteiligung am bisherigen Arbeitsplatz).

Durch solche individuelle und durchdachte Zeitungsanzeigen (Abb. A 1.11) bietet sich die Chance, aus einer Reihe von Bewerbungen den für die Praxis notwendigen „Praxisdiamanten" herauszufiltern.

Besonders sorgfältig sollte der Praxisinhaber das Gespräch mit einer *Wiedereinsteigerin* führen; hierunter versteht man eine Bewerberin um eine Mitarbeiterinnenstelle, die den Beruf für eine nennenswerte Zeit unterbrochen hatte, z. B. eine verheiratete Frau, deren Kinder inzwischen größer

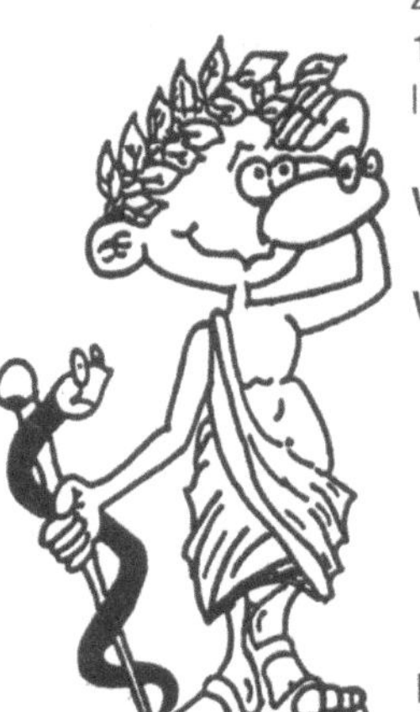

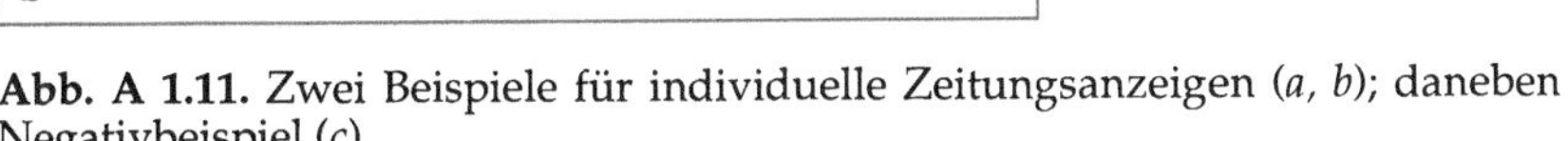

Abb. A 1.11. Zwei Beispiele für individuelle Zeitungsanzeigen (*a, b*); daneben ein Negativbeispiel (*c*)

geworden sind, oder eine geschiedene Frau. Der berufliche Wiedereinstieg ist nicht immer problemlos. Meistens sind solche Kräfte etwas älter als der Durchschnitt des Teams. Zudem entwickeln sich die modernen Techniken so rasch, daß unweigerlich ein Informations- und Handhabungsdefizit besteht. An der Arbeitsbereitschaft mangelt es allerdings gewöhnlich nicht [21].

Besonders in den neuen Bundesländern bietet sich die Einstellung von *ehemaligen Krankenschwestern*, die in Polikliniken beschäftigt waren, als Sprechstundenhilfe oder Praxishilfe (vgl. A 1.1.6.4) an.

Neben der Annonce gibt es weitere Möglichkeiten, geeignetes Personal zu finden:

- Kontaktaufnahme zu anderen Kollegen am Ort, die möglicherweise einen ausgebildeten Lehrling im 3. Berufsjahr nicht weiterbeschäftigen können.
- Anfrage an die nächste Berufsschule; vielleicht besteht in der Abschlußklasse der Arzthelferinnen Interesse für eine Tätigkeit in der neu gegründeten Praxis.
- Gespräch mit anderen Arzthelferinnen, möglicherweise sind diesen Kolleginnen bekannt, die sich verändern oder wieder in den Beruf zurück möchten, nachdem die Kinder groß sind.
- Nachfrage beim zuständigen Arbeitsamt; allerdings muß bei Kräften, die schon seit längerer Zeit arbeitslos sind, unbedingt vor Anstellung geklärt werden, ob wirklich ein dringender Arbeitswunsch besteht oder aber das Vorstellungsgespräch nur durch den Druck des Arbeitsamtes zustande gekommen ist.

1.1.6.2 Personalauswahl

Die *Einstellung einer Arzthelferin* gehört zu den wichtigsten Investitionsentscheidungen einer Arztpraxis. Der Arzt lädt sich in einem Beschäftigungszeitraum von 10 Jahren eine Investition von rund 300 000 DM auf den Buckel. Betrachtet man die technische Begeisterung vieler Ärzte, so kann man fast behaupten, daß manche Kollegen für die Auswahl eines Gerätes im Wert von 5 000 DM mehr Zeit aufwenden als für die Auswahl einer Arzthelferin/Krankenschwester, bei der erhebliche Beträge auf dem Spiel stehen. Dabei wird außer acht gelassen, daß man sich von einem ungeeigneten Gerät leicht trennen kann, während die Personalentscheidung allein aufgrund des Kündigungsschutzes oft von dauerhafter Natur ist [20].

Im allgemeinen hält das Praxisteam seinem Chef relativ lange die Treue, denn die voll angestellte Arzthelferin in der (alten) Bundesrepublik verbleibt in der Allgemeinpraxis durchschnittlich 6,3 Jahre und in der internistischen Praxis 8,26 Jahre.

Die Auswahl einer Arzthelferin ist eine Kooperationsentscheidung, bei der die Weichen für 1600 Arbeitsstunden oder 220 Tage im Jahr gestellt werden, in denen Ärzte, Helferin und Patienten von dieser Entscheidung profitieren bzw. darunter auch sehr leiden müssen [20].

Was die *Berufsanfängerinnen* betrifft, so sehen viele Auszubildende oftmals nur den weißen Kittel, das Image des Arztes, das vielleicht auf die Mitarbeiter abfärbt, das freundliche „Der Nächste bitte". Dies entspricht bekanntlich nicht der Realität. Behutsam müssen daher der ausbildende Arzt und die zur Ausbildung befugte Helferin (vgl. C 1.2.2) dem Lehrling (Azubi) die Illusion nehmen und trotzdem Freude am Beruf vermitteln.

Wenn also nach meist langem Suchen nach der richtigen Arzthelferin eine Reihe von Bewerbungen eingelaufen sind, stellt sich das eigentliche Problem:

Wie filtert man die geeignete Kraft heraus, und welche Kriterien sind wichtig beim *Einstellungsgespräch*?

Merke:
Einstellungsgespräche sollten nie „nebenbei" oder unter Zeitdruck stattfinden; jeder Arzt und zukünftige Chef muß sich intensiv darauf vorbereiten.

Allgemeine Regeln für ein Einstellungsgespräch:

- Auf übliche Standardfragen (z.B. „Warum sind Sie Arzthelferin geworden?") kann verzichtet werden, da erfahrungsgemäß nur nichtssagende Standardantworten kommen.
- Durch unvorhergesehene Fragen lassen sich die Bewerberinnen eher „aus der Reserve locken" (z.B. „Welches Buch haben Sie zuletzt gelesen?", „Welche Lieblingssendung im Fernsehen haben Sie?", „Wo haben Sie Ihren letzten Urlaub verbracht?"). Die Bewerberin ist bei solchen Fragen meist überrascht und gibt dadurch Einblick in ihre Persönlichkeit und ihre kommunikativen Fähigkeiten. Dies ist ein erster wichtiger Hinweis, wie die Arzthelferin später auf überraschende Situationen im Umgang mit Patienten reagiert.
- Unerläßlich bei jedem Vorstellungsgespräch: Die Bewerberin sollte einen kurzen Text sowohl handschriftlich als auch per Maschine erstellen, damit der künftige Arbeitgeber orthographische Kenntnisse, Schriftbild, Sauberkeit und Ordentlichkeit in der Textverarbeitung überprüfen kann.
- Wichtig ist auch die Klärung der Frage, ob die Arzthelferin vom Typ her in die Praxis paßt. Eine auffällig geschminkte „Modepuppe" ist möglicherweise in einer modernen Stadtpraxis besser aufgehoben als in einer Landpraxis.
- Wie gibt sich die Bewerberin im Gespräch (ängstlich, schüchtern, aggressiv, selbstbewußt, schnippisch) – kann der Arzt mit einem solchen Menschen täglich 8–10 Stunden zusammenarbeiten?
- Beherrscht die Arzthelferin als conditio sine qua non das Alphabet? Zehn vorbereitete Namen verschiedener Schreibweise (z.B. Maier, Meier, Meyer, Mayer) müssen geordnet werden.
- In dem Einstellungsgespräch sollten auch Standardpraxissituationen durchgespielt werden. Frage: Wie reagieren Sie auf einen Patienten, der mit sichtbaren Schmerzen am Praxisempfang erscheint? Wie behandeln Sie einen aggressiven Nörgler (vgl. C 2.2.3.1), was würden Sie zu einem traurig-depressiv wirkenden Patienten sagen?

All dies ist eine kleine Auswahl von Punkten, die bei einem Einstellungsgespräch unbedingt beachtet werden müssen. Trotz aller Bemühungen bei der Auswahl der Arzthelferin bleibt aber die Personaleinstellung ein Lotteriespiel – erst in der Realität des Sprechstundenalltags wird sich nämlich erweisen, ob der Arzt eine wirkliche „Arzthelferin" oder gar eine „Praxisperle" (vgl. A 1.1.6.1, C 1.1) eingestellt hat.

1.1.6.3 Vergütung

Im Bereich der Arzt-, Zahnarzt- und Tierarzthelferinnen gibt es jeweils

– Manteltarifverträge und
– Gehaltstarifverträge.

> **Merke:**
> Tarifverträge legen Mindestbedingungen fest.

In den *Gehaltstarifverträgen*, die meist für die Laufzeit eines Jahres abgeschlossen werden, sind die Gehälter, die Vergütungen für Auszubildende und Zuschläge für Überstunden sowie Nachtarbeit, Feiertagsarbeit u. ä. festgelegt.

In den *Manteltarifverträgen*, deren Laufzeit i. allg. über mehrere Jahre geht, finden sich Regelungen allgemeiner Art, insbesondere über Bezahlung eines 13. Gehaltes bzw. Weihnachtsgeldes, über Urlaub, über besondere Arbeitsbefreiungstatbestände, Arbeitszeiten usw.

Eine gerechte Eingruppierung der Arzthelferin ist nur nach genauer Analyse des Arbeitsplatzes möglich. Eine solche Beschreibung legt fest, welche Tätigkeiten und Verantwortlichkeiten von der Arzthelferin gefordert werden. Bis 1990 orientierte sich die Vergütung ausschließlich an der Zahl der Dienstjahre. Seit 1991 ist für die Tätigkeit der Arzthelferinnen je nach Aufgaben und Verantwortlichkeit die Einteilung in eine der 4 Tätigkeitsgruppen in Abhängigkeit von der Tätigkeitsgruppe und vom Berufsjahr (nach abgeschlossener Ausbildung) maßgebend (Übersicht A 1.3).

> **Merke:**
> Fallen Tätigkeiten nach den Kriterien verschiedener Gruppen an, so gibt der Zeitfaktor den Ausschlag.

Viele Arzthelferinnen haben ihren Beruf verlassen, weil sie sich in der Vergütung ungerecht behandelt fühlen. Finanziell restriktive Ärzte werden daher bei der Umsetzung der Tarifgruppen den kürzeren ziehen, weil die Fachkraft Arzthelferin weiß, daß sie heute sehr gesucht ist. Der Arzt sollte daher so bald als möglich eine *Arbeitsplatzanalyse* vornehmen. Danach sollten die *Tätigkeitsgruppen* für die einzelnen Arzthelferinnen ermittelt werden [8].

66,4 % der Vollzeitmitarbeiter und 48 % der Teilzeitmitarbeiter wurden 1991 in westdeutschen Allgemeinpraxen *übertariflich* bezahlt (vgl. auch A 1.1.6.6). 9,8 % der Teilzeitmitarbeiter erhielten eine Pauschale [13].

Übersicht A 1.3. Definition der Tätigkeitsgruppen I–IV im Hinblick auf die Gehälter für voll- und teilzeitbeschäftigte Arzthelferinnen unter Berücksichtigung der ihnen in rechtlich zulässiger Weise übertragenen Tätigkeiten (Delegationsfähigkeit – vgl. Übersichten A 2.12, A 2.13, A 2.14, S. 140)

Tätigkeitsgruppe I:	Ausführen von Tätigkeiten nach Anweisungen, wobei Fachkenntnisse vorausgesetzt werden, wie sie durch eine abgeschlossene Berufsausbildung als Arzthelferin mit der Prüfung vor der Ärztekammer erworben werden.
Tätigkeitsgruppe II:	Ausführen von Tätigkeiten nach allgemeinen Anweisungen, wobei vertiefte Fachkenntnisse vorausgesetzt werden, die über die Anforderungen in Gruppe I hinaus erworben worden sind. Es werden 3 Berufsjahre vorausgesetzt.
Tätigkeitsgruppe III:	Weitgehend selbständiges Ausführen von Tätigkeiten, die gründliche Fachkenntnisse und mehrjährige Erfahrungen sowie Fortbildung oder die Aneignung zusätzlicher Kenntnisse auf einem bestimmten Gebiet erfordern und die in der Regel mit Übernahme von besonderer Verantwortung verbunden sind. Es werden 6 Berufsjahre vorausgesetzt.
Tätigkeitsgruppe IV:	Selbständiges Ausführen von Tätigkeiten, die besondere Anforderungen an das fachliche Können und das Verantwortungsbewußtsein stellen und die in der Regel mit Leitungsfunktionen (Personalführung, Weisungsbefugnisse) verbunden sind.

1.1.6.4 Sprechstundenhilfe, Praxishilfe, geringfügig Beschäftigte

Das Berufsbild der Arzthelferin ist gesetzlich geregelt. Wer jedoch eine Prüfung vor der Ärztekammer nicht bestanden hat (oder einer solchen sich nicht unterzogen hatte), ist nicht *Arzthelferin* im Sinne der gesetzlichen Vorschriften. Dies hindert zwar nicht, eine Tätigkeit in der Arztpraxis auszuüben; dennoch muß darauf hingewiesen werden, daß Absolventinnen privater Lehrinstitute nicht automatisch die Bezeichnung „Arzthelferin" führen dürfen. Nach derzeitiger Rechtslage können jedoch die Abgänger solcher Privatinstitute sich einer Prüfung vor der Ärztekammer unterziehen, wenn sie eine einjährige Lehrzeit bei einem Arzt nachgeholt haben [20].

Die Autoren schlagen vor, solche nichtexaminierten Mitarbeiterinnen als

– *Sprechstundenhilfe* oder
– *Praxishilfe*

zu bezeichnen. Für beide Leistungsmerkmale gibt es keine speziellen tariflichen Regelungen, auch wenn die Vertragspartner einer tarifabschließenden Partei (s. A 1.1.6.3) angeschlossen sind. Selbstverständlich sollte jedoch auch mit diesen Mitarbeitern ein Arbeitsvertrag (vgl. A 1.1.6.7) abgeschlossen werden.

In nahezu jeder Arztpraxis werden auch Arbeitnehmer mit *Teilzeitarbeitsverhältnissen* beschäftigt. Diese sind in ihren Vergütungsansprüchen bzw. in den Lohnnebenkosten anteilig den Vollzeitkräften gleichzustellen.

Meist unbekannt ist dagegen die Tatsache, daß auch *geringfügig Beschäftigte* (z.B. Reinemachefrau – vgl. A 1.1.6.13) Anspruch auf Urlaub und Lohnfortzahlung im Krankheitsfall haben. Dagegen besteht keine Sozialversicherungspflicht, wenn der Gesamtarbeitslohn monatlich 580 DM (Stand: 1.1.1995) nicht übersteigt [22].

1.1.6.5 Ehepartner im Praxisteam

Oft schwören die Ärzte auf die Mitarbeit ihrer Ehepartner, da diese alles viel umsichtiger, gezielter, aktiver und verantwortungsbewußter übernähmen und durchführten als alle bisherigen Helferinnen/Krankenschwestern. Sicher trifft dies dann auch zu. Doch es stellt sich die Frage, warum das so ist. Vielleicht liegt es an der unterschiedlichen Informationspolitik des Praxisinhabers gegenüber dem Ehepartner, an dem vom Arzt induzierten Mitdenken des nichtärztlichen Ehepartners, an der Belobigung oder an der Partnerschaftlichkeit schlechthin.

Auf der anderen Seite kann auch ein angestellter Ehepartner in einem Praxisteam zu Konflikten führen, weil durch das enge Arbeitsverhältnis dann auch oft unausgesprochene Eifersüchteleien das Arbeitsklima beeinträchtigen [20].

Besonders in Gemeinschaftspraxen ist manchmal die Mitarbeit eines nichtärztlichen (Ehepartners) problematisch, meist dann, wenn nicht von allen Gruppenpraktikern die Partner im Team mitarbeiten. Klassisch sind dann in der häuslichen Kulisse nicht selten solche Sätze wie: „Du arbeitest – und der andere spielt Tennis."

Solche Sticheleien tragen wohl kaum zur Verbesserung des Klimas bei. Es gibt daher nicht wenige Gemeinschaftspraxisverträge, die von vornherein die Mitarbeit des nichtärztlichen (Ehepartners) vertraglich ausschließen.

Die Rolle der in der Praxis mitarbeitenden Arztehefrau als qualifizierte Personal- und Organisationsleiterin wird ausführlich in C 1.2.4 beschrieben.

1.1.6.6 Freiwillige soziale Leistungen

Die Tarifverträge legen lediglich Mindestbedingungen fest. Übertarifliche Zulagen (vgl. A 1.1.6.3 und C 1.1.3.1) berücksichtigen, wie wertvoll die jeweilige Kraft für den Arzt ist und welche regionalen Kostenverhältnisse (Miete, Verkehrsmittel) herrschen.

Der Arzt als Arbeitgeber kann seiner ausscheidenden Arzthelferin auch eine Abfindung zahlen, und zwar freiwillig. Dies wird von vielen Ärzten praktiziert. Derartige freiwillige Abfindungen sind bis zu 36000 DM steuerfrei, je nach Betriebszugehörigkeit und Alter der Mitarbeiterin. Einzige Bedingung für diese steuerliche Geltendmachung ist die Tatsache, daß der Arzt von sich aus das Arbeitsverhältnis beendet, also die Kündigung ausgesprochen hat.

1.1.6.7 Arbeitsvertrag

Immer noch gibt es Praxen, in denen Arzthelferinnen und Sprechstundenschwestern beschäftigt werden, die mit dem Arzt als Arbeitgeber keinen *schriftlichen Vertrag* abgeschlossen haben. Dies ist nicht nur höchst unsozial, sondern auch im Fall der gerichtlichen Auseinandersetzung für den Arbeitgeber nicht unproblematisch. Allerdings ist der Abschluß eines Vertrages nicht an eine bestimmte Form gebunden. Er kann mündlich oder schriftlich geschlossen werden, ja sogar durch ein sog. konkludentes, d. h. schlüssiges Verhalten, indem eine Arbeit offensichtlich begonnen und dies vom Betriebseigner akzeptiert wird, wie dies nicht selten bei Reinigungskräften der Fall ist [21].

Verträge können in tarifgebundener oder nichttarifgebundener Form abgeschlossen werden. Die Tarifverträge (vgl. A 1.1.6.3) gelten nicht automatisch für jedes Arbeitsverhältnis. Sie sind vom zuständigen Ministerium nicht für allgemeinverbindlich erklärt worden.

Eine automatische Tarifbindung besteht jedoch in jenen Fällen, in denen die Arzthelferin Mitglied des Berufsverbandes der Arzt-, Zahnarzt- und Tierarzthelferinnen (BdA) und der ärztliche Arbeitgeber Mitglied der Arbeitsgemeinschaft zur Regelung der Arbeitsbedingungen für Arzthelferinnen (AAA) ist. An dieser Voraussetzung fehlt es jedoch sehr häufig, da verhältnismäßig wenige Ärzte dieser ärztlichen Tariforganisation angehören.

Eine sog. *Tarifbindungsklausel* findet sich in den häufig verwendeten Arbeitsvertragsmustern der Bundesärztekammer (BÄK) in § 14 Abs. 2 sowie im Arbeitsvertragsmuster des Fachverbandes Deutscher Allgemeinärzte (FDA)[7] (Abb. A 1.12).

Merke:
Enthält ein Arbeitsvertrag keine Tarifbindungsklausel, so ist durch Auslegung zu ermitteln, welche Regelung gelten soll. Fehlt ein schriftlicher Arbeitsvertrag ganz, so ist für die Frage der Tarifbindung das mündlich Vereinbarte maßgebend [8].

Für nichttarifgebundene Vertragsparteien des Einzelvertrages – das ist wohl in den meisten Praxen der Fall – sind Tarifverträge nicht verbindlich. Alle Vereinbarungen können individuell und abweichend von den genannten Tarifverträgen gestaltet werden. Es dürfte sich jedoch für den Arzt und die Arzthelferin empfehlen, die Wirksamkeit der obengenannten Tarifverträge zu vereinbaren. Andernfalls müssen Arzt und Arzthelferin jede einzelne Bestimmung des Arbeitsvertrages „ausfeilen" mit der Gefahr, über einzelne arbeitsrechtlich zwingende Bestimmungen zu stolpern.

Die Redaktion der Zeitschrift „Der Allgemeinarzt" hat zusammen mit dem Berufsverband der Arzt-, Zahnarzt- und Tierarzthelferinnen (BdA) und dem Fachverband Deutscher Allgemeinärzte e. V. (FDA) einen nur 1seitigen Arbeitsvertrag entwickelt (Abb. A 1.12). Daneben gibt es eine ausführlichere, v. a. in vielen Punkten wesentlich konkretere Fassung eines Arbeitsvertrages, die ebenfalls zusammen mit der Rechtsabteilung des FDA verfaßt worden ist[7].

---

[7] Arbeitsvertrag (Kurzfassung) zum Preis von 5 DM bzw. ausführliche Fassung zum Preis von 8 DM in Briefmarken zu beziehen über Redaktion *Der Allgemeinarzt*, 93150 Nittendorf.

PRAXIS

Arbeitsvertrag für Arzthelferinnen

Zwischen Herrn/Frau Dr. med. ____

in ____

und Frau/Fräulein ____

wird folgender Arbeitsvertrag geschlossen:

§ 1 Frau/Fräulein________________________ wird mit Wirkung vom ________________
in der Praxis als Arzthelferin eingestellt.

§ 2 Ihr Arbeitsbereich richtet sich nach dem geltenden Berufsbild der Arzthelferin.

§ 3 a) Die durchschnittliche Arbeitszeit beträgt zur Zeit______Stunden wöchentlich.
b) Beginn, Ende und Aufteilung der Arbeitszeit richten sich unter Berücksichtigung der
Sprechstunde und des Notfalldienstes nach den Belangen der Praxis.
c) Die übliche tägliche Arbeitszeit wird wie folgt festgelegt:

Montag: von ____________ bis ____________ und von__________ bis__________

Dienstag: von ____________ bis ____________ und von__________ bis__________

Mittwoch: von ____________ bis ____________ und von__________ bis__________

Donnerstag: von ____________ bis ____________ und von__________ bis__________

Freitag: von ____________ bis ____________ und von__________ bis__________

§ 4 Für die Arbeitsbedingungen werden die Bestimmungen des Manteltarifvertrages in der
jeweils gültigen Fassung zugrunde gelegt, der mit der Arbeitsgemeinschaft zur Regelung
der Arbeitsbedingungen der Arzthelferinnen in Köln-Lindenthal geschlossen wurde.
Entspechend dem derzeit gültigen Manteltarifvertrag beträgt der Jahresurlaub zur Zeit
____ Arbeitstage.

§ 5 a) Das Gehalt richtet sich ebenfalls nach dem geltenden Gehaltstarifvertrag.
b) Die Eingruppierung erfolgt in Tätigkeitsgruppe ____________________________
c) Es wird eine Leistungszulage von monatlich________ DM oder von____ % gewährt.
(Nichtvereinbartes bitte streichen)

§ 6 Änderung dieses Arbeitsvertrages und Zusatzvereinbarungen bedürfen der Schriftform.

Ort/Datum ______________________________________

_______________________________   _______________________________
(Unterschrift und Stempel des Arztes/der Ärztin)   (Unterschrift der Arzthelferin)

© Fachverband Deutscher Allgemeinärzte e. V. (FDA)/Berufsverband der Arzt-, Zahnarzt- und Tierarzthelferinnen (BdA)

Abb. A 1.12. FDA-Arbeitsvertrag für Arzthelferinnen (Kurzfassung)

1.1.6.8 Ehegattenarbeitsvertrag

Arbeitsverträge zwischen Ehegatten wurden erstmalig anerkannt durch ein Urteil des Bundesverfassungsgerichtes im Jahr 1962. Demzufolge müssen in einem *Ehegattenarbeitsvertrag* klare, unzweideutige Vereinbarungen getroffen werden.

– Das Arbeitsverhältnis muß eindeutig nachweisbar sein. Schriftform ist deshalb anzuraten.
– Das Arbeitsverhältnis muß ernsthaft gewollt sein. Der Arbeitnehmerehegatte muß die vereinbarte Leistung tatsächlich erbringen, der Arbeitgeberehegatte die vereinbarte Vergütung tatsächlich bezahlen. Kriterien: eigenes Konto des Arbeitnehmerehegatten. Die Höhe der Vergütung muß in bezug auf die erbrachte Arbeitsleistung angemessen sein [20].

1.1.6.9 Auslegepflichtige Praxisvorschriften

Jeder Praxisinhaber übt einen seiner Natur nach freien Beruf und damit kein Gewerbe aus. Dessen ungeachtet wird er als „Unternehmer" tätig und ist daher in öffentlich-rechtlicher Hinsicht grundsätzlich einem Gewerbetreibenden gleichgestellt.

Dies erklärt die Zuständigkeit der Gewerbeaufsichtsbehörden für die Überwachung all jener verwaltungsrechtlichen Vorschriften, denen der Praxisinhaber als „Unternehmer" und Arbeitgeber unterliegt [18]. In die Zuständigkeit der Gewerbeaufsichtsbehörden fällt u. a. auch die Überprüfung der Einhaltung allgemeiner Vorschriften:

– Arbeitszeitverordnung (vgl. A 1.1.6.10),
– Mutterschutzgesetz,
– Jugendarbeitsschutzgesetz,
– Medizinproduktegesetz (MPG) (vgl. A2.4.2).

Der Arbeitgeber ist verpflichtet, diese Vorschriften inhaltlich zu beachten und insbesondere auch einen Abdruck des Gesetzes oder der Verordnung „an geeigneter Stelle im Betrieb zur Einsicht auszulegen" (§ 24 Abs. 1 Nr. 1 AZO, § 18 MuSchG, § 47 JarbSchG).[8] An der Tür des Sozialraums (vgl. A 1.1.7.4) (oder an der Tür des Labors) kann in zweckmäßiger Weise das (aushängungspflichtige!) Schild der Berufsgenossenschaft mit der entsprechenden Betriebsnummer der Praxis (Abb. A 1.13) angebracht werden.

1.1.6.10 Arbeitszeit

Die durchschnittliche wöchentliche Arbeitszeit für Vollkräfte orientiert sich bei tarifgebundenen Arbeitsverträgen (vgl. A 1.1.6.7) an den Manteltarifverträgen (vgl. A 1.1.6.3). Sie ist im Arbeitsvertrag festzuhalten und beträgt derzeit (Stand: 1. 1. 1994) 38,5 h.

---

8 Es ist völlig ausreichend, wenn das Buch von Nentwig u. Gläser (1991) Die auslegepflichtigen Praxisvorschriften (211 S., 11. Nachtragslieferung. Kirchheim, Mainz [18]), vorschlagsweise am Praxisschalter ausliegt.

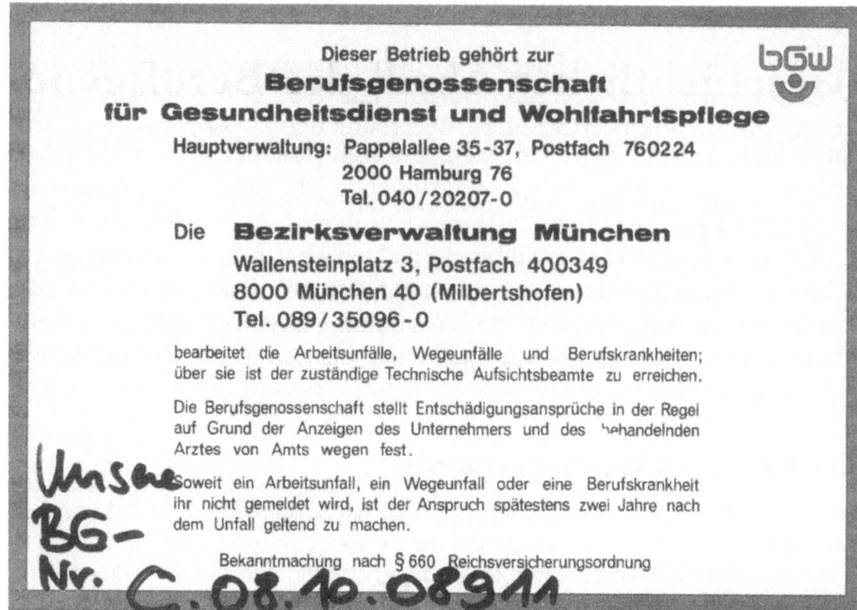

Abb. A 1.13. Zugehörigkeit des Betriebes zur betreffenden Berufsgenossenschaft (Anschlag z. B. im Labor). Handschriftliche Notiz der BG-Betriebsnummer durch den Praxisinhaber

Die Arbeitszeitverordnung regelt den zeitlichen Rahmen der Beschäftigung angestellter Mitarbeiter einer Praxis und gilt grundsätzlich für alle Arbeitnehmer über 18 Jahre, ungeachtet dessen, wie viele Arbeitnehmer in der Praxis beschäftigt werden. An sichtbarer Stelle im Betrieb ist ein *Arbeitszeitaushang* (Abb. A 1.14) über Beginn und Ende der regelmäßigen täglichen Arbeitszeit und Ruhepausen anzubringen. Die Nichtbeachtung dieser Vorschriften kann mit erheblichen Bußgeldern sanktioniert werden [18].

Die Arbeitszeit bei Volljährigkeit beträgt 8–9 h pro Tag, bei Minderjährigen 8 h pro Tag, maximal 8 1/2 h; in diesem Fall muß die halbe Stunde jedoch dann unmittelbar in der Folgewoche wieder freigegeben werden.

> **Merke:**
> Es ist gesetzlich bei Strafe verboten, Auszubildende länger als 8 h/Tag zu beschäftigen!

Wenn die minderjährige/volljährige Auszubildende *ausnahmsweise* länger arbeitet und nach der Arbeit unverzüglich auf dem kürzesten Weg (wie sonst auch) nach Hause fährt, bleibt der berufsgenossenschaftliche Wegeschutz voll erhalten, anderenfalls kann er ernsthaft gefährdet sein (Auskunft des Gewerbeaufsichtsamtes Regensburg).

Beginn, Ende und Aufteilung der Arbeitszeit richten sich, unter Berücksichtigung der Sprechstunden und ggf. des Notfalldienstes, nach den jewei-

Mitarbeiter bzw. jugendliche Mitarbeiter	Arbeitszeitbeginn	1. Pause	2. Pause	Arbeitszeitende

Abb. A 1.14. Arbeitszeitaushang nach § 24 AZO bzw. § 48 JArbSchG (Nach [18])

ligen Erfordernissen der Praxis. Eine Änderung der täglichen Arbeitszeitregelung ist mit dem Arbeitnehmer einvernehmlich abzustimmen.

Merke:
Vom Wunsch der Helferin her ist die Festlegung des Abendschlusses das wichtigste Kriterium, der Zeitpunkt des morgendlichen Beginns hingegen eher zweitrangig [21].

1.1.6.11 Abmahnung und Kündigung

Bitte und Ermahnung sind Bestandteile der normalen täglichen Betriebsführung. Das Arbeitsverhältnis ist hiervon nicht betroffen. Die Abmahnung kann als besondere Form der Rüge (Rüge ist ein gebräuchlicher Ausdruck, aber keine gesetzliche Definition) gehandhabt werden, wenn durchaus die Absicht der Weiterbeschäftigung besteht [21] (Abb. A 1.15).

Definition:
Abmahnung ist eine Information des Arbeitgebers an seine Mitarbeiterin, bei der unmißverständlich bestimmte Verhaltensweisen der Helferin beanstandet werden (Hinweisfunktion), verbunden mit dem Hinweis, daß im Wiederholungsfall arbeitsrechtliche Konsequenzen, insbesondere der Ausspruch einer Kündigung zu befürchten sind (Warnfunktion) [21].

Die Form, in der die Abmahnung erteilt wird, ist nicht vorgeschrieben. Sie kann im Einzelfall auch mündlich erfolgen, dann aber unter Zeugen.

Natürlich kann sich auch einmal in einer Praxis die Notwendigkeit zur Kündigung einer Mitarbeiterin ergeben. Dabei ist es entscheidend, daß es zu einer „wirksamen Kündigung" kommt, die form- und fristgerecht erfolgen muß.

Muster einer Abmahnung

Dr. med. D. Durchblick   Oberstadt, den
Facharzt für Allgemeinmedizin

An
Frau
Hannelore Weigand
Oberstadt, Bahnhofstraße 33

Sehr geehrte Frau Weigand!

Sie haben mehrfach Patientenanrufe an mich nicht weitergeleitet. Zuletzt am 10.11. ein Anruf von Frau Hillebrand und am 14.11. von Herrn Kolbenschmidt. In beiden Fällen waren wichtige Mitteilungen an mich weiterzugeben, so bei Herrn Kolbenschmidt seine Angaben über die Körpertemperatur und die Frage, ob das gleiche Antibiotikum weitergenommen werden soll oder zu wechseln sei. Bei Frau Hillebrand wäre die Besprechung der Insulindosis in einer Einstellungsphase wichtig gewesen. Ich darf Sie bitten, Patienteninformationen in Zukunft an mich unverzüglich und richtig zu übermitteln. (Andernfalls wäre das Arbeitsverhältnis in Frage gestellt).

Unterschrift . . . .

Abb. A 1.15. Beispiel für die Gestaltung einer schriftlichen Abmahnung. Auf keinen Fall sollten Bagatellen Anlaß für eine Abmahnung sein (Nach [21])

> **Definition:**
> Die Kündigung ist eine einseitige Erklärung mit dem Ziel, das Arbeitsverhältnis
> zu beenden. Sie kann vom Arbeitnehmer wie vom Arbeitgeber ausgehen, und sie
> muß dem Gekündigten zugehen: die Kündigung ist empfangsbedürftig [21].

Formgerecht ist sicherlich nicht das Anbrüllen „Sie sind entlassen!!", son-
dern sehr wohl die Schriftform (am zweckmäßigsten: „Einschreiben mit
Rückschein"). Die ausschließlich mündliche Kündigung sollte die absolute
Ausnahme bleiben.

Nach der Neuregelung der gesetzlichen Kündigungsfristen vom 7. 10.
1993 beträgt die Kündigungsfrist in den ersten zwei Beschäftigungsjahren
für alle Arbeitnehmer 4 Wochen zum 15. eines Monats oder zum Monatsen-
de (§ 622 Abs. 1 BGB). Die Grundkündigungsfrist gilt gleichermaßen für
Kündigungen durch den Arbeitgeber und den Arbeitnehmer.

Die gesetzliche Kündigungsfrist während einer vereinbarten Probezeit
(längstens 6 Monate) beträgt 2 Wochen, von jedem auf jeden Tag. Die
verlängerten Kündigungsfristen ab dem 3. Beschäftigungsjahr gelten nur
für die arbeitgeberseitige Kündigung; der Arbeitnehmer braucht somit
grundsätzlich auch nach einer längeren Beschäftigungszeit nur eine Kündigungsfrist von 4 Wochen einzuhalten. Arbeitgeberseits ist bei einer Beschäf-
tigungsdauer von 5–8 Jahren eine 2monatige, bei 8–10 Jahren eine 3monati-
ge Kündigungsfrist zu beachten[9].

Es gibt 2 große Unterformen der Kündigung:

- die ordentliche Kündigung,
- die außerordentliche Kündigung.

Die außerordentliche Kündigung wird auch als „Kündigung aus wichtigem
Grund" oder „fristlose Kündigung" bezeichnet.

> **Merke:**
> Eine außerordentliche Kündigung ist grundsätzlich immer möglich und kann
> durch keine vertraglichen oder tariflichen Regelungen ausgeschlossen werden.
> Sowohl ein unbefristetes als auch ein befristetes Arbeitsverhältnis können so
> beendet werden [21].

Zu den belastendsten Situationen beim Betrieb einer Arztpraxis gehört wohl
eine solche *fristlose Kündigung*. Meistens ist dieser Überlegung schon eine
Menge Ärger vorausgegangen. Andererseits ist größte Vorsicht geboten,

---

[9] Das Problem „Kündigung" ist ausführlich in dem äußerst praxisrelevanten und
   empfehlenswerten Buch des Augenarztes W. Stemmermann (1993) Der Arzt und
   sein Team. Erfolgreiche Mitarbeiterführung in der Praxis. Springer-Verlag Berlin
   Heidelberg New York Tokyo dargestellt.

bevor eine fristlose Kündigung ausgesprochen wird, um nicht noch mehr Ärger für den Arzt nach sich zu ziehen. Folgende Voraussetzungen müssen dabei unbedingt gegeben sein [20]:

- Es müssen Tatsachen vorliegen, die das Vertrauensverhältnis so erschüttert haben, daß eine Fortsetzung des Arbeitsverhältnisses mit der Helferin nicht zumutbar erscheint. Dabei muß dies objektiver Beurteilung standhalten.
- Schwere Vertragsverletzungen, die als Grund für eine fristlose Kündigung anerkannt worden sind, können dabei sowohl im Leistungsbereich als auch im Vertrauensbereich liegen. In diesem Zusammenhang sind z. B. als Grund für eine fristlose Kündigung anerkannt worden:
  - Abwerbung von Personal,
  - verleumderische Anzeige gegen den Arzt,
  - erhebliche, ständige Fehlzeiten,
  - häufige Unpünktlichkeit,
  - grobe Beleidigung,
  - falsche Behauptung einer Krankheit bei eindeutig fehlendem Arbeitswillen,
  - eigenmächtiger Urlaub.

Die Kündigung muß innerhalb von 2 Wochen erfolgen, nachdem der Arzt von dem Kündigungsgrund erfahren hat.

Es kann aber auch sein, daß sich der Arzt zu einem unverzüglichen Hinauswurf nicht entschließen kann, weil die Helferin schon jahrelang in der Praxis ist. Dann gibt es eine elegantere Lösung: er kündigt ihr ordentlich zum nächsten Termin – und beurlaubt sie auf der Stelle. Bei all diesen Schritten sollte der Arzt nicht vergessen, daß das Kündigungsrecht für beide Seiten gilt.

Besonders problematisch kann die *Kündigung von Auszubildenden* sein. Das Ausbildungsverhältnis ist im Berufsbildungsgesetz geregelt. Danach ist die *Probezeit* auf eine Dauer von höchstens 3 Monaten festgelegt. Eine Verlängerung ist nach der gängigen Rechtsprechung nur möglich, wenn die Probezeit um mehr als 1 Monat unterbrochen wurde (z.B. wegen Krankheit); alle anderen Gründe scheiden aus. Während der Probezeit kann das Ausbildungsverhältnis von beiden Vertragsparteien jederzeit ohne Einhaltung einer Kündigungsfrist und ohne Angabe von Gründen gekündigt werden.

Nach der Probezeit kann ein Ausbildungsvertrag von beiden Vertragspartnern aus einem wichtigen Grund gekündigt werden (*fristlose Kündigung*). Die „wichtigen Gründe" sind im Gesetz nicht näher festgelegt. Sie ist jedoch stets unwirksam, wenn die ihr zugrunde liegenden Tatsachen dem zur Kündigung Berechtigten länger als 2 Wochen bekannt sind.

Neben der fristlosen Kündigung, die beiden Vertragsparteien offensteht, räumt der Gesetzgeber Auszubildenden (Lehrlingen) nach Ablauf der Probezeit eine weitere Kündigungsmöglichkeit ein, und zwar mit einer Kündigungsfrist von 4 Wochen, wenn die Auszubildende die Berufsausbildung aufgeben oder sich für eine andere Berufstätigkeit ausbilden lassen will. Konsequenterweise ist damit jedoch nach der Probezeit der Wechsel von z.B. einer Arztpraxis in eine andere Praxis ausgeschlossen. Unabhängig davon können selbstverständlich Ausbildungsverhältnisse jederzeit ohne irgendwelche Konsequenzen *im gegenseitigen Einvernehmen* aufgelöst werden.

1.1.6.12 Arbeitszeugnisse

Jeder Arbeitnehmer hat ein Recht auf ein Arbeitszeugnis. Der Arbeitgeber muß einerseits korrekt über die Leistungen des Arbeitnehmers informieren, andererseits soll er es „wohlwollend" tun. Nicht selten ergibt sich daraus eine typische „Geheimsprache".

Nachfolgend einige Formulierungen und deren Interpretation, wie sie von Frau Dr. med. Elisabeth Hauenstein zusammengestellt wurden [7]:

- „. . . hat die ihr übertragenen Aufgaben ständig zu meiner vollsten Zufriedenheit erledigt."
  Bedeutung: Spitzenkraft, sehr gute Leistung.
- „. . . hat die ihr übertragenen Aufgaben stets zu meiner vollen Zufriedenheit erledigt."
  Bedeutung: gute Leistung.
- „. . . hat die ihr übertragenen Aufgaben zu meiner vollen Zufriedenheit erledigt."
  Bedeutung: mittelmäßige befriedigende Leistung.
- „. . . hat die ihr übertragenen Aufgaben zu meiner Zufriedenheit erledigt.".
  Bedeutung: nur ausreichende Leistung.
- „. . . hat die übertragenen Aufgaben im großen und ganzen zu meiner Zufriedenheit erledigt."
  Bedeutung: absolut mangelhafte Leistungen.
- „. . . hat sich bemüht, die ihr übertragenen Aufgaben zu meiner Zufriedenheit zu erledigen."
  Bedeutung: Vorsicht, ungenügende Leistungen. Stellen Sie diese Bewerberin nicht ein.

Eine weitere Möglichkeit zur Umschreibung solcher Leistungen ist die „Methode des gezielten Weglassens". Für eine bestimmte Funktion wichtige und relevante Eigenschaften werden nicht genannt.

Nur selten wird in einem Arbeitszeugnis auch eindeutig geschrieben, wer der eigentliche Kündigende war und welcher Kündigungsgrund vorlag.

Vorsicht ist meist geboten bei:

- „aus organisatorischen Gründen",
- „betriebsinterne Reorganisation",
- „im gegenseitigen Einvernehmen".

Es gibt 3 Zeugnisformen, die sich wesentlich voneinander unterscheiden (Abb. A 1.16):

- das *einfache Arbeitszeugnis*, das lediglich die Tätigkeit und die Dauer des Beschäftigungsverhältnisses dokumentiert;

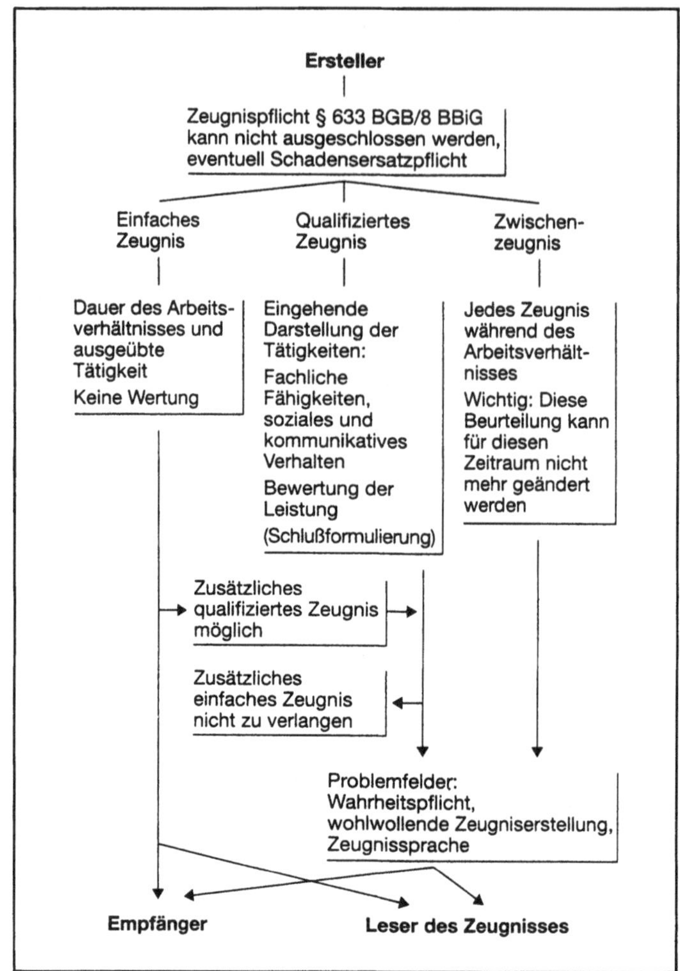

Abb. A 1.16. Die drei wesentlichen Zeugnisformen. (Nach [22])

- das *qualifizierte Zeugnis*, das Näheres über das Arbeitsverhältnis aussagt und auch eine eingehendere Beurteilung enthält;
- das *Zwischenzeugnis*, das aufgrund des Erstellungszeitpunktes vom einfachen und vom qualifizierten Zeugnis verschieden ist.

Aufgrund einer Zeugnisformulierung allein sollte man jedoch keineswegs vorschnell das Urteil über eine Bewerberin fällen [7].

1.1.6.13 Reinigungskraft

Man sollte nicht vergessen, daß eine *Reinigungskraft* eine echte Mitarbeiterin in der Praxis ist, auch wenn sie meist dann arbeitet, wenn alle anderen nicht da sind. Es ist unsere Pflicht, die Putzhilfe exakt darüber zu informieren, was sie zu tun hat, und klar abzugrenzen, was sie nicht zu tun hat. Gerade weil sie oft allein arbeitet, bedarf auch die Putzhilfe der Anerkennung durch den Arzt und durch die Helferinnen [21].

Es sollte in jeder Praxis selbstverständlich sein, daß auch die Putzhilfe zu betrieblichen Veranstaltungen und Feiern (z.B. Betriebsausflug, Weihnachtsfeier) grundsätzlich eingeladen wird.

> **Merke:**
> Die Bedeutung der Putzhilfe für die Praxis bemerkt man meist erst, wenn sie krank wird.

Bezüglich der sozialen Leistungen des Arbeitgebers bei geringfügig Beschäftigten vgl. A 1.1.6.4.

1.1.6.14 Betriebsrat

Mit der zunehmenden Tendenz zur Vergrößerung ärztlicher Praxen zu ärztlichen Betrieben in Form unterschiedlicher Praxiszusammenschlüsse kommt es auch zu Arztpraxen mit wesentlich mehr Angestellten als bisher üblich.

Ab 5 wahlberechtigten Personen kann ein Betriebsrat gebildet werden (§ 9 Betriebsverfassungsgesetz). Bei 5–20 wahlberechtigten Mitgliedern besteht der Betriebsrat aus 1 Person.

Man sollte nicht außer acht lassen, daß bei mehreren Teilzeitbeschäftigten die Mitarbeiterzahl rasch in „betriebsratfähige" Bereiche anstehen kann. Für den Arbeitgeber ist v. a. der Kündigungsschutz des Betriebsratmitgliedes von Bedeutung. Wenn ein Betriebsrat besteht, muß er bei Kündigungen gehört werden [21].

1.1.7 Raumplanung

Platz ist zwar bekanntlich in der kleinsten Hütte, eine Arztpraxis sollte jedoch über ein Mindestmaß an funktionsgerechten Räumlichkeiten verfügen.

In einer Untersuchung von westdeutschen Allgemeinpraxen lag die *Praxisgesamtfläche* von Einzel- und Gemeinschaftspraxen überwiegend zwischen 100–150 m² (Tabelle A 1.1).

---

[10] Ausführlich zum Thema „Architektonische Planung, Grundfläche, Umbau, Praxis- ablauf und -organisation" in: Wolff R (1987) Rationelle Praxisorganisation. 7. Aufl. Zentralinstitut für die kassenärztliche Versorgung in der Bundesrepublik Deutschland, Köln.
Sehr empfehlenswert auch das Büchlein Brenner G, Menz-Hackenberg C (1993) Empfehlungen zur rationellen Ausstattung der Arztpraxis. 4. überarb. Aufl. Zentralinstitut für die kassenärztliche Versorgung in der Bundesrepublik Deutschland, Köln.

Tabelle A 1.1. Gesamtpraxisfläche in 236 westdeutschen Einzel- und Gemeinschaftspraxen [13] Fläche (m^2)		
Fläche (m^2)	n	%
bis 100	54	22,9
100–150	133	56,3
150–200	42	17,8
über 200	7	3,0

Einen Überblick über den Raumbedarf einer ärztlichen Praxis gibt Abb. A 1.17. In diesem Beispiel sind 125 m² Gesamtfläche für die einzelnen Funktionszonen zugrunde gelegt [48]. In dem *Flächennutzungsvorschlag* der *Übersicht A 1.4* wird ein Raumgesamtbedarf von 80–150 m² für eine allgemeinmedizinische Praxis angenommen [14].

Bei Neubauten oder Praxisrenovierungen empfiehlt sich, an auffallender Stelle (z. B. neben dem Praxisausgang in Höhe des oberen Türstocks) einen *zentralen Lichtschalter* anzubringen, mit dem die allermeisten Licht- und Stromquellen der Praxis (mit Ausnahme z. B. von Kühl- und Brutschrank, Computer) ausgeschaltet werden. Diesen „letzten Griff zum Schalter" macht im allgemeinen jene Person, die am Ende der Sprechstunde den Zimmercheck (vgl. A 2.5.2) vornimmt.

Damit v. a. nicht fremde und ältere Patienten in verwinkelten Praxen zwischen den verschiedenen Zimmern und Kabinen umherirren, sollten sämtliche Räume durchnumeriert oder mit einer entsprechenden Bezeichnung versehen werden. Wichtig ist auch ein gut lesbares Schild, das den „Ausgang" weist.

Übersicht A 1.4. Flächennutzungsvorschlag für eine allgemeinmedizinische Praxis bei einem Raumbedarf von 80–150 m^2 [14]	
Praxisbereich	Fläche (m^2)
1. Anmeldebereich (einschl. Büro)	10–20
2. Wartebereich	10–25
3. Sprechzimmer I	10–25
4. Sprechzimmer II und Behandlungszimmer	10–20
5. Funktionskabine I (z. B. Verbände)	5
6. Funktionskabine II (z. B. physikalische Therapie / EKG)	5
7. Sozialraum (für Personal, Notfälle, ggf. Arztruheraum)	7–15
8. Laborraum für kleines Labor (ggf. einschl. Vorratsschränke für Einmalartikel)	5–10
9. Toilette I für Patienten	4
10. Toilette II für Personal (einschl. kleines Vorratslager)	86
11. Verkehrsfläche	8–15

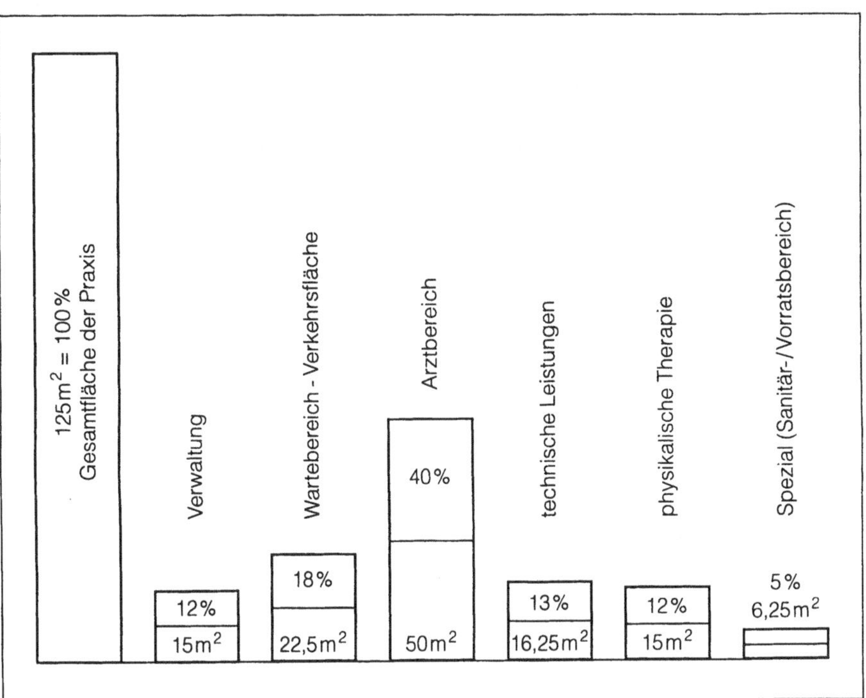

Abb. A 1.17. Raumbedarf in einer ärztlichen Praxis, Durchschnittswerte (Nach Trillinger in [12])

Auch die *Temperatur* in den verschiedenen Räumen der Praxis ist immer wieder Gegenstand hitziger Patientendiskussionen. Da allgemein gültige oder gesetzliche Temperaturempfehlungen – wie sie etwa in einer Arbeitsstättenverordnung geregelt sind – für eine Arztpraxis nicht anwendbar sind, muß sich die Temperatur in den Praxisräumen an den Bedürfnissen der Patienten und an ihrem (sehr subjektiven) Gefühl der Behaglichkeit ausrichten.

Räume, in denen die Patienten in entkleidetem Zustand verweilen müssen (Röntgen, Bestrahlung, Babyuntersuchung, Endoskopie), brauchen erfahrungsgemäß höhere Temperaturen als das Wartezimmer. Deshalb ist es sinnvoll, die ersten 10 Patienten der Vormittags- oder Nachmittagssprechstunde in den verschiedenen Praxisfunktionsbereichen zu befragen, ob die Raumtemperatur angenehmen, zu warm oder zu kalt sei. Der Arzt und das Personal müssen sich dann mit ihrer Kleidung der „patientenfreundlichen" Raumtemperatur anpassen.

1.1.7.1 Anmelde- und Verwaltungsbereich

Das Herzstück jeder Praxis ist sicherlich das Sprechzimmer des Arztes (vgl. A 1.1.7.2). Daneben besitzt die *Anmeldung als Schnittstelle zwischen Patient und Arzt* sowie als Gehirn für den Funktionsablauf einen ebenso hohen

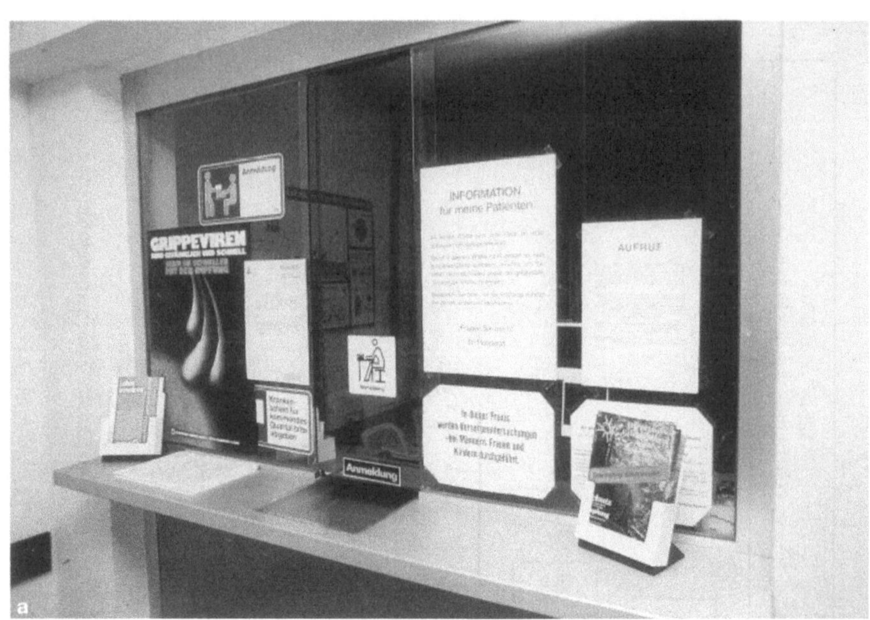

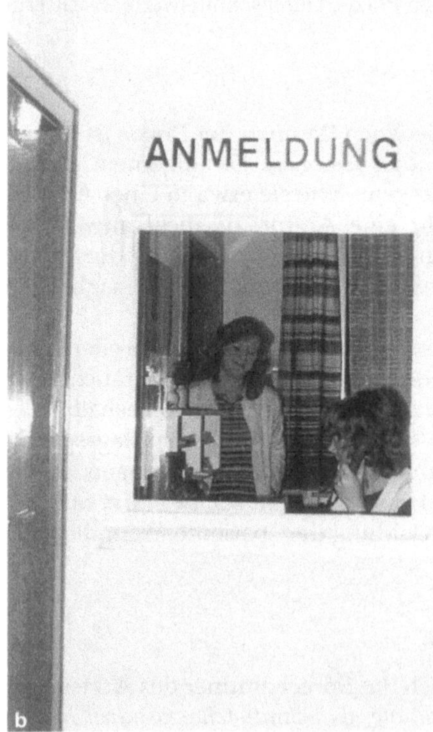

Abb. A 1.18 a, b. Beispiele für geschlossene **(a–d)** und offene Anmeldungen **(e, f)**: abweisend wirkt der mit diversen Informationen „zugepflasterte" Schalter **(a)**; der verglaste „Guckkasten" ist eine Notlösung im (nichtöffentlichen) Treppenhaus **(b)**

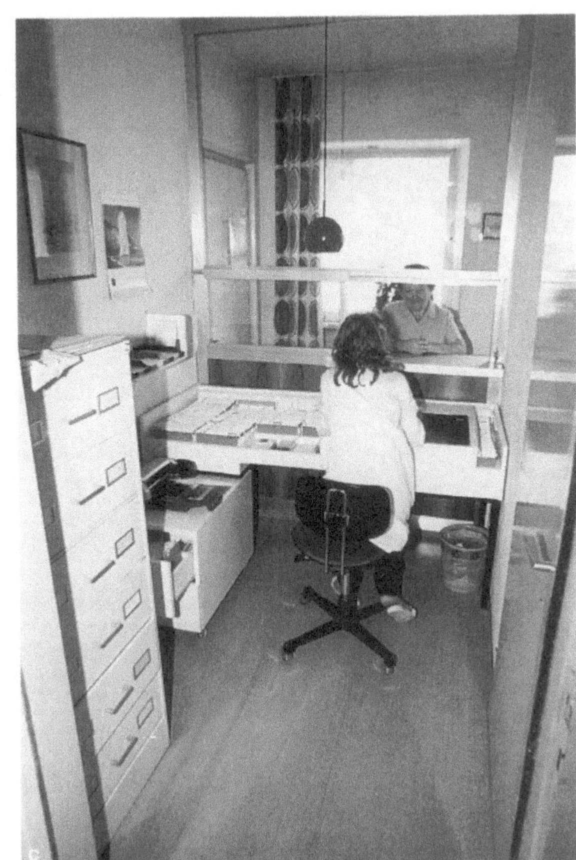

Abb. A 1.18 c, d. (Fortsetzung). Auch in einer weltbekannten US-Gruppenpraxis stört sich niemand am verglasten geschlossenen Schalter (d)

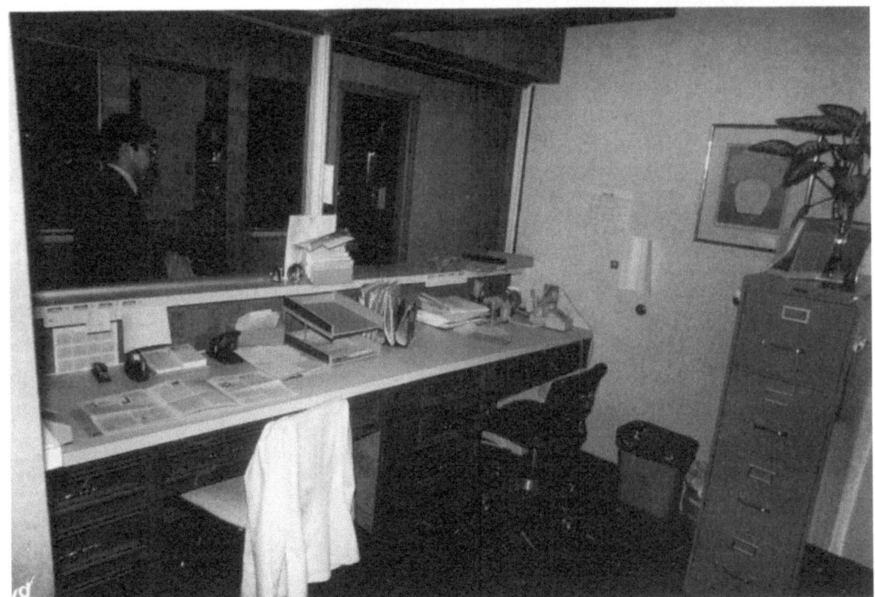

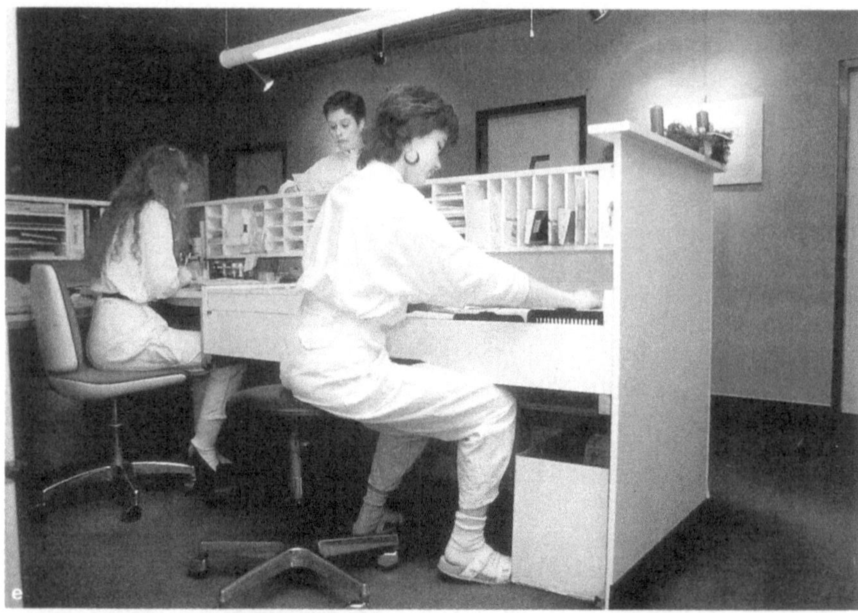

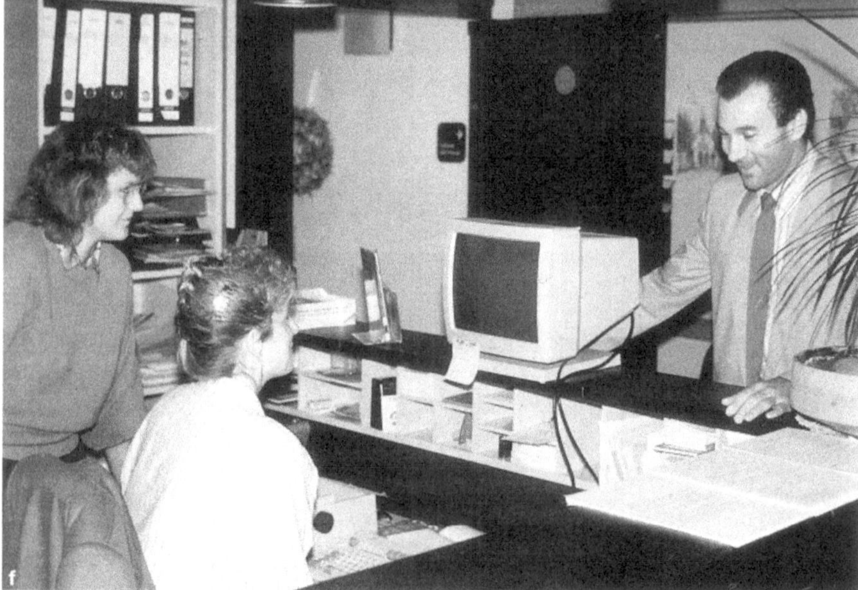

Abb. A 1.18 e, f. (Fortsetzung). Chic und modern, jedoch nicht abschließbar, sind die meist zentral plazierten offenen Anmeldetheken **(e, f)**

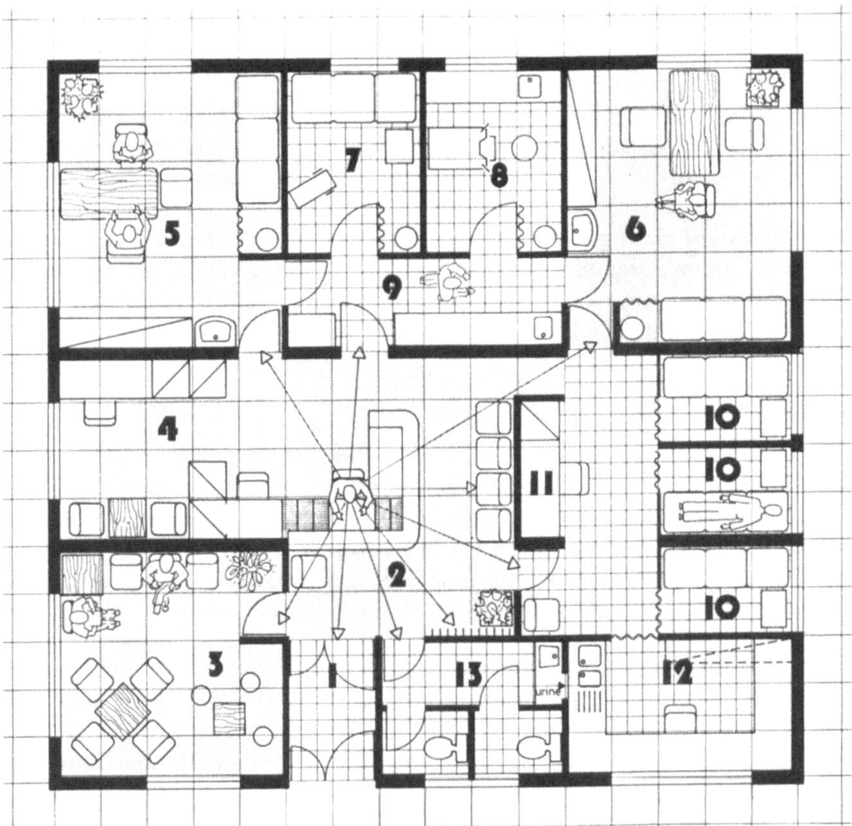

Abb. A 1.19. Wie die „Spinne im Netz" sitzt die Arzthelferin in dieser zentral geführten Praxis. Der Arzt pendelt von den Funktionskabinen zu den Behandlungsräumen. Die Tür zum Wartezimmer läßt sich schließen (Nach [23])

Stellenwert in der Frage der Praxisorganisation und -rationalisierung. Hier hängt auch der wichtige Jahresterminplaner (vgl. A 2.1.3).

Die Anmeldung sollte im Idealfall einerseits ein abgegrenzter, möglichst nicht direkt einsehbarer Arbeitsplatz sein, andererseits aber auch keine Barriere zwischen Arzthelferin und Patient (Abb. A 1.18 a–f) darstellen. Der Arzt darf durch die Funktionsabläufe in diesem Bereich nicht mehr als erforderlich belastet werden und muß dennoch jederzeit die notwendige Übersicht über den jeweiligen Arbeitsablauf besitzen. Die Anmeldung ist keinesfalls nur als Schreibbüro und Archiv zu betrachten.

Die Fülle der Aufgabenstellung erfordert schon von selbst, daß der Anmeldebereich in die Gesamtfläche wie die Spinne im Netz plaziert ist (Abb. A 1.19). Die meisten Anmeldungen werden zu klein gebaut, behindern häufig dadurch den Praxisablauf und „Patientendurchfluß" und verbauen von vornherein die Möglichkeit, das Kartei- und Ablagesystem auszubauen oder Raum für die Einführung neuer Technologien zu schaffen. Selbst für eine sehr kleine Praxis (also unter 70 m² Gesamtfläche) ist der Raumbedarf für die Anmeldung mit mindestens 10 m² anzusetzen (Übersicht A 1.4, S. 48), für eine große Praxis sogar mit 20–23 m².

Ein liebevolles Organisationsdetail spricht für die Professionalität dieser Praxis: ein *Schlüsselkasten* gleich zur rechten Hand der Helferin, der sämtliche Praxisschlüssel – bis auf den Hauptschlüssel (Sicherheitsgründe!) – enthält. Da findet sich beispielsweise der Vierkantschlüssel zur Regulierung der Fußbodenheizung ebenso wie das Postkastenschlüsselchen, der Schlüssel zum Treppenabgang und zur Tiefgarage. An allen Schlüsseln ist ein Plastikfähnchen angebracht, dessen Beschriftung sofort den Verwendungszweck des jeweiligen Schlüssels erkennen läßt.

1.1.7.2 Sprechzimmer und Wartezimmer

Das *Sprech- oder Gesprächszimmer* des Arztes verrät dem eintretenden Patienten mit einem Blick die Handschrift des Doktors: die Wahl der Möbel, der Bestuhlung und der Bilder, aufgetürmte Ärztemuster, ein mit Krimskrams überquellender Schreibtisch, pflegebedürftige Vorhänge usw. können viel zur Bindung eines Patienten an die Praxis (und den Arzt!) beitragen – oder ihm die Praxis „unsympathisch" erscheinen lassen, indem er sich „nicht wohl" fühlt.

Meist sitzt der Patient geraume Zeit alleine in diesem Zimmer und läßt geruhlich seinen Blick herumwandern: hier hängt ein Bild der Frau (oder Freundin?), hier liegt die parteipolitische Wochenzeitung herum, da findet sich über dem Waschbecken eine angebrochene Tablettenpackung (das schluckt der Doktor wohl selber?). Solche Einblicke können den Patienten an „seinen" Arzt binden, machen ihn also zum heimlichen Vertrauten. Das ist gut so und jedenfalls besser, als wenn das Sprechzimmer einem sterilen Funktionsraum oder einem perfekten Designerstudio gleicht (Abb. A 1.20 a, b).

In seinem Sprechzimmer ist auch der Arzt Mensch, hier darf er's sein. Dennoch könnte ein stets frisches Blumenarrangement (z.B. per Dauerauftrag bezahlt und durch die Arzthelferinnen täglich gepflegt und stets erneuert) auch einen trotz seiner Unordnung liebenswerten Sprechzimmer noch mehr Charme verleihen.

> **Merke:**
> Das Sprechzimmer sollte möglichst weitab vom Lärm der Anmeldung liegen und grundsätzlich schalldicht zu den anderen Räumen hin sein.

Auch in jeder Einzelpraxis sollte es nach Möglichkeit 2 Sprechzimmer geben, damit der Arzt zwischen den einzelnen Räumen hin- und herpendeln kann (vgl. Abb. 1.19 und A 1.25). Dabei muß das 2. Sprechzimmer nicht denselben Einrichtungskomfort aufweisen wie der erste Raum. Vor allem im Hinblick auf die künftige Hereinnahme eines Assistenten oder Praxispartners (vgl. A 1.1.3.3) ist ein *2. Sprechzimmer* nahezu Standard jeder gesprächsintensiven Praxis.

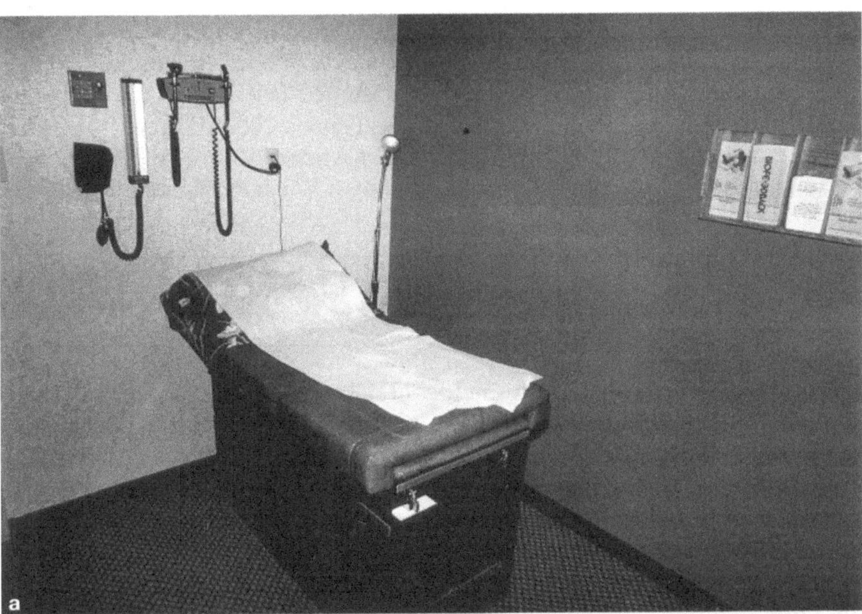

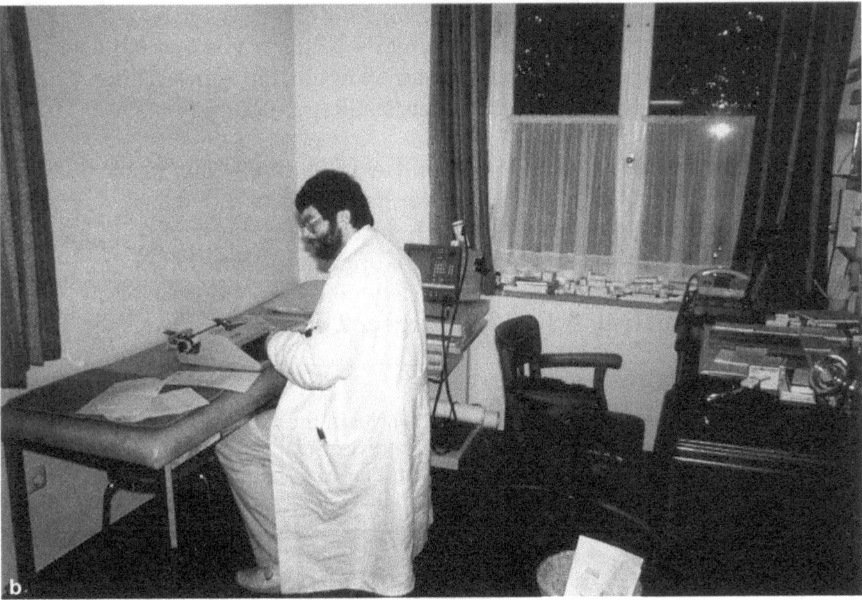

Abb. A 1.20 a, b. Beispiele für Sprechzimmergestaltung: (a) äußerst funktionell gestalteter Untersuchungsraum mit elektrisch verstellbarer Liege sowie mit RR-Meßgerät, HNO-Spiegelecke, Box für Kleinschriften (alles wandhängend) sowie Untersuchungsleuchte (in der Ecke), 7 m^2 Bodenfläche. Ochsner-Klinik, New Orleans, drittgrößte Gruppenpraxis in USA (ca. 300 Ärzte). (b) Einzelpraxis mit nostalgischem Charme: alter Familienschreibtisch; die Liege dient nach Feierabend als Schreibmaschinenplatz

Noch in den 70er Jahren hatten die beiden Ärzte H.-J. Frank-Schmidt und E. H. Graul in ihrem Standardwerk *Handbuch der Praxis-Rationalisierung* [4] 3 Formen von Wartezimmern unterschieden: für Privatpatienten, für Sonderfälle und für Sozialversicherte. Die Arztpraxis 2000 dagegen wird mit einem einzigen *Wartezimmer* in funktioneller Ausstattung allen Warteanforderungen der Patienten mit unterschiedlichem Versichertenstatus gleichermaßen gerecht.

Merke:

Das „Privatwartezimmer" hat in der Arztpraxis 2000 ausgedient.

Das Wartezimmer kann zum Anmeldebereich und zur Praxis hin offen oder geschlossen sein, indem es durch eine Tür oder Trennwand abgeteilt ist. Eine abschließbare Tür (vgl. Abb. A 1.19, S. 53; Abb. A 1.25, S. 62; Abb. B 1.1, S. 187) hat den unzweifelhaften Vorteil, daß die Wartenden nicht zwangsläufig die Gespräche an der Anmeldung mitbekommen. Empfehlenswert ist eine Glasfüllung in dieser Tür, damit die Helferinnen sich mit einem Blick über den Besetztzustand des Wartezimmers informieren, andererseits aber die Patienten den Patientenfluß in beschränktem Maße mitverfolgen können und sich dadurch nicht „verloren" vorkommen.

Bei *offenen Wartezonen* sollte ein Schild – ähnlich wie am Bankschalter oder am Counter von Fluggesellschaften – angebracht sein, das den Eintretenden bittet, solange zu warten, bis der Schalter wieder frei ist (Abb. A 1.21 a, b).

Das Wartezimmer (s. Abb. A 1.19 und A 1.25) muß i. allg. nicht die beste Raumqualität beanspruchen, da hier der Patient meist nur kurze Zeit untätigen Wartens verbringt. So gibt es auch durchaus funktionelle und modern eingerichtete Praxen – besonders in Altbauräumen –, bei denen das Wartezimmer baubedingt in einer abseits gelegenen Zone oder sogar in einem fensterlosen Raum (vgl. A 1.1.7.5) untergebracht ist.

Merke:

Im Idealfall könnte eine Arztpraxis ohne Wartezimmer auskommen, wenn jeder Eintretende sofort durch den Arzt betreut würde. Solange dies nicht der Fall ist, gehören Wartezimmer oder Wartezone zum Planungsstandard einer jeden Arztpraxis.

Ausführlich werden Ausstattung und Funktion des Wartezimmers auch an verschiedenen anderen Stellen dieses Buches dargestellt (vgl. A 2.1.1, A 2.1.1.3, B 1.1.1.1 – B 1.1.1.4, B 2.1.2).

1.1.7.3 Patientenräume, Funktionskabinen

Was für die apparativ-spezialisierte Facharztpraxis gilt, sollte auch für jede Allgemeinpraxis seine Richtigkeit haben, vor allem wenn langfristig an eine Erweiterung des Leistungsspektrums gedacht ist: möglichst viele kleinere

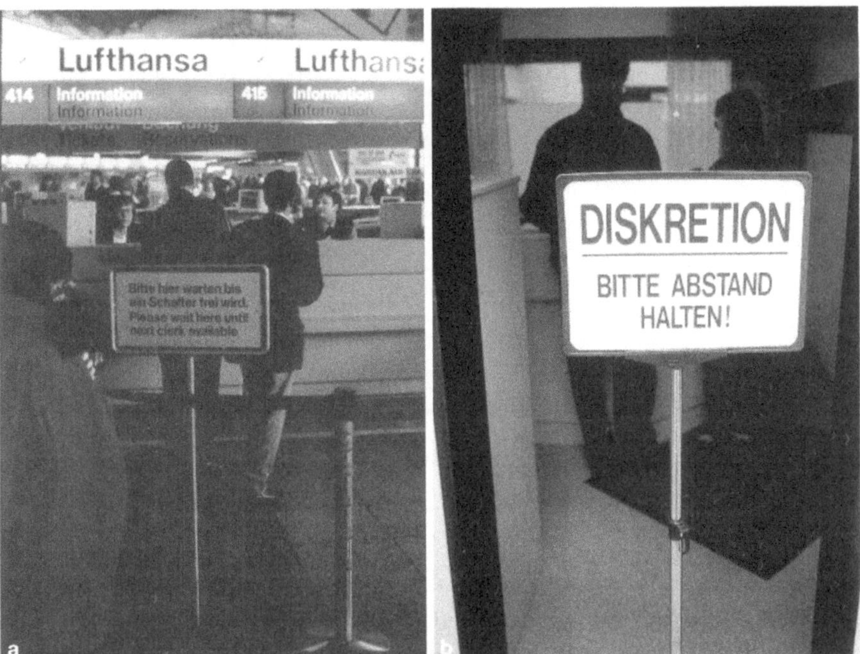

Abb. A 1.21 a, b. Hinweisschilder am Counter einer Fluggesellschaft **(a)** und am
Schalter einer Bank **(b)** als Beispiele für ähnliche Schilder am Beginn der offenen
Wartezone mit der Aufforderung an den Patienten, Diskretionsabstand zu halten

Räume oder Kabinen, die für bestimmte Funktionen ausgelegt sind, beispielsweise

- Herz-Kreislauf-Diagnostik (z.B. Liege, EKG-Gerät, Fahrradergometer,
  Blutdruckmeßgerät, Defibrillator, Langzeit-EKG, Infusionsständer, Notfallkoffer);
- elektrophysikalische Therapie (z.B. Liege, Stuhl, Mikro- oder Kurzwelle,
  Reizstrom, Ultraschallbehandlungsgerät, Extensionsschlinge, Inhalationsgerät, Lymphdrainagekompressor);
- Sonographieraum (z.B. Liege, fahrbarer Drehhocker, fahrbares Ultra-
  schallgerät, Ultraschall-Doppler);
- proktologischer und/oder gynäkologischer Untersuchungsraum (z. B.
  gynäkologischer Untersuchungstisch, fahrbarer Hocker, schwenkbare
  Beleuchtungsquelle, fahrbare Wasserschüssel, Ablage für Kaltlichtprojektor und Geräte, Tretabfalleimer);
- Verbands- und Operationsraum (z.B. OP-Tisch oder einfache Lage-
  rungsmöglichkeit, Stuhl, schwenkbare Beleuchtung, fahrbares Instru-
  mentiertischchen mit Abwurfschale, Glasvitrine für Gipsbestecke und
  OP-Sets, wandhängender Verband- und Bindenkasten, Hochfrequenz-
  elektrochirurgiegerät, Tretabfalleimer, Gipsbecken).

Im Idealfall handelt es sich bei diesen Patientenräumen um geschlossene
Räume, damit Lärm nach außen hin verhindert (z.B. schreiende Kinder im

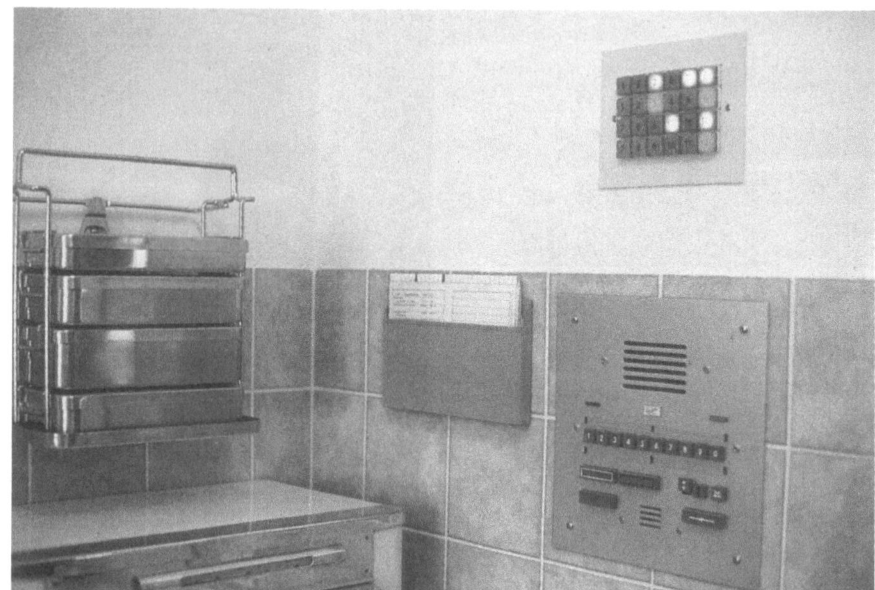

Abb. A 1.22. Beispiel für wandhängende Installation in einer Allgemeinpraxis mit kleinem chirurgischem Anteil: gebrauchsfertige Deponettenset für sterile Instrumente, Sprechanlage und Lichtrufanlage in Unterputzausführung. Der Blechbehälter („Griffsichtelement") enthält weitgehend zugriffsicher für den Patienten die Karteikarte; dem Arzt wird beim Betreten des Raumes sofort der Name des Patienten signalisiert (vgl. A 2.2.1, Fußnote 12, S. 91, vgl. auch Abb. A 2.29, S. 144)

Operationsraum) oder die Vertraulichkeit des Arzt-Patienten-Gespräches gewährleistet werden kann (z.B. proktologischer/gynäkologischer Untersuchungsraum). Selbstverständlich lassen sich in vielen Fällen diese Räume auch gemischt nutzen, also das ohnedies behaglich warme Herz-Kreislauf-Zimmer zusätzlich als Raum zur Kindervorsorgeuntersuchung mit speziellem Wickeltisch oder der proktologische Raum zur septischen Verbandstätigkeit oder der Sonographieraum zur elektrophysikalischen Therapie.

In allen Patientenräumen und Funktionskabinen sollten nach Möglichkeit die wichtigsten Geräte und Instrumente an der Wand hängen oder auf zugriffsgünstigen Ablageflächen plaziert sein (Abb. A 1.22); OP-Leuchten sollten grundsätzlich wand- oder deckenhängend angebracht sein, um den begrenzten Raum nicht noch stärker durch herumstehende Geräte, fahrbare Leuchtenstative oder Lichtkabel zu beschränken. Zudem sind die Möglichkeiten der großzügigen Flächenreinigung wesentlich günstiger.

Grundsätzlich unterscheidet man bei der *wandhängenden Befestigung* zwischen

– Aufputzbefestigungen und
– Unterputz(= Einbau)befestigungen.

Ideal ist die *Unterputzbefestigung*, wenn mit möglichst gleichbleibender Arbeitsplatzposition gerechnet werden kann (Abb. A 1.22). Solche Einrichtungen sind jedoch nur bei Neu- oder Praxisumbauten sinnvoll. Viele Hersteller bieten ihre Geräte gleichzeitig als Stand-, Einbau- oder Aufputzversion an.

Besonders empfehlenswert sind sog. *Fußendschalter* bei konstanten Arbeitsplätzen, die ein bequemes Ein- und Ausschalten z. B. der Beleuchtung, des Endoskopiegenerators („Kaltlicht") oder der Absaugpumpe erfordern.

Bei den *Funktionskabinen* (Abb. A 1.23 a–c; vgl. Abb. A 1.19, A 1.20a, A 1.25, A 1.28) wird von vornherein davon ausgegangen, daß hier keine wesentlichen und vertraulichen Arzt-Patienten-Gespräche geführt werden (vgl. A 2.2.6); hier handelt es sich im Idealfall um Kabinen, die durch in Aluminiumrahmen gefaßtes und undurchsichtiges Drahtglas voneinander abgetrennt sind und durch eine ebenfalls gläserne Schiebetür genügend Licht auf den Flur fallen lassen. Ohne den Vorzug der Lichtdurchlässigkeit können ebensogut auch Kunststoffwände oder Stoffvorhänge verwendet werden. Auch die Aufstellung eines Wandschirms (oder Paravents) (Abb. A 1.24) kann in Ausnahmefällen seinen Zweck erfüllen. In jedem Fall ist darauf zu achten, daß die Stellwände genügend hoch über dem Boden enden, damit die Putzfrau bequem durchwischen kann.

Oftmals sind diese Kabinen klein, eng, dunkel und spartanisch möbliert – der Patient fühlt sich daher unwohl und bekommt nicht selten Platzangst. Durch verspiegelte Seitenwände läßt sich eine optische Vergrößerung des Raumes erzielen; helle Farben, Niedervoltbeleuchtung, Teppichboden und bequeme Sessel machen dann den Aufenthalt selbst in winzigen Kabinen leidlich.

Ein weiteres Problem entsteht oft, wenn sich ein entkleideter Patient in irgendeiner (weitab von der Anmeldung liegenden) Kabine den Arzthelferinnen gegenüber bemerkbar machen will, z.B. weil irgendetwas schief läuft („Die Infusion läuft nicht", „Der Reizstsrom ist zu Ende", „Aus dem Inhaliergerät kommt nichts raus" usw.). Hier bietet sich als ganz einfache Lösung eine *Handglocke* von unterschiedlicher Größe (und daher unterschiedlicher Klangfarbe) oder *Tischklingel* für jeden dieser Funktionsräume an. Der Patient wird angewiesen, bei irgendwelchen Problemen zu klingeln – so fühlt er sich sicher und nicht mit der Medizintechnik alleingelassen. Die Arzthelferin kann schon am Klang der Glocke erkennen, in welcher Kabine ihre Anwesenheit nötig ist.

1.1.7.4 Sozialräume, Toiletten

Es ist erstaunlich, mit welcher Gedankenlosigkeit selbst in prominentesten „Schleiflackpraxen" auf die Einrichtung eines gemütlichen *Sozialraums* (Abb. A 1.25) verzichtet wird. In vielen Praxen gibt es überhaupt keine solchen Räume.

Dabei muß auch in der allerkleinsten Praxis ein Raum ausgewiesen werden, der dem Rückzug der Mitarbeiter (aber auch des Arztes!) dienen kann (Abb. A 1.26). Hier werden für die so wichtige Betriebspause („Brotzeit") Kaffee gekocht und Würstchen gebrüht, ohne daß der Duft davon gleich die ganze Praxis durchweht. Hier können (bei entsprechender Raumgröße) Mitarbeiterbesprechungen durchgeführt oder auch mal ein Pharmareferent „versteckt" werden.

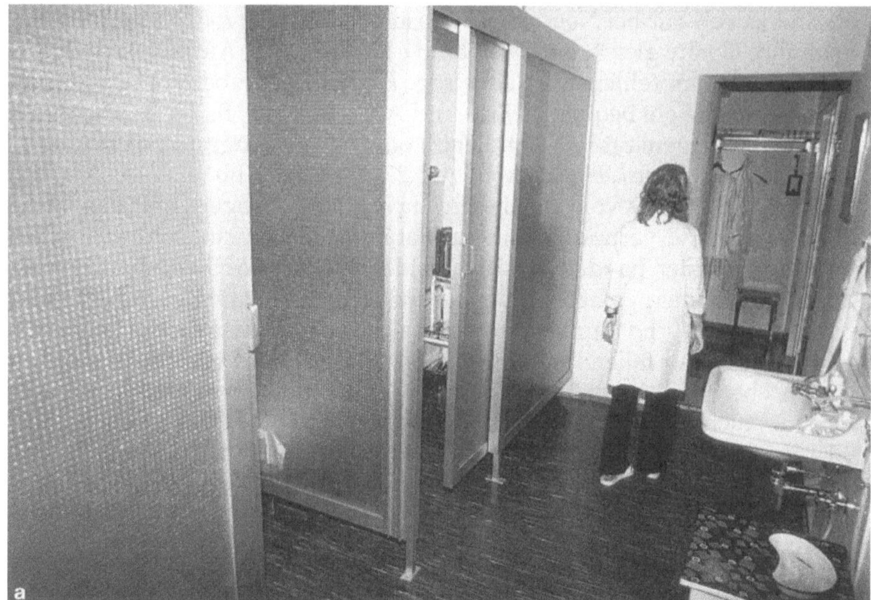

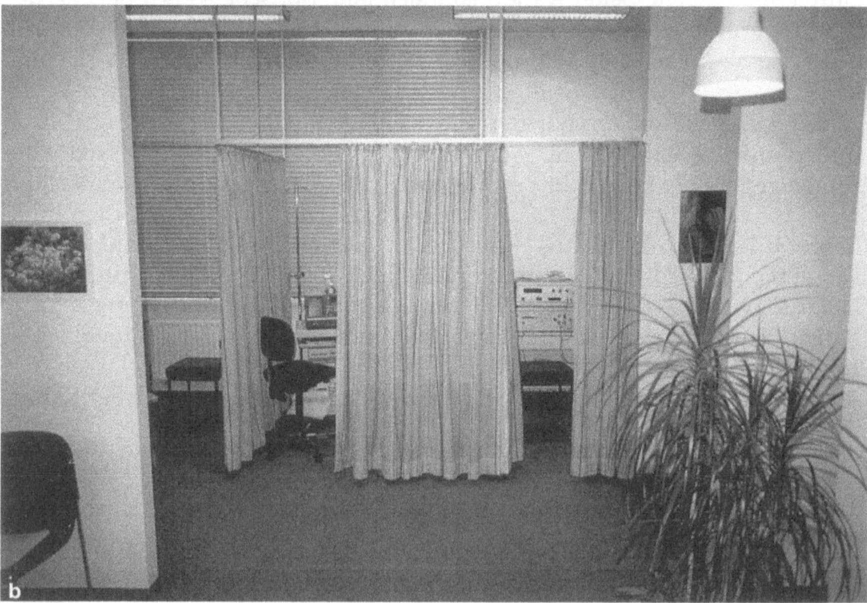

Abb. A 1.23 a–c. Beispiele für Funktionskabinen. (a) Lichtdurchlässige Funktionskabine mit Glasfüllung und Alurahmen (Allgemeinpraxis). (b) Vorhänge als Trennelemente, gut geeignet zum Durchwischen des Fußbodens (internistische Praxis). (c) Funktionskabinen für elektrophysikalische Therapie und Infusionsbehandlung. Installation eines PC-Terminals. Abtrennung der Behandlunngseinheiten durch Vorhänge (allgemeinmedizinische Standardpraxis)

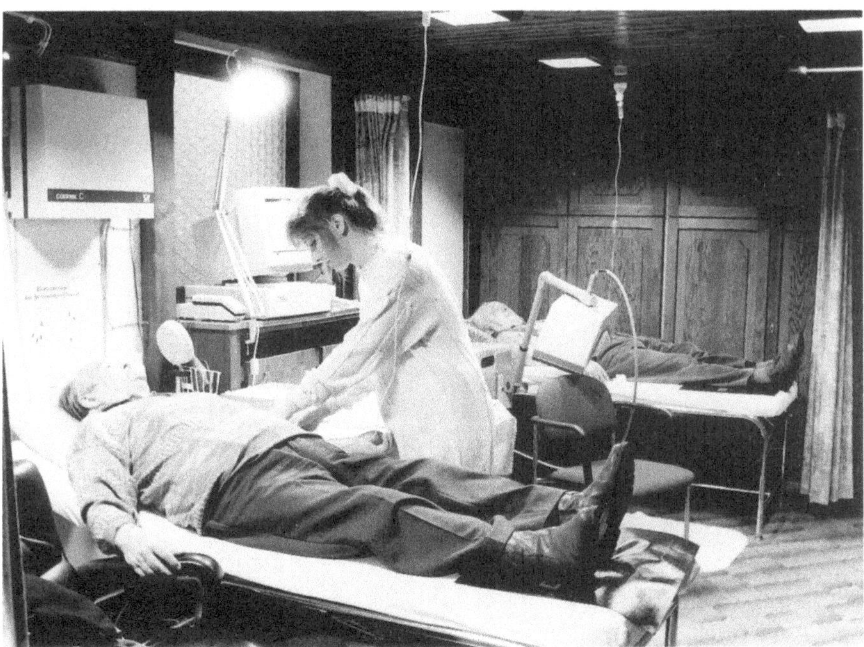

Abb. A 1.23 c.

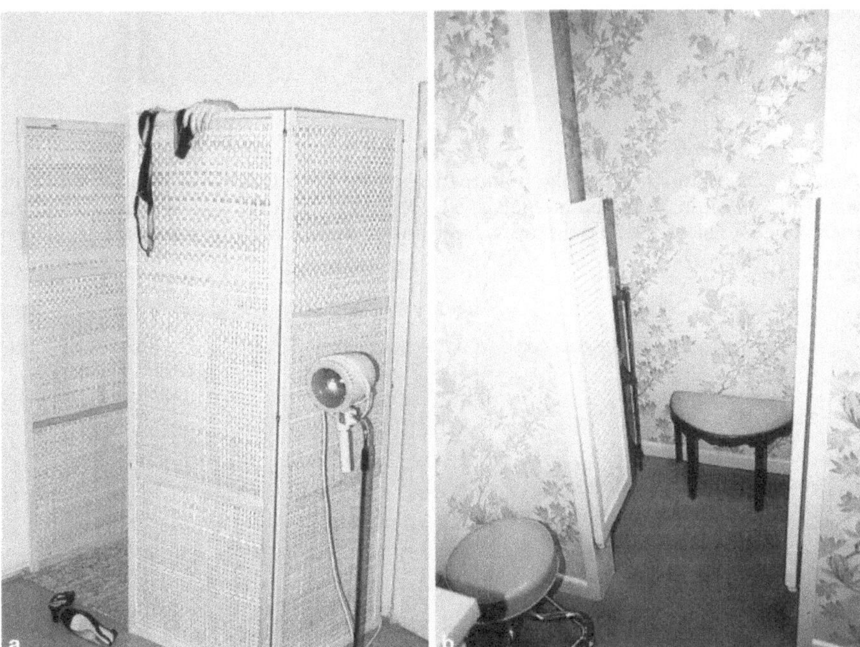

Abb. A 1.24 a, b. Beispiel für Sichtblenden zum An- und Auskleiden. (a) Paravent aus Flechtwerk (b) Pendeltüren in amerikanischer Praxis (gynäkologische Praxen)

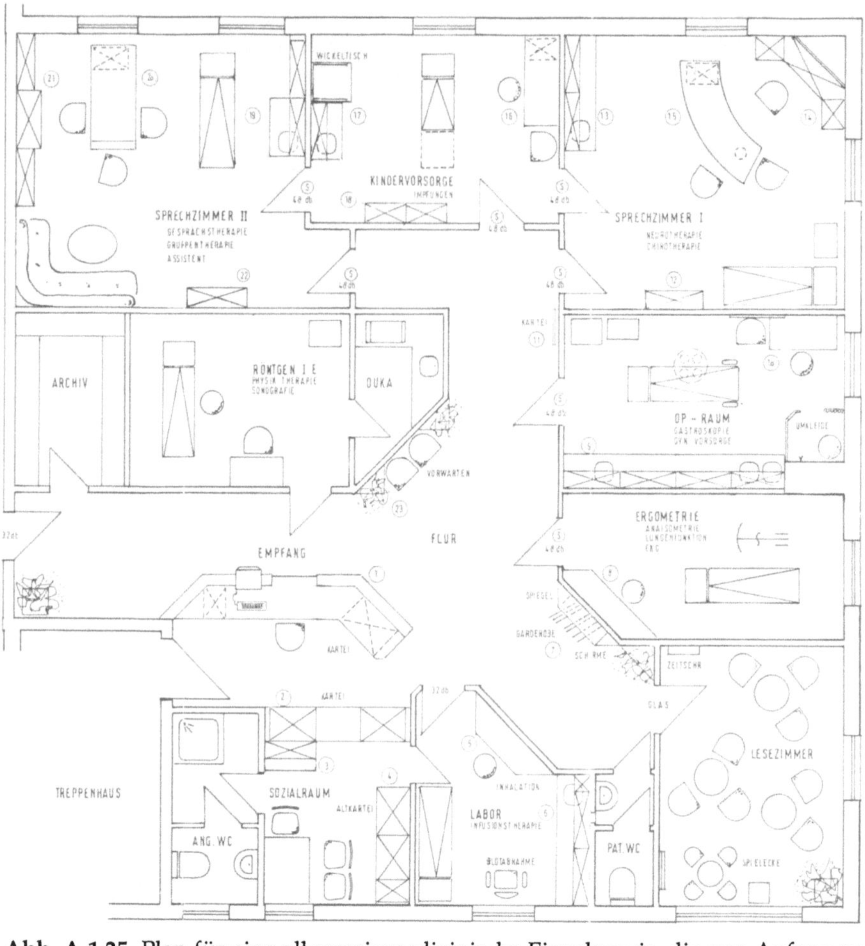

Abb. A 1.25. Plan für eine allgemeinmedizinische Einzelpraxis, die von Anfang an für einen zweiten Kollegen ausgelegt ist. Der „Warteraum" wurde zum „Lesezimmer" hochstilisiert. Der Sozialraum liegt hinter dem Empfangsschalter (Architekt: Jörg von Massow)

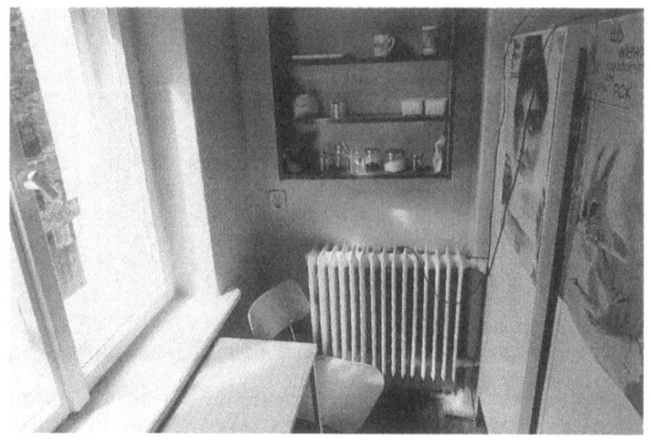

Abb. A 1.26. „Platz ist in der kleinsten Hütte": Durch Karteitrog und Stellwand abgetrennter kleiner Sozialraum in einer polnischen Allgemeinpraxis

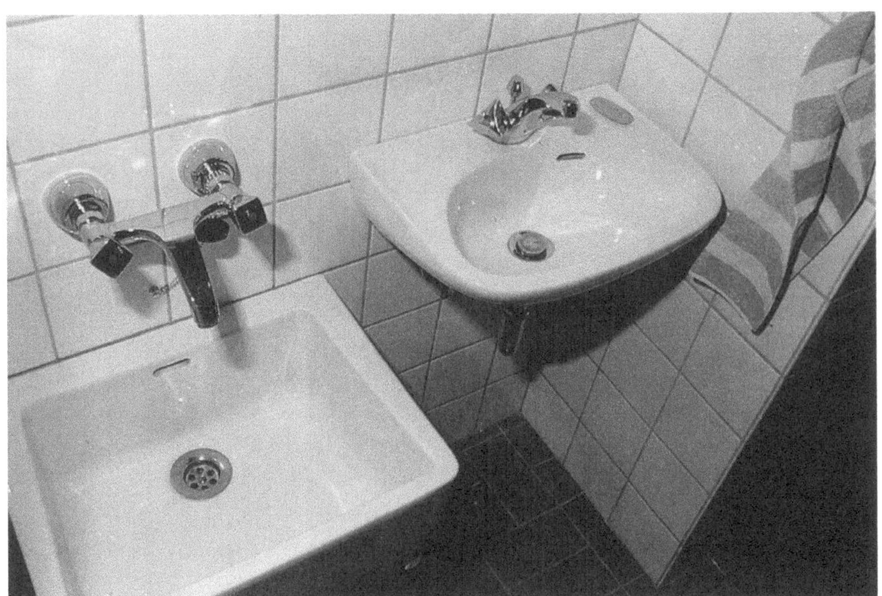

Abb. A 1.27. Toilettenvorplatz mit Handwaschbecken und tiefer gesetztem emaillierten Ausgußbecken, das zugleich als Urinal (z. B. bei Gewinnung von Mittelstrahlurin) und als Ausguß für das Putzwasser dient. Hygienisch obsolet in einer Patiententoilette: Seifenstück und Mehrfachhandtuch (durch Seifenspender und Einmalhandtücher zu ersetzen)

Merke:
Ausstattung und Abgeschlossenheit des Sozialraums vom eigentlichen Praxisbetrieb sind wichtiger als die Größe des Raumes [21].

Durch die Ausstattung des Sozialraums kann der Arzt die Praxis für seine Mitarbeiterinnen attraktiv machen und zeigen, daß er sich auch über die Einrichtung Gedanken macht. Wenn er sich im Sozialraum aufhält, sollte sich der Arzt dort als Gast und nicht als Hausherr fühlen [21].

Die *Patiententoiletten* fristen noch in vielen Praxen ein Stiefkinddasein: aufgeweichte Seifenstücke schwimmen in einer nassen Schale, feuchtschmutzige Handtücher dienen als Bakterienfang. Flüssige Seife aus einem Spender und Einmalpapierhandtücher oder ein Heißlufttrockner sind jedoch heute obligate Hygieneartikel einer jeden modernen Praxis. Ein Urinal sollte zum Standard einer Patiententoilette gehören, um u. a. auf möglichst hygienische Weise Mittelstrahlurin zu gewinnen (Abb. A 1.27).

Besonders bei Toiletten, die sich nicht durch ein geöffnetes Fenster entlüften lassen, ist ein leistungsfähiger Elektrolüfter ein „Muß“.

Eine weitere Sünde gegen die Diskretion (vgl. B 2.2.1) kann sich bei der Urinuntersuchung eines Patienten ergeben. Muß der Patient mit vollem Uringlas in der Hand an seinen Mitpatienten vorbei ins Labor laufen (Abb. A 1.28), wird er einen solchen eklatanten Stilmangel sicher als sehr unangenehm in Erinnerung behalten.

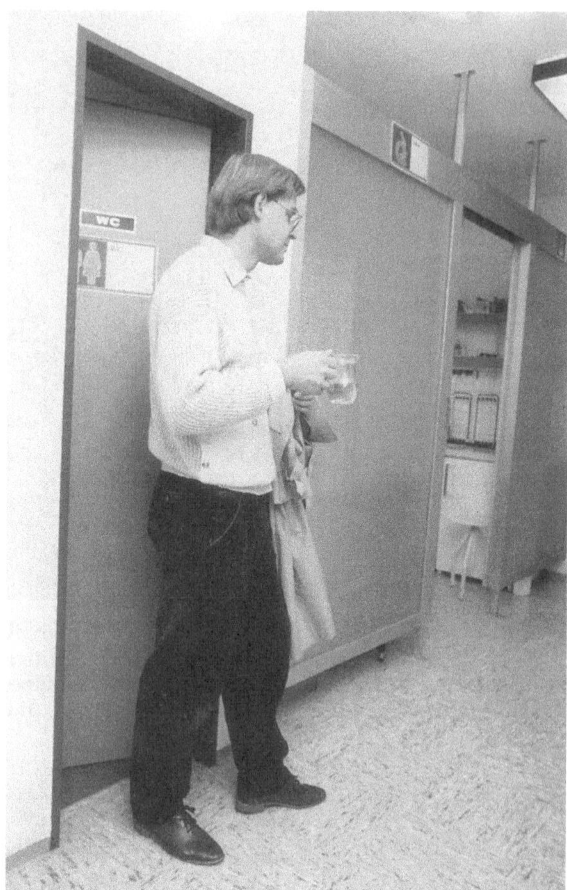

Abb. A 1.28. Sünde wider die Diskretion: Patient geht mit vollem Uringlas über den Praxisflur von der Toilette ins Labor

Wenn die Einrichtung einer *Durchreiche* direkt von der Patiententoilette ins Labor (Abb. A 1.29) nicht möglich ist, kann der Patient auch frisch gelassenen Urin in einem geschlossenen Behälter ins Labor tragen oder noch besser: Die Patienten werden angewiesen, den Urinbecher an einem bestimmten Platz in der Toilette zu deponieren (Abb. A 1.30) – die Arzthelferin übernimmt dann den Transport zum Untersuchungsplatz. Dies sind sicherlich für viele Kollegen nur Banalitäten und unbedeutende Kleinigkeiten – doch professionell geführte Praxen verwöhnen ihre Patienten mit solchen Banalitäten!

1.1.7.5 Fensterlose Räume

So zweckmäßig in modernen Praxen die Plazierung der Anmeldezone in der Praxismitte ist (vgl. A 1.1.7.1 und Abb. A 1.19, S. 53), so muß fast immer auf die Tageslichtbeleuchtung verzichtet werden, da die Arzt- und Funktionsräume peripher, also an der äußeren Fensterfront angeordnet sind.

Künstliches Licht kann *natürliches Licht* nicht ersetzen und ist in medizinischer Hinsicht keineswegs gleichwertig. Zwar kann das Gefühl des Unbehagens, das manche Mitarbeiter überkommt, wenn sie in fensterlosen Räu-

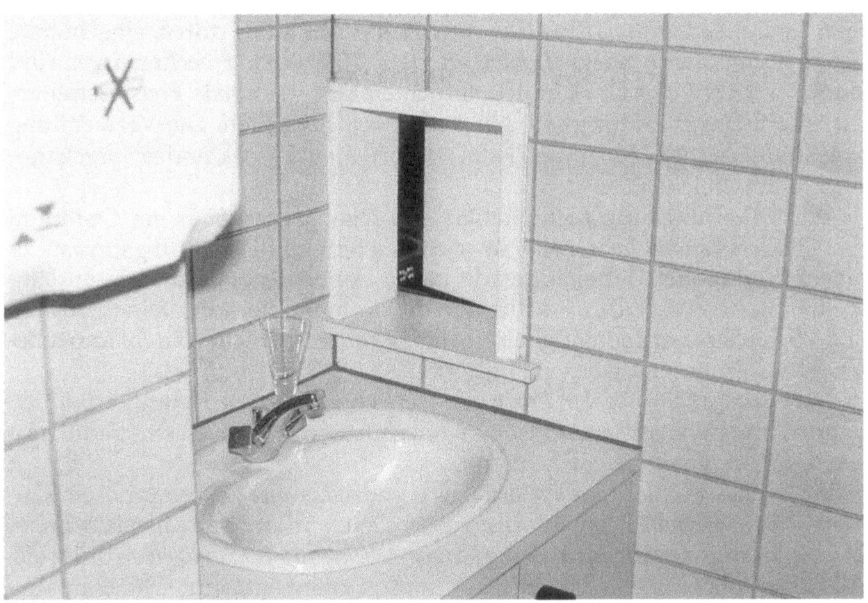

Abb. A 1.29. Ideale Lösung: Durchreiche direkt von der Patiententoilette ins Labor

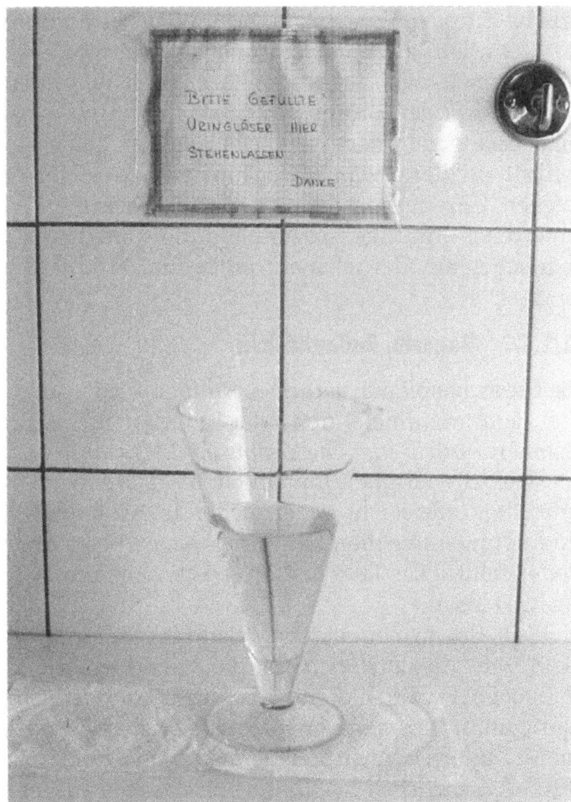

Abb. A 1.30. Gute Lösung für Patiententoiletten ohne Durchreichemöglichkeit zum Labor: Urinbecher wird abgestellt und durch die Helferin zum Untersuchungsplatz transportiert

men lange Zeit vom Tageslicht ausgeschlossen sind, durch eine höhere Beleuchtungsstärke ausgeglichen werden (1000 lux), zweckmäßiger sind jedoch – soweit es sich räumlich einrichten läßt – schmale Fensterstreifen, die eine Sichtverbindung mit der Außenwelt herstellen. Die Verwendung von Strahlern für Glühlampen kann den privaten Charakter des Sprechzimmers unterstreichen.

Wird allerdings die Lichtqualität von Neonröhren über ein Optimum von 750 lux hinaus gesteigert, so wird das höhere Beleuchtungsniveau zu einem Streßfaktor, der sich gerade in der Anmeldezone zu anderen Umwelteinflüssen wie Lärm, Aufregung und Ärger addiert. Für feine Arbeiten (z.B. Schreibmaschinentätigkeit) sollte eine zusätzliche Tischlampenbeleuchtung eingesetzt werden [12].

Die *Lichtverhältnisse der Praxis* müssen von Raum zu Raum individuell geprüft und den medizinischen Notwendigkeiten, aber auch den Bedürfnissen der Patienten angepaßt werden.

Ein großes Problem im Praxisalltag – und nicht nur bei fensterlosen Räumen –, über das kaum jemals offen gesprochen wird, sondern allenfalls heimlich die Nase gerümpft wird, ist die *Geruchsbelästigung durch Patienten* (Schweiß, Alkohol, Mottenkugeln, Nikotin, Knoblauch, Urininkontinenz, Schließmuskeldefekt etc.). Wartende Patienten leiden meist still vor sich hin und wagen nichts zu sagen. Deshalb müssen die Arzthelferinnen bewußt darauf achten, an „geruchsneuralgischen" Praxiszonen (Wartezimmer, Umkleidekabinen, proktologische Zimmer, Sprechzimmer) immer wieder durchzulüften.

Vor allem die Sprechzimmer müssen vor einer Neubelegung nach dem Aufräumen der Liege und Herrichten der Instrumente durch Belüftung, Frischluft- oder Raumsprays geruchsneutral gehalten werden. Zur Prophylaxe unangenehmer Geruchsbelästigung lassen sich im Wartezimmer Dauerduftspender etwa diskret hinter Hydrokulturen oder Grünpflanzen aufstellen. Gerade an schweißtreibenden, warmen Tagen oder bei Regenwetter und feucht-muffiger Regenkleidung sollte in der Praxis an allen Funktionsbereichen auf Geruchsneutralität oder Frischluft geachtet werden.

1.1.7.6 Magazin, Außenflächen

Selbst Praxisplaner vergessen immer wieder, den Arzt darauf hinzuweisen, bei dem anzumietenden oder zu erbauenden Praxisobjekt auch auf einen kleinen *Abstell- und Lagerraum, ein Magazin,* zu achten.

Die Schwierigkeit im täglichen Praxisbetrieb beginnt schon meistens damit, daß eine leicht zu erreichende Abstellmöglichkeit für die Putz- und Reinigungsutensilien wie Staubsauger, Schrubber, Eimer und kleine Standleiter fehlt. Dies läßt sich am besten noch mit einem Einbauschrank (Abb. A 1.31) lösen.

Es sollte also ein eigener Raum im Keller oder am Speicher ausgewiesen sein, der ausschließlich für die Lagerung von größeren Mengen an Verbrauchsmaterialien dient (z.B. Gipsbinden, Zellstoff, Verbandsmull, Einmalspritzen, Infusionsflaschen, kassenärztliche Formulare, ungepolsterte Schienen). Zudem können in einem solchen Raum z.B. die Altkarteien, Langzeit-EKG-Ausschriebe und Röntgenfilmtaschen ausgelagert werden (Abb. A 1.32).

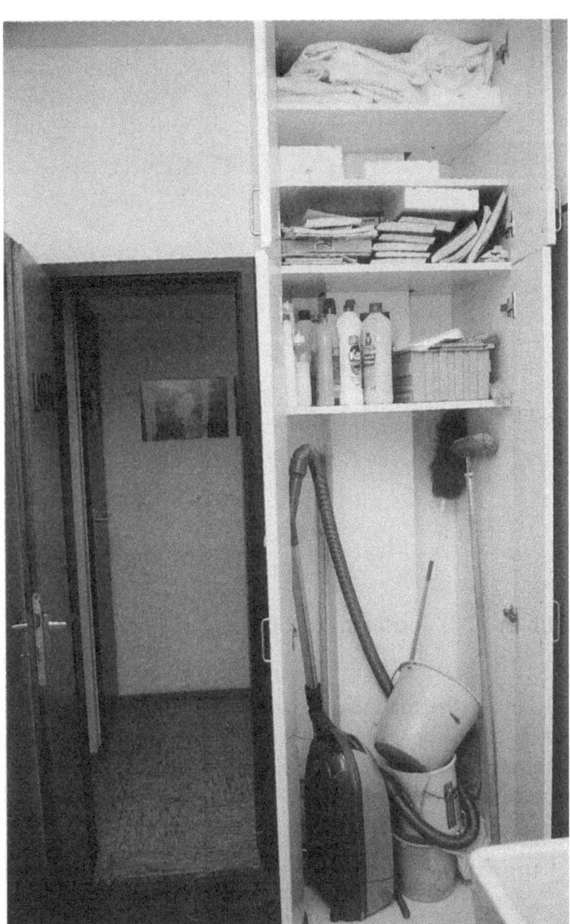

Abb. A 1.31. Deckenhoher Einbauschrank für Staubsauger, Putzutensilien und Krimskrams

Die *Außenflächen* einer Praxis tragen oft erheblich zu deren Attraktivität bei, v. a. wenn es sich um gut zugängliche Parkplätze handelt. Blumenkästen im Sommer, Gesteckkübel im Winter vor der Eingangstür, Fahrradständer, eine Rampe für Rollstuhlfahrer, rechtzeitig schneegeräumte Außenflächen, eine Zigarettenabwurfschale u.a.m. vermitteln auch dem vorübergehenden Noch-nicht-Patienten eine positive Visitenkarte von dieser Praxis.

Die Arzthelferinnen sollen grundsätzlich nicht auf den für die Patienten reservierten (und natürlich bequemer zur Praxis liegenden!) Parkplätzen vor der Praxis ihre Fahrzeuge abstellen (und damit die Parkmöglichkeit für die Patienten blockieren), sondern die weiter abgelegenen Parkmöglichkeiten nutzen.

1.1.7.7 Planung der Kommunikationssysteme

Die Praxis des niedergelassenen Arztes ist unverzichtbar auf gut funktionierende Kommunikationssysteme angewiesen, damit sich der Arzt ungeteilt auf seine wichtigste Aufgabe, die Sprechstunde, konzentrieren kann. An die

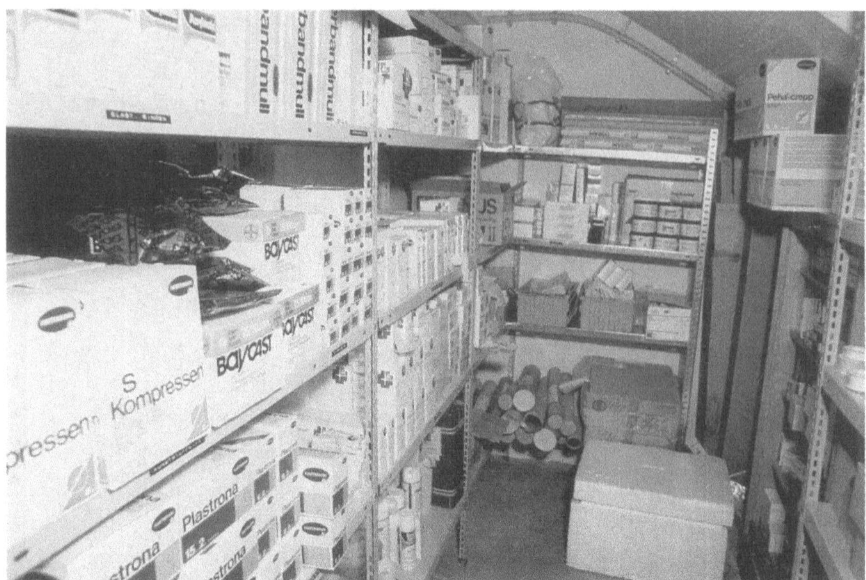

Abb. A 1.32. Vorratsraum (Magazin) im Keller (chirurgische Praxis)

einzelnen Informations- und Kommunikationsträger werden gerade in der Arztpraxis besondere Anforderungen gestellt, um den vertrauensvollen Dialog zwischen Arzt und Patient möglichst nicht zu stören. Solche Systeme müssen daher

– sicher in der Handhabung,
– unmißverständlich in der Informationsaussage,
– geschützt vor Fremdzugriff,
– diskret in der Informationsvermittlung

sein [11].

Der *Blickkontakt* (zwischen Arzt und Patient, zwischen Arzt und Helferin, zwischen Helferin und Patient) ist immer noch in jeder Praxis das wichtigste Kommunikationsmittel. Vor allem in Räumen, wo der Wartebereich direkt an die Anmeldung „auf Sicht" angrenzt (vgl. Abb. A 1.18 a, S. 50), läßt sich vom Anmeldezentrum aus bequem und kontinuierlich der Besetztzustand des Wartezimmers überblicken. Allerdings arbeiten einige Arzthelferinnen nur ungern an solchen Arbeitsplätzen, da sie sich beständig den Blicken der Patienten ausgesetzt fühlen. Beim Neubau oder Umbau einer Praxis wird der Architekt daher Sorge dafür tragen müssen, daß neben solchen „geschlossenen" Anmeldungen auch ein (uneinsehbarer) Raum, etwa als Schreibzimmer, Büro, Archiv oder Sozialraum ausgewiesen wird (s. Abb. A 1.25 und A 1.26), in dem sich die Helferinnen gelegentlich den Blicken der Wartenden entziehen können.

> **„Stellen Sie den Blickkontakt zum Gast her!"**
> (Mitarbeitererinnerung in der Rezeption eines Hilton-Hotels)

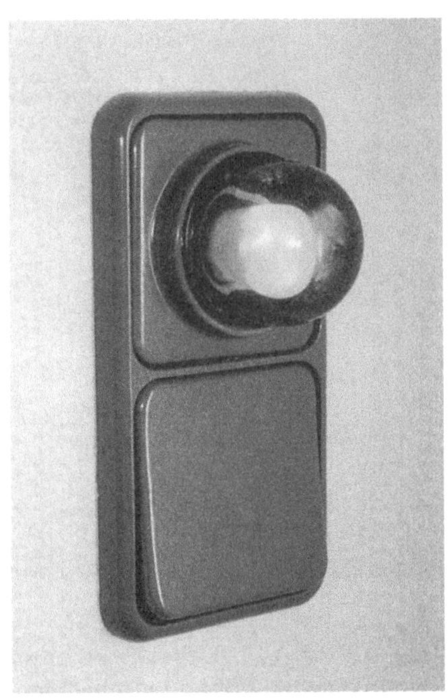

Abb. A 1.33. Farbig leuchtende „Freizeichenlampe" (Eigenbau) neben dem Türstock

Die *Videoüberwachungsanlagen* (z.B. als Türstation oder – diskret angebracht – zur Überwachung des „entfernt liegenden" Wartezimmers) gehören heute zum technischen Standard vieler öffentlicher (und auch privater) Einrichtungen.

Eine weitere „stumme Ebene" der Kommunikation stellen *Lichtrufanlagen* (vgl. Abb. A 1.22, S. 58) dar. Gerade eine größere Arztpraxis – v. a. die Praxis, in der mehrere Ärzte gleichzeitig Sprechstunde abhalten – würde ohne eine solche schwachstrombetriebene Anlage nicht auskommen. Solche Lichtrufanlagen bestehen aus 2 integralen Teilen, der Türdrückerkombination mit den Leuchttasten sowie dem Lampentableau oder Monitor. Das Lampentableau befindet sich in allen wichtigen Räumen, von denen aus der Arzt oder seine Mitarbeiter einen schnellen und umfassenden Überblick über den Besetztzustand der gesamten Praxis erhalten möchten (z.B. Sprechzimmer, Anmeldetheke, Labor).

Eine einfache (und v. a. wesentlich preiswertere) Lösung empfiehlt sich in Form des alleinigen *Türdrückerschalters.* Hier wird ein üblicher Flächenschalter benutzt, der eine schwach glimmende farbige Lampe (als Signal für „besetzt") ansteuert (Abb. A 1.33). Freilich fehlt dieser Lösung der Komfort eines Lampentableaus, andererseits können die Helferinnen bereits vom Gang aus bei geschlossenen Türen erkennen, in welchem Zimmer gerade eine Behandlung stattfindet. Eine noch einfachere Lösung stellt eine *Pappscheibe mit Zeigern* an zentraler Stelle dar, an der Arzt oder Helferin den jeweils benutzten Raum anzeigen (Abb. A 1.34).

Bei allen Kommunikationsplanungen ist von Anfang an darauf zu achten, daß genügend *Leerrohre* (z.B. für Telefon, Videoanlage, Lichtrufanlage

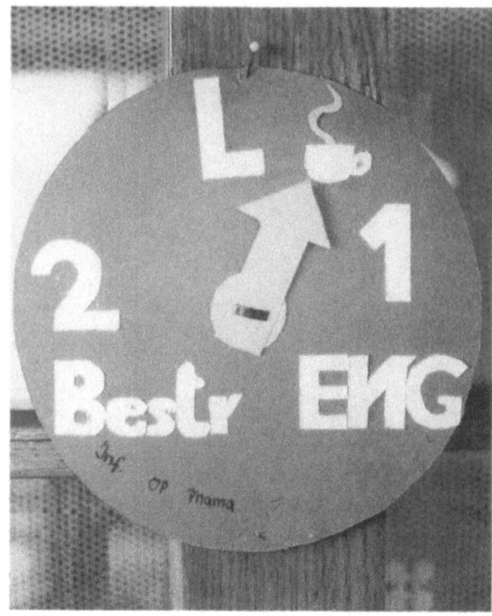

Abb. A 1.34. Einfache Pappscheibe mit beweglichem Zeiger für die Anzeige verschiedener Informationen, wo sich der Arzt gerade befindet (z.B. Sprechzimmer 1 oder 2, Sozialraum, Infusionskabine, Operationsraum oder Pharmareferentenempfang)

[vgl. Abb. A 2.29, S. 144], Sprechanlage, EDV-Vernetzung) vorgesehen sind, ggf. in eigenen Fußbodenschächten.

1.1.7.8 Raumausstattung

Nicht nur die Raumplanung (vgl. A 1.1.7), sondern auch die zweckmäßige und individuelle Raumausstattung (vgl. Abb. B 0.2, S. 184) vermitteln gleichermaßen für den Arzt wie für den Patienten jenes Wohlbehagen, das einen beschleicht, wenn man in eine liebgewordene und vertraute Jacke schlüpft. Da paßt alles, da sitzt alles.

Solche Ausstattungsmerkmale könnten beispielsweise sein:

- Schuhlöffel mit besonders langem Griff in jedem Behandlungsraum,
- ein Paravent zum diskreten Aus- und Ankleiden (vgl. Abb. A 1.24 a, b),
- eine behagliche Wolldecke im Infusionsraum, wenn der Patient längere Zeit liegen muß,
- eine Nierenschale in jedem Raum mit reichlich Zellstoff, wenn der Patient (meist Kinder) oft plötzlich erbrechen muß,
- Babywindeln als Praxisservice in der Nähe des Kinderuntersuchungstisches, Damenslipeinlagen neben dem gynäkologischen Untersuchungsstuhl,
- ein Spiegel im Verbandsraum (wird vom Patienten gerne angenommen vor und nach Eingriffen im Gesicht),
- ein Regenschirm zum Ausleihen.

1.1.8 Mietvertrag

Der Mietvertrag für die Praxisräume ist frei vereinbar und sollte möglichst folgende Punkte enthalten [1]:

- garantierter Einzugstermin,

- langfristiges Mietverhältnis,
- Kündigungsfrist,
- Mietzins / Mietgleitklausel,
- Vereinbarung über bauliche Veränderungen,
- Konkurrenzvereinbarung,
- Kooperationsklausel,
- Klausel für Praxisverkauf,
- Praxisschild.

Wie für andere Verträge gibt es auch für Mietverträge von Arztpraxen Musterverträge, die jedoch nur als Anhaltspunkte gelten und niemals kritiklos übernommen werden sollten.

1.1.9 Praxiseröffnung

Wenn nun die ganzen planerischen, strategischen, administrativen, wirtschaftlichen, finanziellen, steuerlichen und persönlichen sowie familiären Überlegungen gelaufen bzw. abgeschlossen sind, wird sich der Arzt konkrete Gedanken um die Praxiseröffnung machen.

1.1.9.1 Anfertigung von Schildern und Formularen

Das *Praxisschild* am Eingang der Praxis kann aus den verschiedensten Materialien wie Email, Messing, Kunststoff oder Holz sein, grundsätzlich darf es jedoch die vom ärztlichen Berufsrecht festgelegte Größe nicht überschreiten (Werbeverbot!).

> Das Praxisschild soll der Bevölkerung die Praxis des Arztes anzeigen. Es darf nicht in aufdringlicher Form gestaltet und angebracht sein und das übliche Maß (etwa 35 x 50 cm) übersteigen. Sollte diese Fläche nicht ausreichend groß für die erforderlichen Ankündigungen sein, so muß in Einzelfällen der Kreisverband über die Anbringung eines größeren Praxisschildes entscheiden. Bei Vorliegen besonderer Umstände, z.B. versteckt liegenden Praxiseingängen, darf der Arzt mit Zustimmung der Ärztekammer weitere Arztschilder anbringen. Bei Verlegung der Praxis kann der Arzt an dem Haus, aus dem er fortgezogen ist, bis zur Dauer eines halben Jahres ein Schild mit einem entsprechenden Vermerk anbringen. (§ 35 Berufsordnung für die deutschen Ärzte.)

Auf dem Praxisschild können aufgeführt werden: akademischer Grad des Praxisinhabers sowie dessen Vor- und Familienname, die Facharztbezeichnung, evtl. Zusatzbezeichnungen (z. B. „Chirotherapie, Sportmedizin"), Privatwohnung und Fernsprechnummern sowie ein Zusatz über die Zulassung zu Krankenkassen oder als Durchgangsarzt. Die Bezeichnung „Gemeinschaftspraxis" muß(!) angekündigt werden (§ 34 Berufsordnung vom 1. 1. 1994).

Darüber hinausgehende Angaben gelten als Werbung und werden von den Aufsicht führenden Ärztekammern i. allg. rasch abgemahnt. Im Zweifelsfall empfiehlt es sich, beim zuständigen regionalen Ärzteverein bzw. dem ärztlichen Kreisverband Auskünfte über die Zulässigkeit in bestimmten Einzelfällen einzuholen (z.B. Anbringen eines zweiten Arztschildes vorne an der Straße, wenn der Praxiseingang versteckt in der hinteren Häuser-

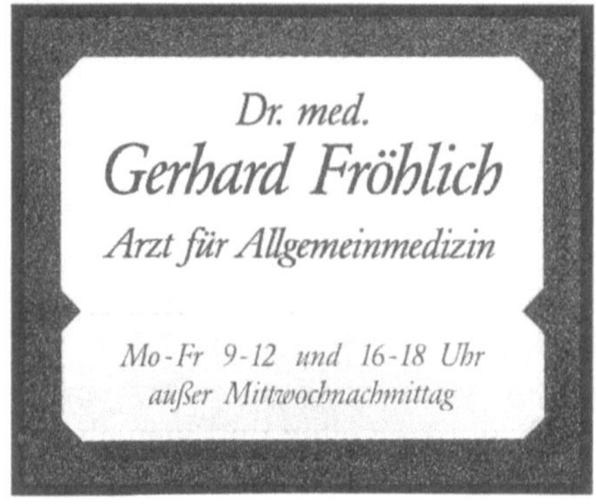

Abb. A 1.35. Zweiteiliges Achteck-arztschild 40 x 30 cm (Infoplus)

zeile liegt). Die Kammern werden jedoch i. allg. eher restriktiv entscheiden. Grundsätzlich ist die Beleuchtung des Praxisschildes verboten.

Die Anfertigung von Praxisschildern erfolgt durch Spezialbetriebe (welche die entsprechenden Normmaße bereits berücksichtigen). Mit einer häufig langen Anfertigungsdauer inklusive Probeabzug für das Schriftbild muß gerechnet werden (ca. 8 Wochen). Die Preise sind nicht unbeträchtlich hoch (je nach Material bis zu 800 DM). Es empfiehlt sich, die Sprechstundenzeiten auf einem separaten Schild anzubringen, damit im Falle einer Änderung der Sprechstundenzeiten nicht das ganze Schild ausgewechselt werden muß (Abb. A 1.35). Haupt- und Zusatzschild dürfen jedoch ebenfalls nicht die Normmaße überschreiten.

Die für den Vertragsarzt erforderlichen *Formulare* (z.B. Rezepte, Überweisungsscheine) werden unaufgefordert durch die KV zugestellt. *Private Druckstücke* (z. B. Briefpapier, Privatrezepte, Attestformulare) erfordern einschließlich der Korrekturdurchsicht i. allg. 4 Wochen Vorlaufplanung (vgl. auch Kap. B 2.1).

1.1.9.2 Ankündigung in der Presse

Die Aufnahme der Tätigkeit als Kassenarzt (aber auch als Arzt ohne Kassenzulassung) sowie die Festlegung der Sprechzeiten dürfen nach geltendem Berufsrecht „nur dreimal in der gleichen Zeitung innerhalb der ersten 3 Monate nach der Niederlassung oder nach der Aufnahme der Vertragspraxis" veröffentlicht werden (§ 33 Berufsordnung für die deutschen Ärzte). Die einzelnen Verlage wissen über die dabei einzuhaltenden Beschränkungen in der Textgröße und in der Formulierung i. allg. Bescheid.

Es empfiehlt sich, die Anzeige über die Praxisgründung unmittelbar vor Praxiseröffnung, 4 Wochen später und weitere 4 Wochen dann letztmalig nach dem Praxisstart zu schalten, und zwar in möglichst allen erreichbaren regionalen Informationsträgern wie Tageszeitung, Anzeigenblättern und Gemeindenachrichten. Hier sollte nicht am Geld gespart werden! Erfahrungsgemäß müssen 500–1000 DM an Kosten eingeplant werden.

Erfolgt der Einstieg in eine bereits bestehende Gemeinschaftspraxis / Praxisgemeinschaft, so darf der neu zugelassene Kollege seine vertragsärztliche Tätigkeit zusätzlich (!) neben der Annonce der Gemeinschaftspraxis anzeigen.

Die Aufmachung solcher Anzeigen in der Presse muß den „örtlichen Gepflogenheiten" entsprechen. Informationen über Praxisaufgabe, Praxisübergabe, längere Abwesenheit von der Praxis oder Krankheit sowie bei der Verlegung der Praxis und bei der Änderung der Sprechstundenzeiten oder der Fernsprechnummer dürfen „höchstens zweimal veröffentlicht" werden. Die Angabe von weiteren Gründen für die Praxisschließung (z.B. „wegen Kongreßteilnahme") ist nicht erlaubt.

> **Beachte:**
> Eine Anzeige über kurzfristige Abwesenheit von lediglich 1 Tag kann bereits mit dem Werbeverbot (vgl. B 1.2.1) kollidieren.

1.1.9.3 Einweihung

Die Einweihungsfeier selbst wird jeder Arzt nach eigenem Gutdünken und Geschmack gestalten. Nicht unüblich ist es – bevorzugt für Spezialisten –, in einem Rundschreiben an die Kollegen in der Umgebung den eigenen Werdegang sowie die spezielle Leistungspalette darzustellen. Es sollte selbstverständlich sein, daß die Kollegen der Nachbarpraxen zum Einweihungsfest persönlich geladen werden. Ein solcher „Tag der offenen Tür" bietet zudem auch Gelegenheit, mögliche Kontaktängste und Konkurrenzbefürchtungen in einer persönlichen Begegnung vor Ort abzubauen.

Literatur

1. Bicanski V, Balke M, Brandis P, Deutsch R (1991) Das Wirtschaftshandbuch des Arztes. Institut für wirtschaftliche Praxisführung Bicanski GmbH, Münster
2. Braun RN (1986) Lehrbuch der Allgemeinmedizin. Theorie, Fachsprache und Praxis. Kirchheim, Mainz
3. Brüggemann E, Mader FH (1996) Abrechnungstechnik in Bildern. Das Kursbuch für den Kassenarzt und seine Mitarbeiterin. 3. Aufl. Springer, Berlin Heidelberg New York Tokyo
4. Frank-Schmidt H-J, Graul EH (1972) Handbuch der Praxis-Rationalisierung. Lehmanns, München
5. Frielingsdorf G (1988) Praxistips. Praxiswert, Praxisverkauf, Kooperation, Krankheit, Tod, gerichtliche und außergerichtliche Auseinandersetzung. Medical Tribune, Wiesbaden
6. Frielingsdorf G (1989) Praxiswert. Der Weg zur richtigen Wertbestimmung in Arzt- und Zahnarztpraxen. Kommentator-Verlag, Neuwied/Frankfurt am Main
7. Hauenstein E (1993) Arbeitszeugnisse. Praxisgründung, Heft 7–9: 33–34
8. Keim-Meermann B (1991) Vertrauensbasis Arbeitsvertrag. Schriftlicher Vertrag verhilft dem Arzt zu kalkulierbaren Positionen bei seinen Mitarbeiterinnen. Allgemeinarzt 13: 562–564
9. Konsanke B (1982) Die Arztpraxis. Entscheidungshilfen und Verfahrensvorschläge für den Arzt vor der Niederlassung. Deutscher Ärzte-Verlag, Köln
10. Lüth P (1981) Vor der ersten Sprechstunde. Daten, Erfahrungen und Empfehlungen zur Niederlassung in freier Praxis. Medical Tribune, Wiesbaden
11. Mader FH (1978) Kommunikationssystme. In: Haidekker A (Hrsg) Management in der Arztpraxis, 1. Nachl. Moderne Industrie, München

12. Mader FH (1980) Der Anmelde- und Verwaltungsbereich. In: Haidekker A (Hrsg) Management in der Arztpraxis, 3. Nachl. Moderne Industrie, München
13. Mader FH (1992) Welcher Arbeitsvertrag für die Arzthelferin? Allgemeinarzt 14: 1535–1539
14. Mader FH (1993) In: Brenner G, Menz-Hackenberg C (Hrsg) Empfehlungen zur rationellen Ausstattung der Arztpraxis. 4. Aufl. Deutscher Ärzte-Verlag, Köln
15. Mader FH, Weißgerber H (1995) Weiterbildung und Fachprüfung in der Allgemeinmedizin, 2. Aufl. Springer, Berlin Heidelberg New York Tokyo
16. Maiwald D, Döhner K, Hemmer W (1968) Ärztliche Praxis heute und morgen. Soziomedico, Planegg
17. Nentwig MW (1994) Juramed. Recht des Arztes. Loseblattsammlung mit Ergänzungslieferung. Kirchheim, Mainz
18. Nentwig MW, Gläser RJ (1991) Die auslegepflichtigen Praxisvorschriften. Nachl. Kirchheim, Mainz
19. Niedermayer JWA (1993) Praxiswert, Lebensqualität und „Dauerassistent". Allgemeinarzt 16: 418
20. Pranschke-Schade S (1990) Der Arzt und sein Personal. Unas, Aachen
21. Stemmermann W (1993) Der Arzt und sein Team. Die erfolgreiche Mitarbeiterführung in der Praxis. Springer, Berlin Heidelberg New York Tokyo
22. Wackerbauer M (1993) Geringfügig Beschäftigte in der Allgemeinpraxis. Allgemeinarzt 15: 1103–1104
23. Wolff RR (1987) Rationale Praxisorganisation, 7. Aufl. Deutscher Ärzte-Verlag, Köln

Nachdem die Außenorganisation, die Praxisgründung also, gelaufen ist, wird sich der Arzt in besonderem Maß der Innenorganisation, dem Praxisablauf, widmen. Die Frage des Praxisablaufs, wie Praxistechnik, Organisation, Zeitmanagement oder bestimmte betriebswirtschaftliche Überlegungen, sind jedoch Problemkreise, die den Arzt nicht nur in der Gründungsphase, sondern während der gesamten Zeit seiner Praxisführung berühren.

Daher sind die folgenden Kapitel nicht nur dem Praxisbeginner, sondern in selbem Maße auch den bereits niedergelassenen Kollegen ausdrücklich zur Lektüre empfohlen.

2.1 Sprechstunden- und Terminplanung

Der Vertragsarzt ist durch die KV verpflichtet, „ausreichend" Sprechstunden anzubieten. Das betrifft i. allg. auch die Ankündigung von Nachmittags- bzw. Abendsprechstunden (vgl. B 1.2.5). Die traditionelle sprechstundenfreie Zeit ist bislang der Mittwochnachmittag, doch hier zeigte sich, daß die Ärzte unter dem Konkurrenzdruck sich zunehmend antizyklisch verhalten und ihre Abendsprechstunden auf eben diesen Mittwoch (und neuerdings auch Freitag!) verlegen.

Umfragen unter Patienten, die ihren Hausarzt wechseln, haben ergeben, daß bis zu 15 % nur deshalb ihren bisherigen Arzt verlassen haben, weil sie die Wartezeiten in der Praxis für unzumutbar lang hielten.

Ziel jeder professionellen Praxisorganisation muß es daher in erster Linie sein, die ungeliebten Wartezeiten auf ein vertretbares Mindestmaß zu verkürzen, um auf diese Weise die Praxis patienten- und servicefreundlich zu gestalten.

2.1.1 Wartezeit

Die Fähigkeit zu warten, ist dem Mitbürger unserer Tage verlorengegangen: Zu selbstverständlich schon hat man sich an die minutengenaue Pünktlichkeit von Fernschnellzügen und Dorfschulbussen gewöhnt, sekundenschnelle Notarzteinsätze gehören ebenso wie jede Form des Blitzservice auf dem Konsum- und Verbrauchssektor zum alltäglichen Leben. Selbst wenn das Auto einmal streikt: die nächstgelegene Werkstatt gibt telefonisch einen Termin zur Reparaturannahme – pünktlich erhalten wir unser Fahrzeug wieder zurück.

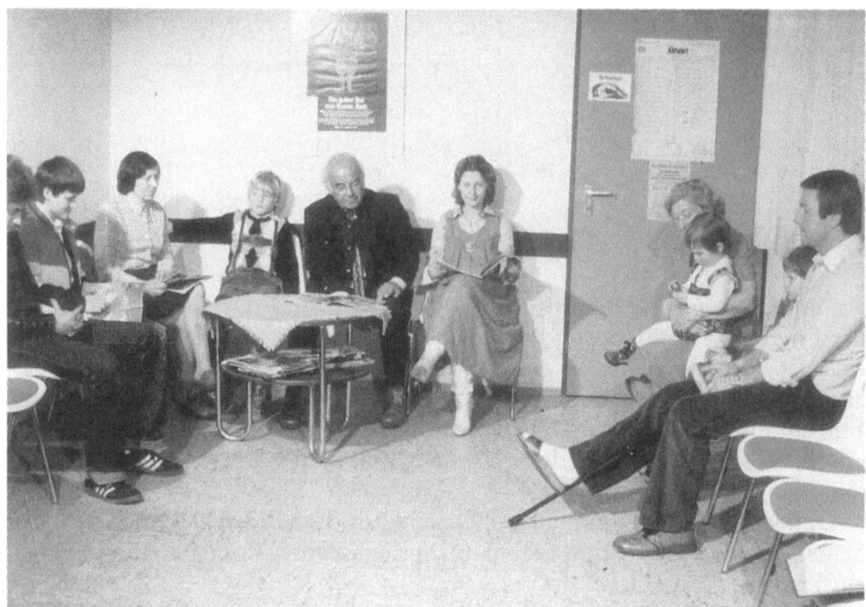

Abb. A 2.1. Das übervolle Wartezimmer läßt sich nicht immer verhindern: „offene" Sprechstunde für Berufstätige am Montagabend in einer Landpraxis

Täglich warten in Deutschland rund 5,5 Mio. Patienten in den Praxen der Vertragsärzte (Abb. A 2.1). Noch 1978 verbrachte der deutsche Patient im Wartezimmer eines Arztes durchschnittlich 46 Minuten, 4 Jahre zuvor hatte die durchschnittliche Wartezeit 1 Stunde und 11 Minuten betragen. Während lange Wartezeiten in Krankenhausambulanzen offensichtlich klaglos hingenommen werden, ist der Patient in der Praxis des niedergelassenen Arztes nicht mehr bereit, ungebührlich lange zu warten. Ein deutsches Gericht bescheinigte einem (bestellten) Patienten eine *zumutbare Wartezeit* von längstens 30 Minuten.

Auch nach Ansicht von Rationalisierungsfachleuten kann dem bestellten Patienten eine Wartezeit von maximal 30 Minuten (durchschnittlich 15–20 Minuten) noch zugemutet werden. Wenn jedoch neben der Bestellsprechstunde zusätzlich auch offene Termine für „Notfälle" (wie z.B. bis zu 50 % in Landpraxen) angeboten werden müssen, so wird jede minutiöse Wartezeitplanung in solchen Praxen stets etwas Improvisatorisches beinhalten.

Die *Wartezeitbereitschaft von Patienten* nach vorheriger Terminabsprache liegt in den meisten Fällen zwischen 15 und 30 Minuten (Abb. A 2.2). Länger als üblich gedulden sich jedoch die Patienten, wenn sie für die Wartezeit von der Helferin eine vernünftige Erklärung erhalten. Großstadtbewohner sind übrigens besonders kritisch, wenn es um die Überschreitung der üblichen Wartezeiten geht. 14 % warten unter keinen Umständen länger als üblich, während es auf dem Land nur 6 % sind. Frauen über 64 Jahre reagieren am kritischsten bei Verzögerungen.

Eine Untersuchung in einer Landarztgemeinschaftspraxis, die zusätzlich noch einen Assistenten beschäftigt, hat ergeben, daß trotz gleichzeitiger

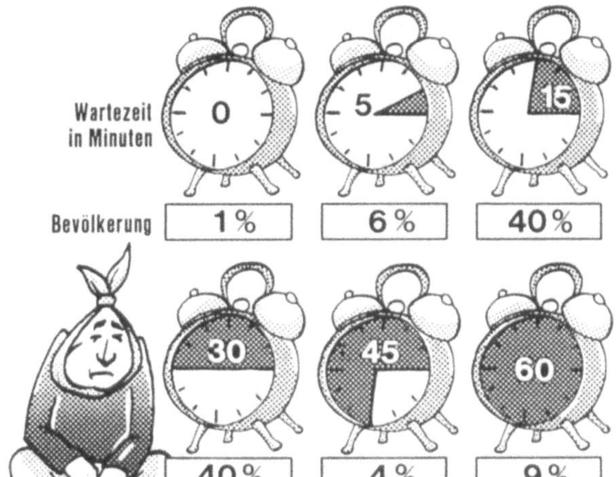

Abb. A 2.2. Wartezeitbereitschaft von Patienten in Zahnarztpraxen nach vorheriger Terminabsprache („... höchstens ein halbes Stündchen ...")

Sprechstunde von jeweils 2 Ärzten immerhin noch an nahezu jedem 2. Tag Wartezeiten für bestellte Patienten von mehr als 30 Minuten hingenommen werden müssen. Durchschnittlich warteten 13% der bestellten Patienten länger als 30 Minuten.

Die Gesamtwartezeit setzt sich zusammen aus der Wartezeit im Wartezimmer (dies ist wohl die längste Zeit) plus der Wartezeit im Behandlungsraum (oft 3 Minuten). Dazu kommen noch eine durchschnittliche Anfahrtzeit von 14 Minuten und oftmals eine „Vorwartezeit" bei Patienten, die etwas vor dem Termin eingetroffen sind [28].

Die Angabe von sog. Durchschnittswartezeiten besagt jedoch relativ wenig. Was bedeutet beispielsweise eine „durchschnittliche Wartezeit" von nur 20 Minuten in einer Praxis, wenn der Patient im einen oder anderen Fall 2 Stunden lang warten mußte und erheblich verärgert ist?

> **Merke:**
> Jeder für einen Termin bestellte Patient, der länger als 20 Minuten wartet, sollte angesprochen, „getröstet" und ggf. noch einmal fortgeschickt werden – sofern er damit einverstanden ist.

Es wird nie ganz gelingen, Wartezeiten beim Arzt zu beseitigen. Auch der Patient weiß, daß bestimmte Krankheitssituationen und die sich daraus ergebenden Maßnahmen Wartezeiten entstehen lassen können, wenn sich der Arzt unvorhersehbarerweise eingehend mit einem Patienten befassen muß. Das Problem liegt also in der *Vermeidbarkeit unnötiger und Verkürzung notwendiger Wartezeiten* [28].

> **Merke:**
> Die Länge der Wartezeit ist ein Maß für die Güte der Praxisorganisation, d. h. jeder Patient hat die Chance des kurzen Wartens. Das Privatwartezimmer (vgl. A 1.1.7.2) hat ausgedient.

Tips:

- Vermeiden Sie die Verlagerung der wartenden Patienten aus dem Wartezimmer in die *Vorwartezone* (z.B. im Flur). Dort werden die Patienten immer und immer wieder mit dem vorbeihuschenden Arzt konfrontiert und schauen besonders grimmig drein, wenn die Reihe nicht an ihnen ist.
- Auch langes Warten ohne Arzt selbst im Sprechzimmer ist für den Patienten nicht zumutbar.
- In Einzelfällen kann es jedoch psychologisch sinnvoll sein, den Druck im vollen Wartezimmer dadurch abzulassen, daß man 2 oder 3 Patienten herausschleust und auf einzelne Behandlungszimmer verteilt; dort dürfen sie freilich nicht „vergessen" werden. Die übrigen Wartenden im Wartezimmer haben dann das Gefühl, daß in der Praxis „was geht".
- Trotz aller Hektik sollten jeden Tag 15 Minuten sowohl den Mitarbeitern als auch dem Arzt für eine *Kaffeepause* zur Verfügung stehen. Eine solche Pause muß jedoch von vornherein eingeplant sein (vgl. A 2.1.2).
- Die Helferinnen müssen ihre Kaffeepause zeitlich versetzt nehmen. Es sollte sichergestellt sein, daß während der Kaffeepause sämtliche Praxisaufgaben weiterlaufen (z. B. Patientenempfang, Entgegennahme von Telefongesprächen, Ablesen von Blutsenkungen, Beendigung von elektrophysikalischen Behandlungen).

2.1.1.1 Pünktlichkeitsverhalten von Patient und Arzt

Eine Bestellpraxis kann nur dann reibungslos funktionieren und die angebotenen Termine einhalten, wenn neben den Faktoren Arzt und Organisationsmittel auch der Patient selbst „mitmacht", d. h. seine Sprechstundenzeiten genau einhält.

In einer Untersuchung aus einer Landpraxis [24] zeigte sich, daß durchschnittlich 1,5 bestellte Patienten (Vormittagssprechstunde) unpünktlich sind, d. h. später als 15 Minuten zum verabredeten Termin erscheinen. Genauer betrachtet sind es an manchen Tagen jedoch gleich 4–5 Patienten, an anderen Tagen aber sind sämtliche bestellte Patienten pünktlich. Gänzlich unentschuldigt blieb alle 2–3 Tage ein Patient der Sprechstunde fern. Durchschnittlich 1,9 Patienten treffen täglich früher als 15 Minuten vor dem vereinbarten Termin ein. Das Verhältnis von bestellten zu unbestellten Patienten betrug durchschnittlich 1:1, wobei besonders an Montagen mit auffallend vielen unbestellten Patienten zu rechnen ist.

Das *Pünktlichkeitsverhalten der Patienten* ist also i. allg. recht gut; gleichwohl gibt es Tage (besonders in der kalten, dunklen Jahreszeit oder frühmorgens), da bleibt die Praxis gähnend leer, während vormittags sich dann die Patienten (und v. a. die älteren) nur so hereinschieben. An solchen Tagen bricht jegliche Terminplanung zusammen.

Speziell für den Fall des unentschuldigten Fernbleibens („*patient delay*") wurde ein kleiner Stempel entwickelt mit der Aufschrift „nicht erschienen" (vgl. Abb. A 2.10, S. 92), der am fraglichen Tag hinter das Bestelldatum in die Karteikarte gesetzt wird; bei Wiedererscheinen des Patienten kann so der Arzt mit einem Satz den (meist ob der präzisen Kenntnis des versäumten

Termins erheblich überraschten) Patienten darauf hinweisen, daß er durchaus das nächste Mal mit gewissen Wartezeiten rechnen müsse, da nicht nur der Arzt, sondern auch der Patient zur Pünktlichkeit verpflichtet sei.

Beachte:
Im deutschen Gesundheitssystem gibt es keine Gewähr dafür, daß der Patient überhaupt kommt. Er kann, ohne dafür finanziell belangt zu werden, ganz einfach unentschuldigt wegbleiben [43].

Der Arzt muß sich darüber im klaren sein, daß er durch eine Bestellpraxis für sich keinerlei Mehr an Freizeit gewinnt, denn die Zahl X jener Patienten, die er pro Zeiteinheit (z. B. an einem Sprechstundenvormittag) behandeln muß, bleibt in einer organisierten wie in einer unorganisierten Praxis gleich groß; dagegen wird in einer Bestellpraxis der *Patientendurchfluß* erheblich gleichmäßiger moduliert, indem bestimmte Patientenspitzen gekappt werden. Es kann sogar vorkommen, daß in Einzelfällen eine Sprechstunde nach dem Anmelde- und Bestellsystem länger dauert, da der Arzt, vom Druck eines vollen Wartezimmers befreit, sich relativ mehr Zeit für den einzelnen Patienten nimmt.

Grundsätzlich darf jedoch in einer Bestellpraxis nicht der Arzt selbst den größten Engpaß darstellen (*„doctor's delay"*). Er muß unbedingt ein Gefühl für die Einhaltung von Terminen besitzen bzw. entwickeln. Jedes Bestellmanagement bricht zusammen, wenn der Chef selbst der größte „Zeitchaot" in der Praxis ist.

Das *Pünktlichkeitsverhalten des Arztes* kann durch verschiedene Störfaktoren beeinträchtigt werden: viele Telefongespräche (dienstliche Gespräche, die durch die Helferin am Schalter hätten erledigt werden können oder privates Telefonieren, das per Rückruf auf außerhalb der Bestellstunden verlegt werden sollte), unangemeldete Pharmareferenten, ausgiebiges Studium der Morgenpost, Freude am häufigen (und ungeplanten) Kaffeeplausch.

Wichtig ist auch, daß der Sprechstundenbeginn pünktlich eingehalten wird. Wird beispielsweise ab 9 Uhr bestellt, muß der Arzt auch exakt um diese Zeit seine Sprechstundentätigkeit aufnehmen und darf sich nur in Ausnahmefällen durch röntgenologische, operative oder unaufschiebbare Hausbesuchstätigkeit aufhalten lassen.

Tip:
Ein besonders empfehlenswerter Organisationskniff gerade bei Ärzten mit ungenügendem Pünktlichkeitsverhalten besteht darin, eine Fotokopie des täglichen Terminplaners auf die Arbeitsplätze des Arztes zu legen, damit dieser während der Sprechstundenzeit öfters vergleichen kann, ob und ggf. wie weit er den Bestellzeiten nachhängt.

Nicht minder wirksam kann es bei größerem Terminverzug in der Praxis sein, wenn die Helferin dem Chef einen Zettel diskret auf den Schreibtisch schiebt: „Wir sind heillos hintennach!!!"

Manche Ärzte stapeln auf ihrem Schreibtisch die Karteikarten der (bestellten) Patienten und glauben, auf diese Weise selbst den besten Überblick über die Termineinhaltung zu besitzen.

Jede Praxis sollte in größeren Abständen, spätestens dann, wenn es zu häufigeren Klagen über zu lange Wartezeiten kommt, eine *interne Praxiskontrolle* mit Stoppuhr (sowohl in der Anmeldung als auch beim Arzt) und Erhebungsbogen (Abb. A 2.3 a, b) durchführen. Dazu bedarf es jedoch gut auf die Problematik eingeführter und motivierter Helferinnen, sonst ist eine solche *Praxisstatistik* eher dazu angetan, das ohnedies schon bestehende Durcheinander ins totale Chaos zu stürzen.

2.1.1.2 Wartesysteme

Das Problem einer jeden Arztpraxis lautet: Wie kann eine weitgehend unbekannte Zahl von Patienten, die zu überwiegend unbestimmten Zeiten die Sprechstunde aufsucht, auf die einzelnen Sprechstundenzeiten so gleichmäßig verteilt werden, daß es für keinen Patienten zu unzumutbaren Wartezeiten kommt und daß der Praxisbetrieb des Arztes ohne Leerlauf, aber auch ohne den Druck eines vollen Wartezimmers abläuft (vgl. Abb. A 2.1)?

Einen solchen möglichst gleichmäßigen Patientenstrom kann man an ehesten durch die Einführung der Anmelde- und/oder Bestellpraxis erreichen. Grundsätzlich lassen sich sämtliche Bestellsysteme auf 2 Grundtypen zurückführen:

- das *Nummernsystem*
- das *Bestell- oder Anmeldesystem*

Dagegen gibt es noch zahlreiche Modifikationen und Kombinationen dieser beiden Organisationssysteme.

Jedes Bestellsystem muß 3 Grundanforderungen gerecht werden. Es muß

- praxisgerecht,
- patientengerecht,
- preisgerecht

sein. Bei jedem einzelnen System muß individuell geprüft werden, ob die Vorbestellung grundsätzlich zu stets leeren Wartezimmern (praxisgerecht) und zufriedenen Patientengesichtern (patientengerecht) verhilft. Nicht selten wird gerade durch überlange Vorausbestellzeiten die Spontaneität des Arzt-Patienten-Gespräches leiden. Fast jeder 10. Patient mit nichtdringlichen Beschwerden wartet mindestens 3 Wochen, in gynäkologischen Praxen oft noch länger, bis er einen Termin erhält. Heute wird (mit einem gewissen Recht) das Warten zunehmend aus den Wartezimmern der Ärzte in die Wohnungen der Patienten verlegt [28].

2.1.1.3 Wartegerechtigkeit

Viele Patienten sehen nur eine lineare Reihenfolge im Wartezimmer und glauben, man müßte so „drankommen", wie man das Wartezimmer betre-

Datum: Name:

Neuer Patient?   ja / nein

Termin: . . . . Uhr   kein Termin

Zeitpunkt des Eintreffens . . . . .Uhr

Wartezeit vom Eintreffen an . . . . Min.   Davon weggeschickt . . . . . . Min

Sprechzeit . . . . .Min.

Zwischenwarten: Rö. . . . . . Min. / Sonogr. . . . . . Min. / Zytoskopie . . . . . Min. usw.

Dauer der Untersuchungen: Rö. . . . . . Min. / Sonogr. . . . . . Min. usw.

Gesamtdauer der Untersuchungen: . . . . . Min.

Verweildauer in der Praxis insgesamt: . . . . . Min.

Nur Auskunfts- / Rezeptfall usw. . . . . .

Zufrieden mit dem organisatorischen Ablauf?   Ja / keine Antwort / „lala" / Nur Rö. . . .

Neuer Termin vergeben?   ja / nein

An diesem Tage wie viele Patienten? . . . . .
Wie viele Neue? . . . . .   Wieviele Telefonate   rein . . . / raus . . .

Notfall?   ja / nein

a

	00	05	10	15	20	25	30	35	40	45	50	55
7												
8												
9												
10												
11												
12												
13												
14												
15												
16												
17												
18												
19												
20												

b

Abb. A 2.3. a Laufzettel für interne Praxiskontrolle. **b** Formular für die Warteanalyse nach Gross [16]. Auf diesem Formular braucht die Helferin nur anzukreuzen, wann der Patient in die Praxis gekommen ist. Der Arzt vermerkt anschließend, wann der Patient zu ihm in das Sprechzimmer gekommen ist. Die angefallene Wartezeit läßt sich so bequem errechnen

ten hat, auch wenn sie selbst zu spät oder außerhalb der Reihe gekommen sind. Alles andere stört ihr Gerechtigkeitsgefühl [43].

Wartezeiten werden vom Patienten als besonders unangenehm empfunden, wenn der Grund der Wartezeit oder die Zeitspanne bis zum Behandlungstermin beim Doktor nicht genau zu ersehen ist. Die Arzthelferinnen müssen also von vornherein – für jeden Patienten ersichtlich – die *Wartegerechtigkeit* transparent halten und den Wartenden erklären, warum eine Wartezeit entstanden bzw. wie lange sich die Behandlung verzögern wird. Hier einige Beispiele:

— „Der Doktor mußte zu einem dringenden Hausbesuch."
— „Wir hatten einen überraschenden Zwischenfall."
— „Der Doktor ist selbst erkältet und heute nicht in Hochform."
— „Wir haben 25 Minuten Verspätung."
— „Um 11 Uhr bestellte Patienten können gerne noch eine halbe Stunde spazierengehen."
— „Sie kommen jetzt gleich dran, vor Ihnen sind noch diese beiden Patienten mit einem Termin."
— „Ich darf schnell mal Frau Mosermüller-Brüderle mit ihrem Kind drannehmen, obwohl sie keinen Termin hat, die Kleine gibt sonst keine Ruhe mehr."

Solche Informationen über unvorhergesehene Wartezeiten kann in optimaler Weise der Arzt auch selbst einmal im Wartezimmer mitteilen. Die Frage, ob man dann eine Tassee Kaffee oder ein Glas Fruchtsaft ausschenken sollte, muß jeder Arzt nach eigenem Geschmack entscheiden. Eine Praxis ist jedenfalls keine Cafeteria!

Der Patient erwartet von einem gut funktionierenden Bestellsystem nicht nur die möglichst genaue Einhaltung der Terminverabredung, sondern auch eine gute Durchschaubarkeit in der Reihenfolge des Drankommens.

Wohl jeder im Wartezimmer sitzende und auf seinen Termin wartende Patient wird sich schwer damit abfinden, wenn er immer wieder mitbekommen muß, wie von den Arzthelferinnen sog. *„Quereinsteiger"* gleich vom Windfang ab durchs Wartezimmer an ihm vorbei ins Sprechzimmer gelotst werden. Wie soll er wissen, daß es sich hier um Patienten handelt, die lediglich durch die Helferin in einem Funktionsraum bedient werden (z. B. Blutentnahme, Inhalation, Blutdruckmessung, Wiegen, elektrophysikalische Therapie)? Hier empfiehlt sich regelmäßig ein für jedermann im Wartezimmer vernehmbares Wort der Helferin, etwa:
„Herr Schulze, kommen Sie gleich mit mir mit, Sie müssen ja nicht zum Arzt."

Auch bei offensichtlichen *Crashsituationen* sollte die Helferin mit erklärenden Worten (die jedoch die Diskretion des Behandlungsfalles wahren!) nicht sparen, beispielsweise wenn eine Mutter mit einem hochfiebernden oder stark hustenden Kind oder wenn ein offensichtlich Verletzter die Praxis betritt, und ins Wartezimmer etwa sagen:
„Sie haben sicher nichts dagegen, wenn ich den kleinen Simon ein wenig vorziehe."

Oftmals werden die Patienten es sogar dankbar empfinden, wenn die Helferin im Sinne einer „Wartezimmerhygiene" plärrende oder von Patient zu Patient herumrennende Kinder („die kleinen Tyrannen") nebst ihren oftmals recht unbeteiligt wirkenden Müttern aus der angespannten Atmosphäre herausnehmen und in einer Vorwartezone, in einer Funktionskabine oder in einem gerade leeren Sprechzimmer „neutralisieren".

Freunde des Arztes, die als Patienten kommen, oder bestimmte Privatpatienten, die (mit Recht!) ob ihres Versichertenstatus nur ungern warten, können in Einzelfällen am besten direkt vom Arzt selbst gleich aus dem Wartezimmer vielleicht mit folgendem Trick abgeholt werden:
„Hallo, Peter, Du gehst auf Zimmer 2 – und Frau Hauser, Sie darf ich gleich auf Zimmer 3 bitten."

Innerhalb des Praxisbereiches wird sich dann der Arzt zunächst natürlich erst ins Zimmer 2 begeben. In solchen (seltenen) Fällen einer möglichen Bevorzugung empfiehlt es sich also, wenn der Arzt selbst „an die Front" geht und nicht seine (oftmals noch jüngste) Helferin ins Feuer schickt.

Natürlich hat jede Praxis auch ihre großen *„Wartezimmertyrannen"* unter den Patienten, was deren Bereitschaft zu warten betrifft: „Ich kann nicht warten", „Ich kann nicht sitzen" und was es alles an Ausreden gibt. Jede Helferin an der Anmeldung kennt diese (meist vereinzelten) Problemfälle. Hier empfiehlt sich ein dicker roter Blitz, den der Arzt nach Absprache mit seinen Helferinnen auf die Karteikarte setzt, damit der eintretende Termintyrann (der übrigens in ländlichen Gegenden deswegen längst schon gemeindebekannt ist) künftig streßfrei für alle Beteiligten „durchgeschleust" werden kann.

2.1.2 Terminplaner

Die systematische Steuerung des Patientenstromes und der Abbau von Wartezeiten gelingen nur mit Hilfe eines flexiblen Bestellsystems mittels *Terminplaner*. Hier reicht es allerdings nicht, irgendeinen übrig gebliebenen Jahreskalender zu „mißbrauchen" – die Anschaffung eines professionellen Organisationsmittels ist unerläßlich.

Ein Terminplaner in seiner einfachsten Form ist im 10- oder 15-min-Rhythmus aufgebaut. Beim Eintrag des Patientennamen muß von vornherein darauf geachtet werden, daß nach jeder Stunde eine *zeitliche Auffangzone* eingebaut ist, die in praxi für unvorhergesehene Notfälle, unangemeldete Patienten oder etwaige Hausbesuchsanforderungen aus der Sprechstunde heraus gedacht ist (Abb. A 2.4).

Empfehlenswert ist es, in jedem Terminblock eine eigene Auffangzone für liebgewordene Gewohnheiten des Arztes, z.B. für bestellfreie „Post- oder Kaffeezeiten" einzurichten, da andererseits die gesamte Ablauforganisation einer Praxis in Verzug geraten und die entstandene Bugwelle von Patienten nur schwer wieder abgefangen werden kann.

Für größere Praxen (über 1300 Behandlungsfälle/Quartal) ist die individuelle Anfertigung eines speziell auf die Belange der eigenen Praxis zugeschnittenen Terminplaners zu empfehlen (Abb. A 2.4). Da es sich um eine einmalige Druckanordnung handelt, kann man niedrige Druckkosten durch

Tag   Freitag, 13. Mai

	zum Arzt		Labor	Verbände EKG Injektionen	Physik. Therapie
8⁰⁰	Maier Hans	✕	Schulze Frieda (BZ) Müller Adam (BZ) Heyer Susanne (orale Glukose)	Trautner (Gips ab)	Hermann Karl (KW)
8¹⁵	Sachse Irene ♀	Sachse Heinz ♂		Braun Carla (EKG) + ggf. Langzeit-EKG	Müller Julia (TENS)
8³⁰	Sachse ♀	✕	Gadafi U. (Katheterurin)		
8⁴⁵	Dirrschmitt Peter + Paul (Kindergartenuntersuchung)			Zickler B. (Eigenblut)	Kölling Heinz (US)
9⁰⁰	✕		Heyer Susanne (orale Glukose)	✕	
9¹⁵	Dr. Willich (Trauerfall!)			Meister F. (Inhalieren) Kaufmann J. (Mikrowelle)	
9³⁰	— "" —	(Bertram Susi) (Husten)	Hinker Ulla (BKS)	Merlin Z. (Infusion)	
9⁴⁵	Giese K. (Herzkontrolle)	Heistermann Dora (Sehtest)			
10⁰⁰	Hamster Karl (Neuer Pat.!)		Heyer Susanne (orale Glukose)		
10¹⁵	Fa. Medicina	Fa. Mediprect		Kempf Klaus (Neuralther.)	

Zimmercheck:

Massenkopie im Kopierladen erreichen. Zusätzlich benötigt man ein Ringbuch, in das fortlaufend die mit dem jeweiligen Tagesdatum versehenen Terminblätter eingelegt und für 4 Wochen zurückliegend abgelegt werden.

Immer wieder entzünden sich bei einzelnen Patienten im nachhinein unerfreuliche Diskussionen zu Fragen der früheren (angeblich schlechten) Termintreue des Arztes. Hier kann es nämlich einmal zweckmäßig sein, rasch einen Blick auf den betreffenden abgelegten Tagesauszug zu werfen, um dann vielleicht erstaunt festzustellen, daß der noch heute ob der damaligen langen Wartezeit protestierende Patient bereits beim letzten Mal ohne Termin gekommen, also nicht im Terminplaner eingetragen war.

Eine weitere Überlegung für einen jeden Terminplaner im Zeittakt ist es, daß der Arzt manche Tätigkeiten oder Konsultationen quasi „im Vorbeigehen" erledigen kann (bestimmte Spritzen, Verbandwechsel, Verlaufskontrolle); dadurch können einzelne Termine sozusagen überbucht werden. Selbstverständlich muß bedacht werden, daß solche En-passant-Termine natürlich auch „Kleinzeitfresser" darstellen und entsprechend berücksichtigt werden müssen.

Merke:
Die Planung des Sprechstundenablaufs mit einem Terminplaner zählt zu den hohen Künsten einer Arzthelferin.

Freilich müssen feste Regeln beachtet werden (Übersicht A 2.1), damit ein solches Bestellsystem auch funktioniert. Denn eines ist klar:

Merke:
Ein schlecht funktionierendes Bestellsystem ist für den Ruf einer Praxis tödlich.

Abb. A 2.4. Grundprinzip eines Terminplaners nach Bestellsystem im 2 x 7,5-Minuten-Takt (= 15 Minuten je volle Takteinheit) für eine mittlere allgemeinärztliche Einzelpraxis mit 2 Helferinnen (1 Voll- und 1 Teilzeitkraft) und 1 Auszubildenden: Für den Patienten Meier um 8 Uhr sind 7,5 Minuten geplant, die anderen 7,5 Minuten dienen zum Auffangen eines Unbestellten;
– für das Ehepaar Sachse wurden um 8.15 Uhr 15 + 7,5 Minuten reserviert und 7,5 Minuten um 8.30 Uhr „vorsichtshalber" geblockt; um 9.00 Uhr 15minütige Pause für den Arzt und eine Helferin;
– für den gesprächsintensiven Patienten Dr. Willich um 9.15 Uhr werden zwei volle 2 x 15 Minuten geplant; um 9.30 Uhr wurde die kleine Susi Bertram mit Husten „dazwischen gequetscht", daher die Eintragung mit Klammer; der Patientenmutter wurde gesagt, daß sie möglicherweise mit einer Wartezeit rechnen muß;
– um 9.45 Uhr können in den viertelstündigen Zeitblock 2 einfache Behandlungsfälle eingeplant werden; auch der Pharmareferent um 10.15 Uhr erhält einen Termin (7,5 Minuten). Die „technischen Leistungen", die in den Spalten „Labor", „Verbände/EKG/Injektionen" sowie „physikalische Therapie" ausgewiesen werden, erledigt der Arzt (mit Unterstützung einer guten Kraft) quasi „im Vorbeigehen".
– Wichtig: Am Ende eines jeden Tages wird in der Rubrik „Zimmercheck" eingetragen, von welcher Helferin dieser vorgenommen wurde

Übersicht A 2.1. 14 Goldene Regeln für die Terminplanung

- Jeder Patient muß eingetragen werden, auch wenn er „nur" eine Spritze bekommen soll, wenn „nur" der Blutdruck gemessen, „nur" ein Verband gewechselt oder „nur" eine kurze Frage besprochen werden soll. Ein halbes Dutzend „Nur-Patienten" lassen jedes Bestellsystem zusammenbrechen.
- An besonders kritischen „Großkampftagen" (z. B. montags früh, freitags vor einem langen Wochenende oder nach dem Urlaub des Praxisinhabers) müssen von vornherein mehr zeitliche *Auffangzonen* für Patienten eingeplant werden, die ihre Erkrankung über das Wochenende „geschoben" haben, die den Notfalldienst nicht in Anspruch nehmen wollten oder die geduldig auf die Rückkehr „ihres" Doktors gewartet hatten.
- *Zeitintensive Problempatienten* sollten nach Möglichkeit nicht in den laufenden Sprechstundenbetrieb eingeplant werden, sie werden besser am Ende der Sprechstunde oder abends zum Extragespräch bestellt.
- Die Arzthelferinnen müssen von vornherein den *Zeitbedarf des jeweiligen Patienten einschätzen* (die Erstuntersuchung bei einem neuen Patienten dauert länger als die Blutzuckerbesprechung bei einem Dauerpatienten).
- *Neue Patienten* benötigen beim Erstkontakt mehr Zeit als *Dauerpatienten* – deshalb ist es wichtig, nie mehr als einen neuen Patienten pro Stunde einzuplanen.
- *Aufwendige Untersuchungen* (z. B. Vorsorgeuntersuchungen bei Kindern, Gesundheits-Check-up, Operationen, Jugendarbeitsschutzuntersuchungen, Rektoskopie, Belastungsergometrie) brauchen viel Zeit – auch diese Patienten werden nur einmal pro Stunde in das Bestellsystem eingetragen. Zeitaufwendige Untersuchungen sollten ferner mit einem Leuchtstift markiert werden, damit die nächstfolgende Zeitspalte im Bestellsystem nicht mit neuen Patienten belegtwird. Oder der Patientenname wird von vornherein doppelt eingetragen.
- Treten *zeitliche Verzögerungen* während der Sprechstunde auf, wird dies den zu ihrem Termin erscheinenden Patienten gleich am Empfang mitgeteilt, möglichst mit genauer Zeitangabe (also nicht: „Es wird noch etwas dauern . . .", sondern: „Wir haben heute leider 25 Minuten Verspätung"). Eventuell können die Patienten dann noch Besorgungen machen. Bei großer zeitlicher Verzögerung im Sprechstundenablauf sollten die Patienten bereits zu Hause telefonisch über die Verzögerung informiert und evtl. mit einem neuen Termin versehen werden. Nicht nur die Höflichkeit gebietet es, die Patienten über Verzögerungen aufzuklären, sondern dahinter steckt auch eine Methode, die eingetretenen Probleme zu rechtfertigen [40].
- *Klare Terminvereinbarung:* Unpräzise Angaben, wie z. B. „Herr Schmidt, ich möchte Sie in 3 Tagen wiedersehen", sind zu vermeiden [40].
- *Der Terminplanführer sollte autonom agieren* können, d. h. die Terminvergabe sollte nur einem definierten Personenkreis vorbehalten bleiben (Seelos). Jede Terminplanung bricht zusammen, wenn der Arzt an der Helferin vorbei zu Patienten beim Hausbesuch oder auf der Straße jovial sagt: „Kommen Sie mal morgen früh vorbei!"
- Die Patienten werden grundsätzlich *in der Reihe ihrer Anmeldung aufgerufen* und behandelt, nicht etwa in der Reihenfolge ihres zeitlichen Eintreffens in der Praxis.
- Die Karteikarten der angemeldeten Patienten können *bereits am Vortage* in der Reihenfolge der Anmeldung *herausgesucht werden* (vgl. Abb. A 2.9 und A 2.10), damit während der laufenden Sprechstunde keine Zeit mit dem Heraussuchen und Fertigmachen der Karten verlorengeht.
- *Das Erscheinen eines angemeldeten Patienten wird im Terminplaner mit einem Häkchen* vermerkt; wenn der Patient nach der Behandlung die Praxis verläßt, wird sein *Name im Terminplaner durchgestrichen*. Auf diese Art haben Arzt und Helferin jederzeit die Übersicht, wie weit die Sprechstunde vorangeschritten ist. Es wird dann auch nicht vorkommen, daß Patienten aus Versehen im Wartezimmer „vergessen" werden.
- Zeitwarnsystem organisieren (z. B. grüne Karte für Arzt = o. k., gelbe Karte in Kartei eingelegt = Vorsicht! 15 min zu spät!, rote Karte in Kartei eingelegt = !!! 30 min in Verzug).
- Beim Verlassen der Praxis wird jeder Patient, der nicht von sich aus aufgrund der Arztempfehlung einen *Wiederbestelltermin* vereinbart, daraufhin angesprochen, ob er noch einmal zur Weiterbehandlung erscheinen und einen neuen Termin bekommen muß.

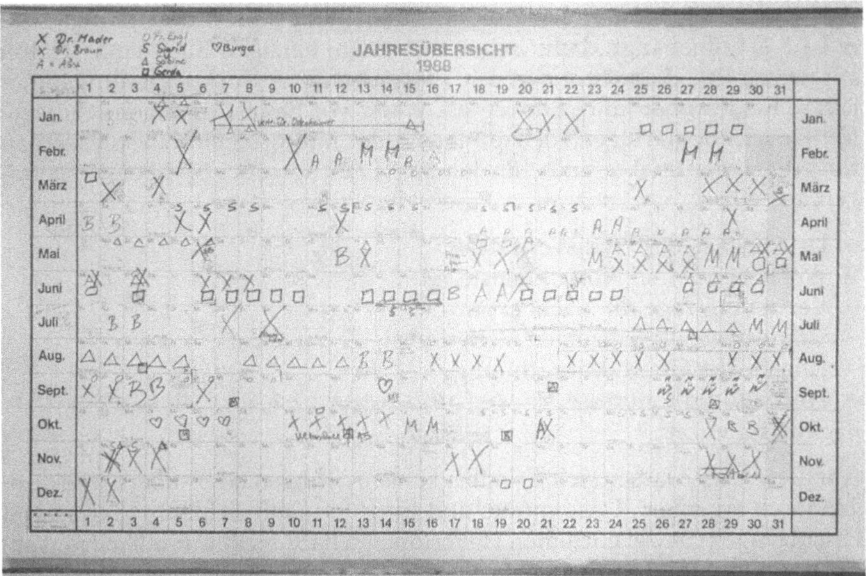

Abb. A 2.5. Großformatiger Jahresterminplaner für Gemeinschaftspraxis mit Assistenzarzt zum Eintrag von Wochenenddiensten, Vertretungen für andere Praxen, Urlaubszeiten für Ärzte und Mitarbeiter

Die Neueinführung eines solchen flexibel zu handhabenden Bestellsystems in eine bereits laufende Praxis erfordert erfahrungsgemäß etwa ein halbes Jahr unendlich viel Mühe, Geduld und Freundlichkeit der Arzthelferinnen, bis sich die Vorteile dieses Systems bei den Patienten herumgesprochen haben. Über 90% aller Patienten lassen sich dann aber gerne einen Termin geben.

Jene Patienten, die ein solches Bestellsystem nicht begreifen können oder wollen, werden dann mit Flexibilität und ohne große Mühe in eine zeitliche Auffangzone eingeschoben. Die Information über die Möglichkeit der Terminvereinbarung (z.B. durch Aushändigung einer Informationsschrift) wird bei jedem Patienten, z.B. mit einem kleinen gelben Punkt auf der Karte, vermerkt. Auf diese Weise kann dem häufigen Einwand unangemeldeter Patienten begegnet werden, man habe „von einem solchen Bestellsystem überhaupt nichts gewußt".

2.1.3 Jahresterminplaner

Ein großformatiger *Jahresterminplaner*, in dem Urlaub und Fortbildungszeiten des Arztes ebenso wie diejenigen freien Tage des Personals eingetragen sind (vgl. A 2.1.3), erleichtert die terminliche Planung für den Jahresablauf (Abb. A 2.5). Einen solchen Kalender für den „großen Überblick" gibt es in unterschiedlichen Formaten; er ist über Spezialversender[11] zu beziehen.

Zweckmäßigerweise wird er in der Nähe der Anmeldung (vgl. A 1.1.7.1) aufgehängt, damit schon mit einem einzigen Blick vom Telefon aus terminlich disponiert werden kann. Auf eine Korkplatte aufgepinnt läßt sich auch über Jahre hinweg die Wand vor Beschädigungen schützen. Mit verschiedenfarbigen Klebepunkten oder mit farbigem Filzstift werden für jede Helferin (aber auch für den Arzt) Zeichen oder Symbole eingetragen, z.B. für

- Urlaubstage des Praxisvertreters,
- Wochenend- und Notfalldienste,
- Vertretungstage für Nachbarpraxen,
- Urlaubstage der einzelnen Helferinnen,
- Abgabe der Quartalsabrechnung,
- Fortbildungskongresse,
- Schulferienzeit.

Auf diese Weise lassen sich Urlaubsüberschreitungen oder -überschneidungen rasch erkennen. Der zentrale und für jedermann sichtbare Eintrag von Urlaubstagen für die einzelnen Helferinnen schafft nicht nur mehr Transparenz, sondern trägt vielleicht auch ein wenig zum besseren interkollegialen Verhältnis bei.

Die Kalender werden i. allg. 2 Jahre lang als „Beweisstücke" aufgehoben, wenn es beispielsweise Diskussionen um die Urlaubsplanung im Vorjahr gibt.

2.2 Kartei

Die *Kartei* (ob aus Papier oder elektronisch) ist das organisatorische Herzstück einer jeden Arztpraxis. Das ist weltweit so (Abb. A 2.6). Sie beinhaltet nicht nur die Patientenstammdaten aus dem laufenden Quartal und den Vorquartalen, sondern sie umfaßt die Anamnese und die fortgeschriebene Krankengeschichte des Patienten, sie ist also der Träger der Dokumentation (vgl. A 2.2.4). Daneben finden sich meist noch Abrechnungseintragungen. Von besonderer Bedeutung gerade in der Langzeitbetreuung ist die Patientenkartei als Sammlung der verschiedensten Dokumente wie Durchschriften von Arbeitsunfähigkeitsbescheinigungen, Kopien von Attesten, Konsiliar- und Krankenhausentlassungsbriefen.

Wenn der Praxisinhaber die entsprechenden Daten ausschließlich elektronisch erfaßt, also „papierlos" arbeitet, bleibt der Wert der Kartei derselbe. Ganz ohne Papier wird dies ohnehin nicht gehen.

---

[11] Zum Beispiel Güss R – Jahresübersicht DIN A6/A5/A4/A3/A2 bis 140 x 80 cm. Ausreichend ist meist 60 x 40 cm (Bezug: Güss Vertrieb, Wendelinstraße 21, 45307 Essen.

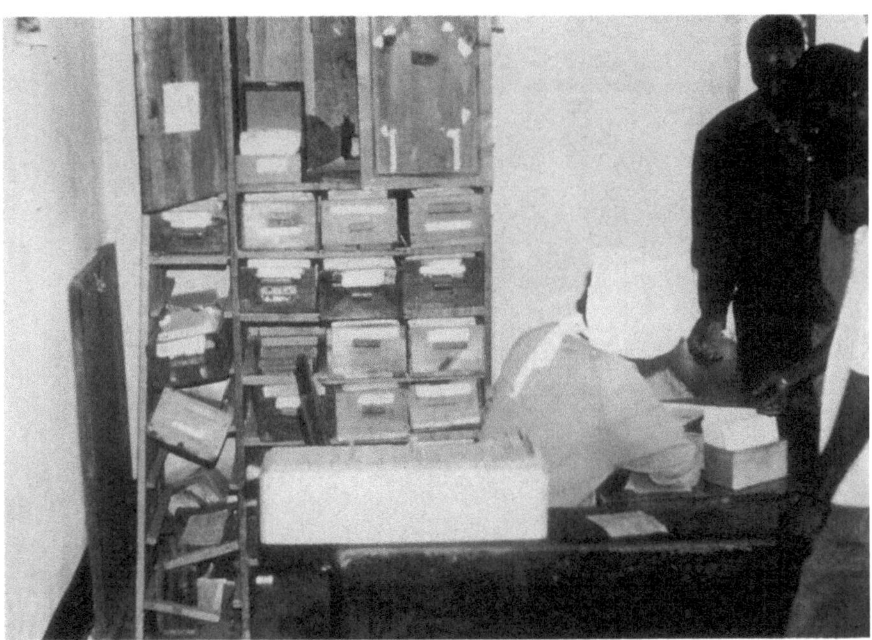

Abb. A 2.6. Die Kartei als organisatorisches Herzstück jeder Praxis (Missionsärztliche Praxis in Uganda)

2.2.1 Karteitasche

Derzeit noch am weitesten verbreitet in den hausärztlichen Praxen ist die *Karteitasche*, die möglichst aus stabilem Dokumentationskarton sein soll. Sie nimmt bei rationeller Dokumentation (vgl. A 2.2.4) nicht nur die ärztlichen Eintragungen meist über mehr als 5 Jahre hinweg auf einem Bogen auf, sondern birgt alle wichtigen und aktuellen externen Befunde, vielleicht auch noch ein Laborblatt, einen Lungenfunktionsprüfungsauszug oder ein EKG.

Gerade diese Möglichkeit der sofortigen und ständigen Präsenz wichtiger aktueller (oder auch weiter zurückliegender) Befunde in Originalform (!) wird die Karteitasche auf lange Jahre hinaus noch für sehr viele Ärzte unverzichtbar machen und sie einem komprimißlosen Einsatz der EDV (vgl. A 2.3) skeptisch gegenüberstehen lassen.

Selbst Ärzte, die ihre gesamte Dokumentation und Abrechnung primär über die EDV laufen lassen, haben die in alphabetischer Reihenfolge abgelegte Karteitasche meist weiterhin als „Hülle" zur Aufnahme der verschiedenen Originalbefunde, die sich heute gerade beim Hausarzt in immer umfangreicherem Maße stapeln (Abb. A 2.7 und A 2.8).

Natürlich kann auch eine EDV eine EKG-Befundung, das Ergebnis einer Lungenfunktionsprüfung oder die Entlassungsdiagnosen eines Krankenhausbriefes auf Abruf wiedergeben (sofern diese überhaupt zuvor arbeitsaufwendig eingegeben worden sind!), letztlich beinhalten aber die Original-

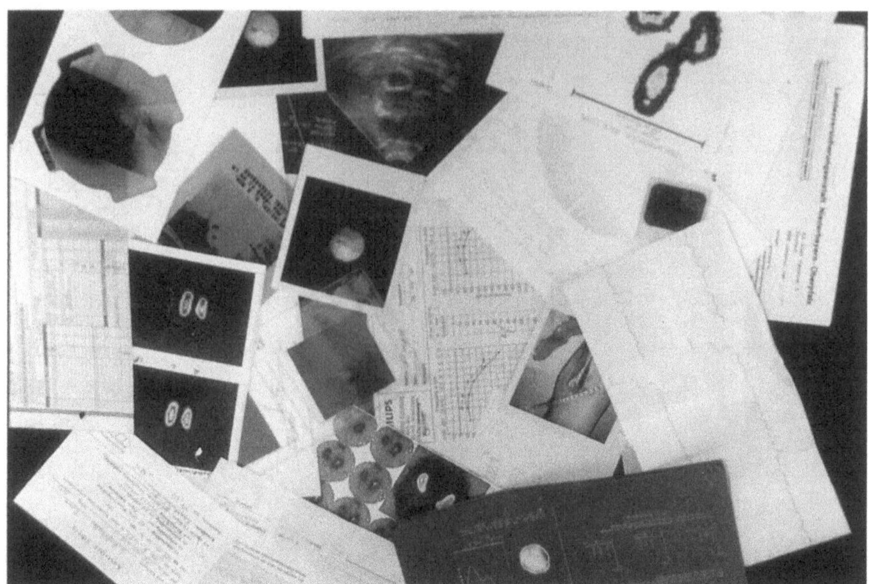

Abb. A 2.7. Immer umfangreicher werden die durch den Hausarzt aufzubewahrenden Dokumentationsunterlagen aus dem fachärztlichen Bereich neben den Befundberichten aus Klinik und Praxis (z. B. Polaroidfotos, Szintigraphieausdrucke, verkleinerte Röntgenbilder, Thermodrucke von Sonographien usw.)

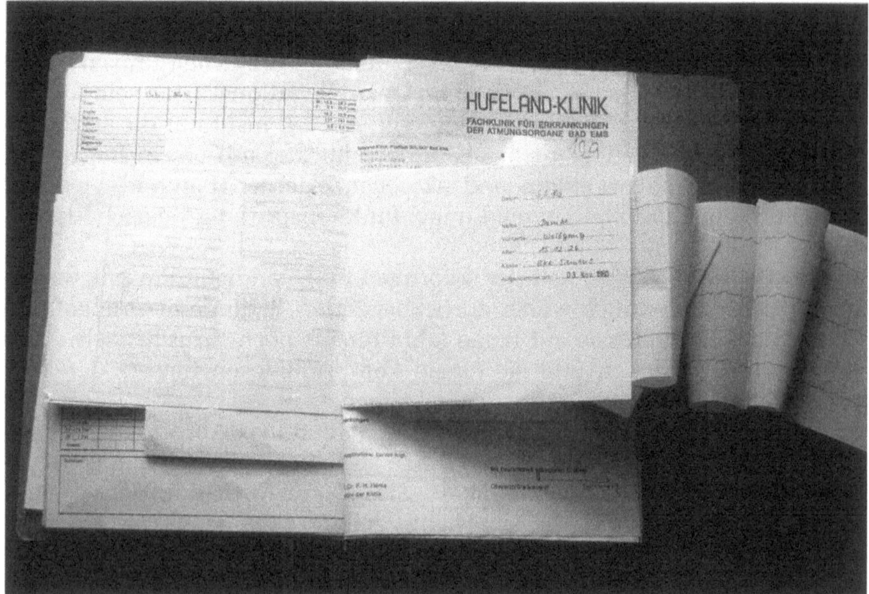

Abb. A 2.8. Praktisch, aber aufwendig. Die chronologisch fortlaufende Ablage voluminöser Spezialbefunde und -dokumentationen aus dem eigenen und dem fachärztlichen bzw. klinischen Bereich, eingeheftet in eine DIN-A 4-Hängemappe

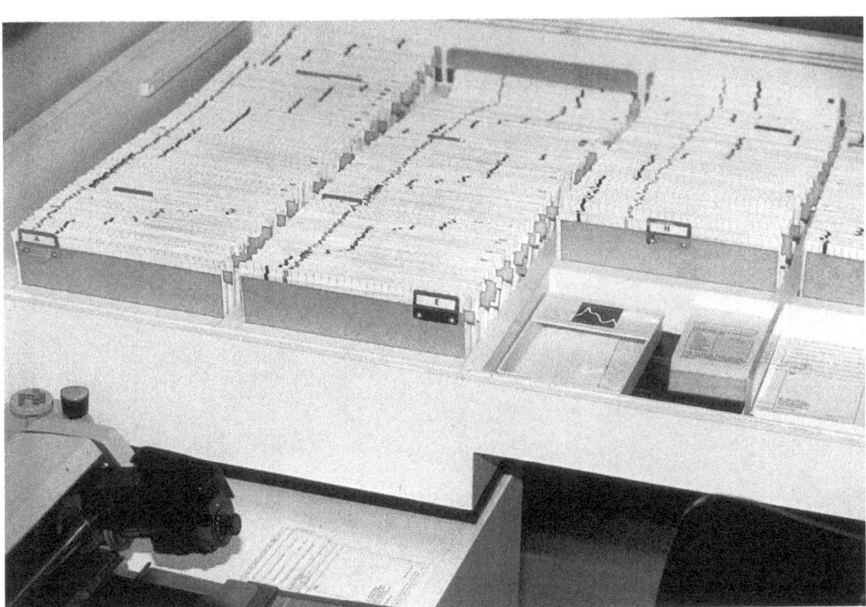

Abb. A 2.9. Optomechanische Karteitaschenablage: falsch eingereihte Karten „springen" sofort ins Auge

befunde oder die Originalbriefe oftmals auf einen einzigen Blick hin eine Fülle wertvoller zusätzlicher Informationen, die im Fall jeder Datenreduktion zunächst verloren sind.

Durch entsprechende farbige Markierungen des Namens und Vornamens des Patienten können die Karteitaschen weitgehend fehlerfrei alphabetisch im Karteitrog abgelegt werden (*optomechanische Ablage*), falsch abgelegte Karteien springen also sofort ins Auge (Abb. A 2.9).

Merke:
Die Karteitasche (oder im Jargon „Karteikarte" oder kurz nur „Karte") „wandert" grundsätzlich mit dem Patienten durch die Praxis mit, wohin sich also der Patient gerade begibt, auch in einen Funktionsraum (z. B. EKG-Zimmer, Operationsraum, Labor, elektrophysikalische Therapie), selbstverständlich auch ins Sprechzimmer.

Die Aufbewahrung der Karteikarte im Behandlungsfall erfolgt zweckmäßigerweise in einem Blechbehälter („Griffsichtelement"[12]) der sich in jedem Behandlungsraum an identischer Stelle (gleich neben der Tür) befindet. Der eintretende Arzt (oder die hinzukommende Helferin) können so auf einen Blick den Patienten mit Namen ansprechen. Zudem ist die Karteitasche bei

---

12 Vertrieb über Systemberatung Brandl, Adlerstraße 19, 93309 Kelheim, Tel. 09441/9432, FAX 09441/21581.

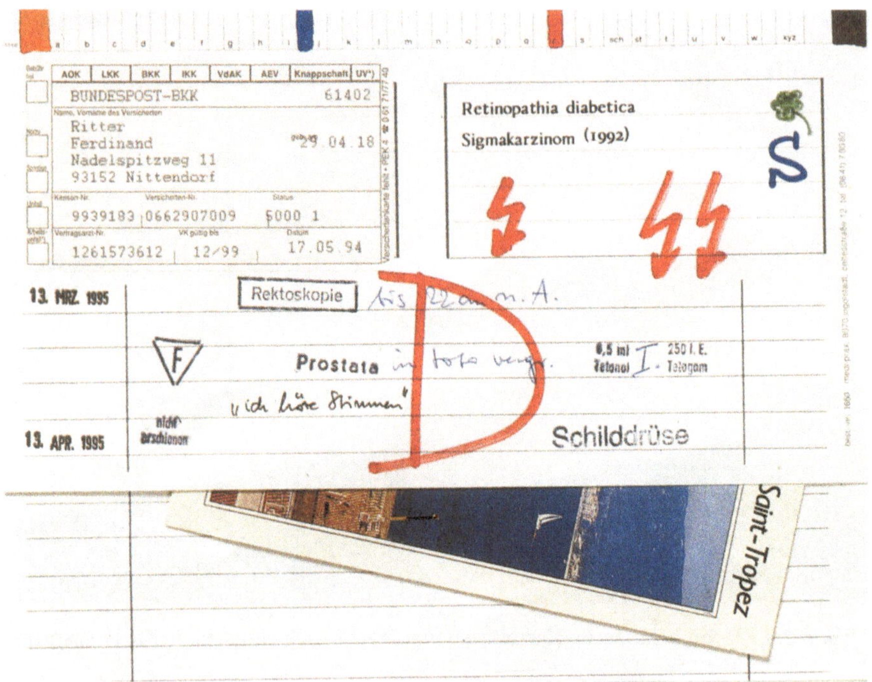

Abb. A 2.10. Optomechanische Ablage der Karteitaschen im Karteitrog mittels farbiger Markierungen des Anfangsbuchstabens von Familiennamen und Vornamen des Patienten. Die seitlich herausragenden verschiedenfarbigen „Nasen" der Plastikeinlegekarten („temporäre Markierungen") signalisieren bestimmte wichtige Aussagen (z.B. Akupunktur durchgeführt, Diabetikerschulung vorgesehen)

dieser Form der Zwischenlagerung weitgehend dem Zugriff des Patienten (und der unerwünschten Einsichtnahme) entzogen.

Um *Verwechslungen der Karteikarten* von Patienten mit gleichem Namen (z.B. Meier, Schmid, Schulze) zu vermeiden, hat es sich bewährt, ein großes „D" auf der Vorderseite der Karteikarte anzubringen, um von vornherein auf die Verwechslungsgefahr hinzuweisen und den Patienten nach Ziehen der Karte sofort nach seinem Geburtsjahr zu fragen, sobald die Karte gezogen wurde (Abb. A 2.10).

2.2.2 Fixe und temporäre Markierungen

Durch unterschiedlich farbige Markierungen am linken und rechten Rand der Kartei können bis zu 4 verschiedene Informationen verschlüsselt werden (Abb. A 2.10), beispielsweise

- *gelb* für Diabetiker,
- *rot* für Patienten mit Herzinfarkt,
- *grün* für Privatpatienten,
- *braun* für Karzinomkranke (vgl. B 3.6).

Damit lassen sich in einfacher Weise nicht nur die einzelnen Risikogruppen mit einem raschen Blick auf die jeweilige Kartei erkennen, sondern es können auch gezielt bestimmte farblich markierte Karten herausgesucht und zusammengelegt werden, z. B. ale Privatpatienten am Ende eines Quartals zwecks Abrechnung oder alle Diabetiker zwecks Einladung zu einem Diabetikerabend. Bei einem Pädiater haben wir die fixe Markierung als Erkennungszeichen für „Junge" oder „Mädchen" gesehen; bekanntlich freuen sich die Eltern von Säuglingen und Kleinkindern besonders, wenn der Arzt gleich an der Tür fragt „Wie geht's denn dem Jungen?" oder „dem Mädchen".

Daneben gibt es auch verschiedenfarbige Plastikeinschübe mit seitlich herausragender „Nase" als sog. *temporäre Markierungen* (vgl. Abb. A 2.9 und A 2.10). Wenn man die einzelnen Plastikkarten verschieden hoch zuschneidet, lassen sich bis zu 3 solcher Nasen gleichzeitig einsetzen. Durch solche Einlegeblätter können bestimmte *Informationen von vorübergehender Bedeutung* verschlüsselt werden, beispielsweise

— fehlender Krankenschein,
— Arztbrief noch nicht geschrieben,
— Auffrischimpfung nicht komplett.

Das Heraussortieren von bestimmten Patientengruppen ist unbestrittenermaßen eine Domäne der EDV; eine konventionelle, organisatorisch optimierte Papierablage kann jedoch in gewissem Umfang durchaus mithalten.

2.2.3 Altkartei

Am Quartalsende wird die laufende Kartei in einem Trog abgelegt, der die „Stammkartei" der Praxis beinhaltet. Der Trog für das laufende Quartal ist am ersten Tag des Quartalbeginns leer. Die *Stammkartei* ist das Kapital einer Praxis, wenn diese einmal veräußert werden soll (vgl. A 1.1.2.2, A 3) oder wenn ein neuer Praxispartner einsteigt. Der Praxissachverständige (vgl. A 1.1.4.3) beurteilt in seinem Wertgutachten nicht nur den Umfang der aktuellen Kartei, sondern auch den der Altkartei.

Patienten, die schon länger als 5 Jahre nicht mehr erschienen oder die verstorben sind, wandern in die „*Uraltkarteiablage*". Dieser Trog kann auch weitab von der Anmeldung, z.B. am Speicher oder im Keller, stehen. Die Karteien von Verstorbenen werden auf der Vorderseite mit einem großen schwarzen Kreuz versehen. Darüber hinaus empfiehlt es sich (u. a. im Hinblick auf evtl. spätere Rückfragen durch Angehörige) einen eigenen Erhebungsbogen für alle durchgeführten *Leichenschauen* (auch im Sonntags- und Notfalldienst) zu führen.

2.2.4 Dokumentation

Über die Dokumentation in der Praxis ließen sich ganze Bände schreiben. Feststeht, daß es noch keine praktikablen und verbindlichen wissenschaftlichen Richtlinien hierfür gibt. Das ärztliche Berufsrecht sowie das Kassenarztrecht und teilweise die Gebührenordnung schreiben lediglich die *grundsätzliche Dokumentationspflicht* vor.

„Der Arzt hat über die in Ausübung seines Berufes gemachten Feststellungen und getroffenen Maßnahmen die erforderlichen Aufzeichnungen zu machen. Ärztliche Aufzeichnungen sind nicht nur Gedächtnisstützen für den Arzt, sie dienen auch dem Interesse des Patienten an einer ordnungsgemäßen Dokumentation." (§ 15 Berufsordnung für die deutschen Ärzte vom 1. 1. 1994).

> **Merke:**
> Die Krankenpapiere spielen im Zivilprozeß als Beweismittel eine wichtige Rolle. Lücken in der Dokumentation gehen meist zu Lasten des Arztes. Nicht selten bilden unsorgfältig geführte Unterlagen im Haftpflichtprozeß eine Schwachstelle der ärztlichen Position [22].

2.2.4.1 Inhalt der Dokumentation

Die Dokumentation liegt bei den allermeisten Ärzten im argen: entweder sie halten zu wenig – oder gar nichts – fest, oder sie erfassen zuviel, was besonders Jungärzte und EDV-Anwender betrifft.

> **Merke:**
> Grundsätzlich sind bei *jedem* Beratungskontakt des Patienten mit der Praxis als Dokumentationsminimum das *Datum* (ggf. die Uhrzeit) und bei jeder *neuen* Beratungsursache das Beratungsergebnis festzuhalten!

Auch die *Abrechnungsziffern* sollten notiert werden. Immer wieder gibt es spätere Rückfragen durch die Versicherer an den Arzt („Welche Leistungen haben Sie im Unfallzusammenhang bei Herrn X. an welchen Tagen erbracht?"); obendrein stellen die Abrechnungsziffern auch eine gewisse Mindestform der chiffrierten Dokumentation dar. Wenn niedriger bewertete Leistungen durch höher bewertete ersetzt wurden, so sollte dies durch Ausstreichen festgehalten werden (vgl. „Leistungsausschüsse" in [6]).

Allerdings lassen sich bei zahlreichen Komplexziffern in der vertragsärztlichen Gebührenordnung EBM nicht mehr im einzelnen die betreffenden Leistungsinhalte im nachhinein rekonstruieren, da diese eben innerhalb eines „Leistungskomplexes" aufgegangen sind. In solchen Fällen wird daher der Arzt zu noch sorgfältigerer Dokumentation angehalten sein.

Daneben empfehlen sich noch folgende weitere Eintragungen:

- alle intramuskulären Spritzen (wegen möglicher späterer forensischer Auseinandersetzungen z.B. bei Spritzenabszessen),
- alle intravenösen Injektionen, alle Infusionen,
- alle intraartikulären Injektionen (Angabe des gespritzten Medikaments!),
- möglichst viele Blutdruckwerte,

– mindestens einmal in der Patientenkarriere Größe und Gewicht,
– bestimmte Untersuchungen (z.B. rektale Untersuchung, Rektoskopie, Röntgen), die sich durch kleine Stempel in der Karteikarte rasch ersichtlich machen lassen (vgl. Abb. A 2.10),
– charakteristische Sätze des Patienten im Originalzitat, besonders bei psychisch Kranken, z.B. „Ich möchte am liebsten sterben", „Ich höre Stimmen", „Der Bub bringt mich ins Grab", „Ich fühl' mich um Klassen besser".

Bei *Verletzungen* gilt grundsätzlich, auch bei zunächst vermeintlichen Bagatellen, nicht zuletzt aus juristischen Überlegungen, daß der Arzt – soweit möglich – folgende Fakten sorgfältig dokumentiert [35]:

– Ursache,
– Entstehungsvorgang,
– geklagte Beschwerden,
– Erstbefund,
– getroffene Maßnahmen.

Speziell bei Fremdverschulden oder bei Wege- und Arbeitsunfällen kann der Arzt manchmal noch nach Wochen, ja sogar nach Jahren zum Unfallereignis genau befragt werden (vgl. A 2.2.5).

Die Schweizer Allgemeinärzteschaft hat in ihrem Papier „Merkmale eines guten Hausarztes" bezüglich der Dokumentation festgehalten, daß die „Einträge in den Krankengeschichten informativ" sein müssen „und nur das Wesentliche enthalten" sollen.

Muß in Einzelfällen eine erweiterte Notiz angefertigt werden (z.B. über die eindringliche Ermahnung eines Patienten bezüglich seines leichtfertigen Umgangs mit seiner Gesundheit, über mögliche Spätfolgen bei soeben durchgeführter intraartikulärer Injektion, bei der der Patient das Knie verrissen hatte, über Beobachtungen von möglicher Kindsmißhandlung), so empfiehlt sich diese Notiz auf einem separaten Blatt festzuhalten (ggf. mit Angabe der Zeugen) und in der Karteitasche abzulegen.

2.2.4.2 Stempel und Symbole

Stempel sind wohl die wichtigsten und am häufigsten benützten Organisations- und Dokumentationsmittel in der Allgemeinpraxis. Allein mit dem unübertrefflich praktischen Stempel „Blitzantwort" (Abb. A 2.11) läßt sich erfahrungsgemäß bereits rund $\frac{1}{4}$ aller Praxisanfragen erledigen. Alle Stempel müssen griffbereit und griffgerecht plaziert sein.

Nicht jeder findet Stempel als ausgesprochene Erleichterung in der Praxis. Das Stempelkissen färbt die Finger blau, die Karteikarte kriegt auch etwas davon ab, die Stempel rutschen aus der Halterung und können den Schreibtisch verschmieren. Für häufige Abdrücke empfehlen sich daher Selbstfärbestempel (mit eingebautem Stempelkissen), z.B. als Datumsstempel und als Praxisstempel. Meist genügen jedoch Einfachstempel mit getrenntem Stempelkissen.

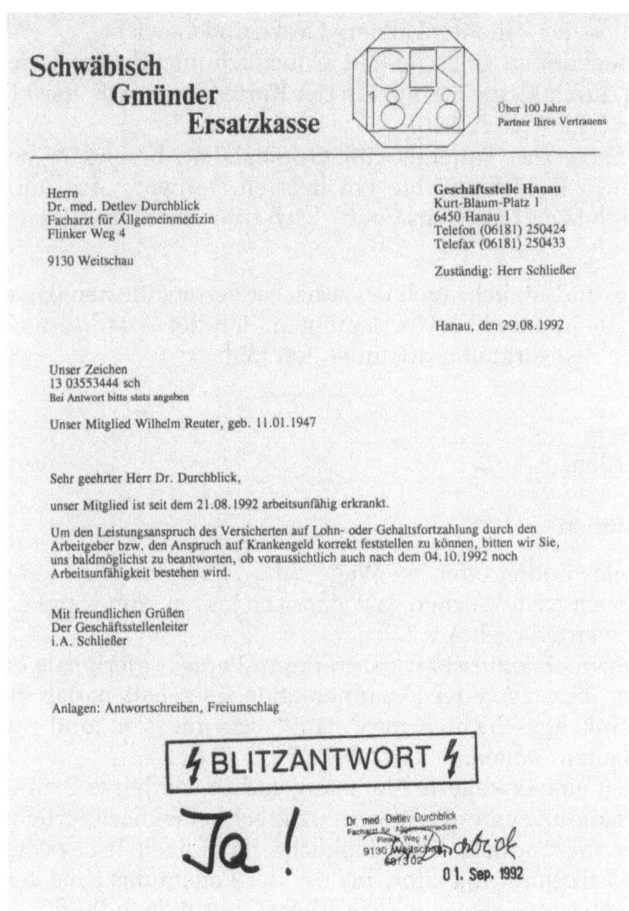

Abb. A 2.11. Praktischer Stempelaufdruck „Blitzantwort" auf rasch zu erledigende Originalschreiben. Fotokopie des gesamten Vorgangs unerläßlich

Stempel können bestimmte Rationalisierungseffekte erfüllen, wie

- Schnelligkeit der Dokumentation,
- Sauberkeit des Schriftbilds,
- Aufmerksamkeitscharakter.

Gerade dieser Signalcharakter ist es, der in dem handschriftlichen Einerlei der Karteikarteneintragung Aufmerksamkeit erheischt oder nachdrücklich die spezielle durchgeführte Leistung dokumentiert (vgl. Abb. A 2.10).

Verschiedene *Symbole* haben sich in der handschriftlichen Dokumentation bewährt und ersparen manchmal ausführliche Formulieren (Abb. A 2.12).

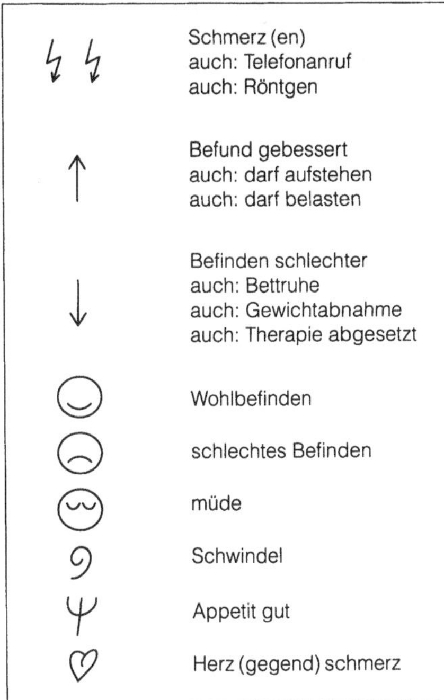

Abb. A 2.12. Auswahl verschiedener Symbole von Symptomen oder Beschwerden, die in der Allgemeinpraxis häufig beobachtet werden (Nach [14])

2.2.4.3 Fotodokumentation

Immer schon war es schwierig, z.B. pathologisch-anatomische Veränderungen, Therapieresultate, langwierige Behandlungsverläufe oder forensisch relevante Schädigungsfolgen, soweit sie sich mit dem Auge erfassen lassen, in Textbeschreibungen überzeugend festzuhalten. Hier stellen *Bilder und Videos* wertvolle Hilfsmittel zur Befunddokumentation in der Krankenkartei dar.

> **Merke:**
> Für die medizinische Dokumentation gilt mehr denn je: „Ein Foto sagt mehr aus als das geschriebene Wort!"

Vielfältig sind die Möglichkeiten der Bilddokumentation: Sofortbilder nach dem Polaroid-System als sofort verfügbare Schnappschußdokumente (Abb. A 2.13), geknipste Bilder mit hochempfindlichem Film bei Tageslicht mit der Pocketkamera (Abb. A 2.14), technisch perfekte Fotos mit Spiegelreflexkamera und individuell das Licht modellierenden Elektronenblitzgeräten auf feinkörnigem Diafilm oder Schnappschüsse aus Gründen des Praxismarketings (Abb. A 2.15). Wegen seines absolut problemlosen Einsatzes wird zunehmend die Videoaufzeichnung beliebter, die auch bei schwachem (künstlichem) Licht ohne spezielle Ausleuchtungssysteme zufriedenstellende Ergebnisse (v. a. Funktions- und Bewegungsabläufe) einschließlich Tonaufzeichnung liefert.

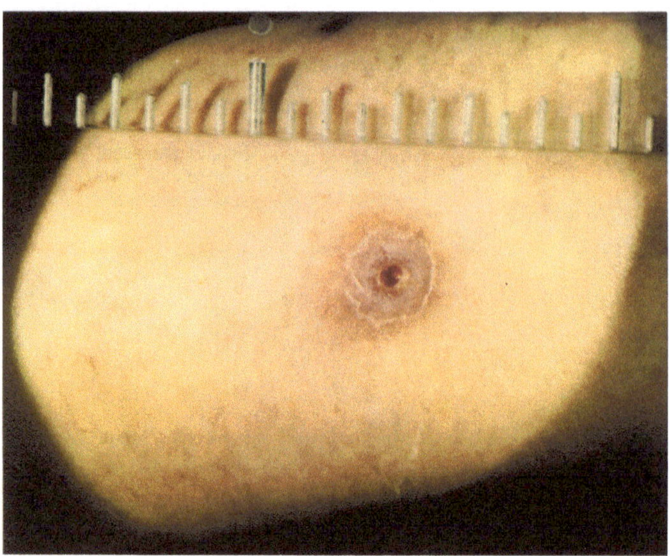

Abb. A 2.13. Fotodokumentation mittels Polaroid-Image-Kamera mit Nahvorsatz im Maßstab 1:1. Verletzung durch Strommarke bei defekter Reizstromelektrode. Fotodokumentation aus forensischen Gründen (3. Woche)

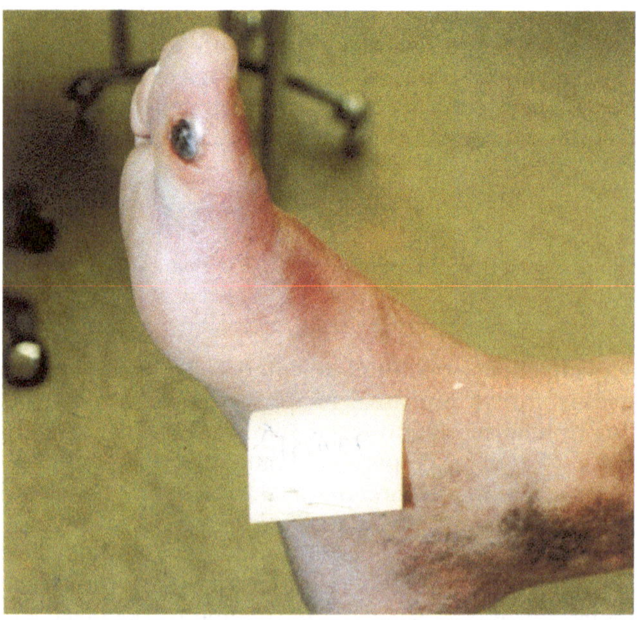

Abb. A 2.14. Fotodokumentation des Krankheitsverlaufes: diabetische Gangrän bei 70jährigem. Tele-Zoom-Kompaktkamera mit Blitz, „Schnappschuß"

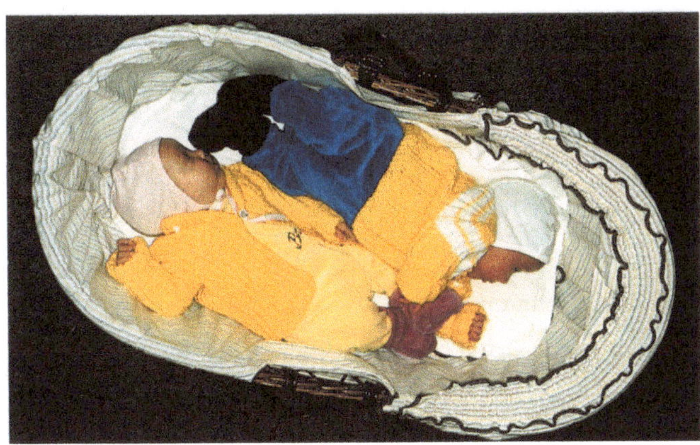

Abb. A 2.15. Praxisfotografie als Praxismarketing: „Erinnerungsfoto" von Zwillingen im Körbchen bei Vorsorge U3. Die Mutter freute sich natürlich über das ihr später überlassene Bild

Selbstverständlich gilt bei jeder Form der Fotodokumentation[13], daß grundsätzlich das Einverständnis des Patienten einzuholen ist. Hier genügt in den allermeisten Fällen der zustimmende Blickkontakt. Im Falle der Veröffentlichung müssen die nichtautorisierten Bilder (z.B. durch Überkleben der Augen) anonymisiert werden.

Immer wieder überraschend ist es, wie problemlos, ja bereitwillig die Patienten die betroffenen Körperstellen dem Arzt zum Zweck der Fotodokumentation präsentieren. Erfahrene Ärzte unter den Fotografen haben sogar den Eindruck, daß der Patient es sogar begrüßt, wenn seinen Beschwerden soviel besondere Aufmerksamkeit gewidmet wird [30].

Das betreffende Beratungsergebnis ist zusammen mit einem Patientenstempel in der Karteikarte zu dokumentieren (vgl. Abb. A 2.10).

2.2.4.4 Art der Dokumentation

In einer Untersuchung von 283 Allgemeinpraxen in Deutschland-West zeigte sich, daß die Dokumentation mit der traditionellen Karteikarte immer noch weitaus bevorzugt wird (73,1 %) (Tabelle A 2.1), obwohl nahezu die Hälfte dieser Praxen mit einem Computer ausgerüstet ist (vgl. Tabelle A 2.2 in A 2.3). Nur 24 % der Allgemeinärzte läßt ihre Dokumentation ausschließlich über die EDV laufen; sowohl EDV als auch Karteikarte setzen 24,4 % der Ärzte ein. Die „gute, alte Karteikarte" hat also längst noch nicht ausgedient.

---

[13] „gute Gründe zur Fotodokumentation" führt ausführlich Klein E (1992) Warum ich in der Praxis fotografiere. Allgemeinarzt 14: 1232–1235 auf. Das noch lange aktuelle Schwerpunktheft der Zeitschrift „Der Allgemeinarzt" 13/1992 zum Thema „Fotodokumentation in der Allgemeinpraxis" erhalten Mitglieder der „Arbeitsgemeinschaft Fotodokumentation in der Allgemeinpraxis (AFDA) im Berufsverband der Allgemeinärzte Deutschlands – Hausärzteverband (BDA)" kostenlos. Informationen über AFDA im BDA, 93150 Nittendorf.

Tabelle A 2.1. Verschiedene Formen der Dokumentation (Mehrfachnennungen) in 283 ausgewählten Allgemeinpraxen in Deutschland-Wets [32]		
	n	[%]
Karteikarte	207	73,1
EDV	68	24,0
Gemischt	69	24,4
Fotodokumentation	45	15,9
Programmierte Diagnostik nach Braun	34	12,0

Besondere Befunde werden in 15,9% per *Fotodokumentation (vgl. A 2.2.4.3)* erfaßt, und immerhin mehr als $^1/_{10}$ aller untersuchten Allgemeinpraxen arbeitet und dokumentiert zusätzlich mit den diagnostischen Programmen nach R. N. Braun [3].

Die Dokumentation in Kartei oder EDV muß interpretierbar sein. Dies ist von besonderer Wichtigkeit, wenn ein Praxisvertreter oder Weiterbildungs-assistent sich rasch zurechtfinden muß oder die Einzelpraxis zur Gemein-schaftspraxis erweitert werden soll. Darüber hinaus sind Eintragungen, die ein späterer Praxisübernehmer nicht verwerten kann, wertlos, da er ge-zwungen ist, zusätzlichen administrativen Aufwand zu betreiben, was zu Umsatzeinbußen führen wird.

Positiv auf den Praxiswert wirken sich hingegen erstklassige Dokumen-tationen aus (z. B. Krankheitsbilder, die farbig unterschiedlich gekennzeich-net sind (vgl. „fixe Markierungen" A 2.2.2 und Abb. 45) oder der bereits erprobte und erfolgreiche Einsatz einer EDV [12].

Merke:
Trotz der Teilpauschalierung des hausärztlichen Honorars und der damit verbundenen Reduktion von Gebührenordnungsnummern sollte der gute Arzt nicht davon ablassen, eine möglichst differenzierte Dokumentation vor-zunehmen!

2.2.4.5 ICD-Klassifikation

Die International Classification of Diseases (ICD), vor über 100 Jahren als Todesursachenindex eingeführt, orientiert sich trotz zahlreicher Revisionen fast ausschließlich an den klassischen Krankheiten. Eine solche Morbiditäts-statistik entspricht jedoch nicht den Realitäten in der Allgemeinpraxis.

Dennoch ist im Gesundheitsstrukturgesetz (GSG) die Einführung des *ICD-Schlüssels* zum 1. 1. 1994 verbindlich festgelegt. Praxen, die nach dem 1. 1. 1996 ihre Beratungsergebnisse auf ihren Abrechnungsunterlagen nicht nach dieser internationalen WHO-Klassifikation verschlüsseln, erhalten kein Honorar mehr. Derzeit gültig ist die 9. Revision von 1975 (ICD-9). Die

ICD-10, die 1995 aus dem Englischen ins Deutsche übersetzt wird, ist mit über 12 500 Notationen noch umfangreicher, entspricht jedoch etwas eher den Benennungsbedürfnissen der Allgemeinmedizin.

Speziell für die rasche und problemlose Notation der 300 regelmäßig häufigen Beratungsergebnisse, die übrigens etwa 98 % aller Beratungsergebnisse eines Allgemeinarztes ausmachen, stehen 2 Broschüren[14] zur Verfügung, die sowohl die *allgemeinmedizinische Fachsprache ("Kasugraphie")* als auch zahlreiche Jargonwörter aus dem Praxisalltag berücksichtigen [20, 34].

2.2.5 Aufbewahrungsfristen

Für den niedergelassenen Arzt gibt es grundsätzlich die folgenden Fristen für die Aufbewahrung seiner ärztlichen Aufzeichnungen zu beachten:

- mindestens 1 Jahr: ärztliche Feststellung der *Arbeitsunfähigkeit*[15] (§ 27 Abs. 2 Bundesmantelvertrag),
- 3 Jahre: Karteikarten oder Betäubungsmittelbücher, von der letzten Eintragung an gerechnet (§ 17 Abs. 3 *Betäubungsmittelgesetz*),
- 10 Jahre nach Abschluß der Behandlung: *ärztliche Aufzeichnungen* (i. allg. über Diagnostik und Therapie im Rahmen der Befund- und Verlaufsdokumentation). „Eine längere Aufbewahrung ist auch dann erforderlich, wenn sie nach ärztlicher Erfahrung geboten ist" (§ 15 Berufsordnung für die deutschen Ärzte vom 1. 1. 1994),
- 10 Jahre: Aufzeichnungen über *Röntgenuntersuchungen* (§ 28 Abs. 4 RöV Nr. 2 vom 8. 1. 1987). Der Betreiber der Röntgenanlage ist verpflichtet, die Röntgenaufnahmen selbst aufzubewahren und ständig verfügbar zu haben. Die definitive Überlassung der Filme an den Patienten zur Aufbewahrung verstößt eindeutig gegen das Gesetz (streitig),
- 15 Jahre: Krankengeschichten, Berichte und Röntgenfilme bei berufsgenossenschaftlicher Behandlung (BG-Behandlung).
- 30 Jahre: Aufzeichnungen über Röntgenbehandlungen (§ 28 Abs. 4 Nr. 1 RöV).

---

[14] Landolt-Theus P, Danninger H, Braun RN (1994) Kasugraphie. Benennung der regelmäßig häufigen Fälle. 2. Aufl. Kirchheim, Mainz;
Mader FH, Bawidamann G (1995) Alphabetischer ICD-Schlüssel für den Hausarzt. Die häufigsten Benennungen in der Allgemeinmedizin in Fachsprache und Praktikerjargon für Praxisalltag und Praxisstatistik. 2. Aufl. Kirchheim, Mainz.

[15] Die ärztliche Feststellung der Arbeitsunfähigkeit hat primär die Bedeutung eines medizinischen Gutachtens für die allein von der Krankenkasse zu treffende Feststellung der Arbeitsunfähigkeit. Deshalb ist die Kasse an die ärztliche Feststellung des Bestehens oder Nichtbestehens der Arbeitsunfähigkeit auch nicht uneingeschränkt gebunden. Dies schließt für die Kasse die Möglichkeit ein, die medizinischen Feststellungen des Arztes durch einen weiteren Gutachter, insbesondere des Medizinischen Dienstes der Krankenkassen (MDK) überprüfen zu lassen. Deshalb darf sich die ärztliche Feststellung nicht auf die reine Feststellung der Arbeitsunfähigkeit beschränken, sondern muß ärztlich überprüfbare Angaben enthalten.

2.2.6 Datenschutz und Schweigepflicht

Ein wichtiges Problem, das in den meisten Praxen überhaupt noch nicht erkannt, geschweige denn ansatzweise gelöst worden wäre, ist das Problem des *Datenschutzes* sowie der *Schweigepflicht* (vgl. B 2.2.2) in der Arztpraxis[16].

Die Verpflichtung zur Verschwiegenheit leitet sich aus § 3 der Berufsordnung her („Schweigepflicht"). Diese Verpflichtung ist auch gegenüber den eigenen Familienangehörigen zu beachten.

Die Datenschutzschwachstelle Nr. 1 in jeder Praxis ist der Empfangschalter. Dieser ist meist von professionellen Praxiseinrichtern am Reißbrett entworfen worden (vgl. A 1.18, A 1.19, A 1.21, A 1.25) und in seiner Großzügigkeit und Offenheit zwar optisch ansprechend, berücksichtigt jedoch kaum die Gebote eines praktizierenden Patientendatenschutzes.

So erlebt man immer wieder die Unsitte in Arztpraxen, daß die Arzthelferinnen am Empfang v. a. neue Patienten nach Alter, Beruf, vorbehandelndem Arzt, Arbeitgeber usw. befragen, während gleichzeitig andere Patienten danebenstehen und zuhören können. Die absolute Spitze der Indiskretion stellt dann die Erhebung von Patientendaten im vollen Wartezimmer dar.

Da eine Patentlösung am Praxisempfang kaum möglich ist, müssen zumindest einige grundsätzliche Überlegungen im Hinblick auf größtmöglichen Schutz von Patientendaten realisiert werden:

- Der Patientenstrom sollte bereits vor der Anmeldetheke durch Raumteiler, schmückende Möbelstücke, Pflanzkübel oder Hydrokulturen derart gesteuert werden, daß am Empfangsschalter selbst möglichst nur ein einziger Patient mit einer Arzthelferin spricht.
- Am Empfang sollte nur der Name des Patienten erfragt werden; sonstige erforderliche Patientendaten werden der Chipkarte entnommen, oder der Patient erhält einen vorgedruckten Zettel, auf den er die erforderlichen persönlichen Daten selbst eintragen kann.
- Der Ankömmling kann auch – bei entsprechenden räumlichen Voraussetzungen – beiseite genommen und alleine in einer etwas abgesonderten Zone diskret befragt werden.
- Eine besondere Schwierigkeit bieten schwerhörige Patienten; diese können evtl. in einem anderen Raum über ihre Wünsche und Anliegen befragt werden, damit nicht die gesamte Praxis die verbale Kommunikation mithören kann.
- Gerade bei Anweisungen, beispielsweise zu einer vaginalen Untersuchung oder zur Rektoskopie, ist *Diskretion* (vgl. B 2.2.1) in besonderem Maße angezeigt: es darf nicht vorkommen, daß die Helferin die Patientin am Schalter fragt:
  „Wann haben Sie Ihre Tage?" . . . „Dann kommen Sie eben eine Woche später zur Krebsvorsorge" oder daß der Patient in allen Details coram publico darüber instruiert wird, wie er zu welchem Zeitpunkt und in

---

[16] Bezüglich der juristischen Problematik s. ausführlich in Nentwig WM (1994) Juramed. Recht des Arztes. Loseblattsammlulng. Kirchheim, Mainz.

welcher Lage das Klysma zur Vorbereitung in den After einzuführen habe. In all diesen delikaten Fällen muß grundsätzlich die Aufklärung unter vier Augen in einem abgeschlossenen Raum vorgenommen werden.

Merke:
Diskretion tut not! (vgl. Abb. A 1.21)

Schon bei der Praxisplanung müssen Wartezimmer und Vorwartezonen so plaziert werden, daß die wartenden Patienten nicht die gesamte Organisation am Praxisempfang (Telefongespräche, Sprechfunkanweisungen des Arztes, Gespräche der Arzthelferinnen usw.) mithören können.

Tip:
Ein mobiles („drahtloses") Telefon in der Anmeldung (in Einzelfällen auch im Arztzimmer) ermöglicht es, daß der Angerufene (z.B. Helferin oder Arzt) im Falle der Übermittlung von besonders persönlichen Gesprächsinhalten zusammen mit dem Telefon den betreffenden Raum verläßt.

Eine „akustische Abtrennung" des Wartezimmers vom Praxisempfang läßt sich z.B. durch Schallschutzglas oder andere Schalldämpfungfsmaßnahmen realisieren. Man erlebt auch immer wieder am Praxisempfang, daß Laborbefunde unter vollständiger Namensnennung des Patienten durchgesprochen werden, während andere mithören können – auch dies ist ein Verstoß gegen die ärztliche Schweigepflicht!

Empfehlenswert ist es, bei offenen Anmeldetheken ein Schild aufzustellen, etwa wie es an den Schaltern von manchen Sparkassen oder der Lufthansa (vgl. A 1.21) üblich ist, mit dem Hinweis „Bitte Abstand halten".

Weitere *Datenschutzschwachstellen* in einer Praxis stellen die Kabinen für Diagnostik und Therapie dar, die oft nur durch Glaselemente oder Vorhänge voneinander getrennt sind (vgl. A 1.1.73 und Abb. A 1.23 a, b). Jedes persönliche Gespräch, teilweise sogar von intimem Inhalt, kann hier von den Patienten in der Nachbarkabine mitgehört werden. Deshalb sollte auch die eine oder andere Kabine oder Tür zum benachbarten Behandlungszimmer (vgl. Abb. A 1.25) mit massiven und gleichzeitig schallschluckenden Wänden (48 db) vom Boden bis zur Decke ausgestattet sein; der Zugang durch eine Tür (z.B. Schiebetür) ist aus den aufgezeigten Gründen einem bloßen Vorhang vorzuziehen.

Die *Sprechanlage* von den einzelnen Sprechzimmern zum Praxisempfang ist eine weitere Schwachstelle im Datenschutz. Deshalb sollte – wann immer möglich – eine Namensnennung über Sprechanlage unterbleiben, da häufig andere Patienten zuhören können. Es darf also nicht heißen:

„Kann ich bitte einmal den gynäkologischen Entlassungsbericht von Frau Meyer haben?",

sondern

Verpflichtungserklärung
zur Verschwiegenheit
in einer ärztlichen Praxis

Ich bin heute von meinem Arbeitgeber ausdrücklich über meine Verschwiegenheitspflicht belehrt worden.

Es ist mir damit bekannt,
daß meine Verpflichtung zur Verschwiegenheit alle Vorgänge oder Tatsachen umfaßt, die ich in meiner Tätigkeit als Mitarbeiterin in der Praxis erfahre.
Mir ist des weiteren bekannt, daß ich niemand praxisfremdem Zugang gewähren darf zu Informationen, weder Personaldaten noch Diagnosen oder Befunden. Ganz besonders unterliegen der Verschwiegenheitspflicht alle Informationen, bei denen Befund, Diagnose und Personalien zusammengeführt sind. Das sind vor allem Karteikarten, Arztbriefe und analoge Inhalte, die auf dem Computer abgespeichert sind.

Der Schlüssel der Praxis ist meiner besonderen Obhut anvertraut.
Ich bin nicht befugt, Diagnosen an irgend eine Person weiterzugeben, auch nicht an den Patienten selbst, wenn er diese noch nicht durch den Arzt erfahren hat.
Die Pflicht zur Verschwiegenheit gilt gegenüber beliebigen Personen, auch gegenüber Verwandten, z. B. den Eltern, Geschwistern oder dem Ehemann.
Ich weiß, daß ich mich in Zweifelsfällen an meinen Arbeitgeber wenden kann.
Diese Verpflichtungen bestehen auch über das Ende des Arbeitsverhältnisses hinaus. Ebenso gilt die Verpflichtung auch über den Tod eines Patienten hinaus.
Eine Zusammenstellung der gesetzlichen Bestimmungen habe ich zu meiner weiteren Information erhalten.

Ort............. , den   Unterschrift der Helferin

(Ein unterzeichnetes Doppel dieser Verpflichtung erhält der Arbeitgeber)

Abb. A 2.16. Beispiel für Verpflichtungserklärung zur Verschwiegenheit in einer ärztlichen Praxis für Arzthelferinnen (Nach [42])

„Den Krankenhausentlassungsbericht für Zimmer 2, bitte!"

Arzthelferinnen solltens ich nie über abwesende Patienten unterhalten, wenn andere Patienten mithören können. Wenn unbedingt nötig, läßt sich auch in Abkürzungen und Symbolen reden, z.B.

„Frau K. muß noch angerufen werden wegen ihres Blutzuckers."

Bei Telefongesprächen mit Auskünften über Blutergebnisse ist es ebenfalls empfehlenswert, den Namen des Anrufers zu vermeiden, wenn noch jemand am Empfang wartet.

Verstöße gegen Datenschutzbestimmungen und Verschwiegenheit innerhalb einer Arztpraxis können mit einer Verletzung der ärztlichen Schweigepflicht gleichgesetzt werden. Deshalb muß der Arzt seine Helferinnen (aber auch die Reinigungskraft – vgl. A 1.1.6.13) immer wieder auf die *Datenschutzproblematik* hinweisen. Die Berufsordnung schreibt dies auch vor. Um möglichen späteren Mißverständnissen vorzubeugen, empfiehlt sich die Unterzeichnung einer „Verpflichtungserklärung zur Verschwiegenheit in einer ärztlichen Praxis" sowohl durch die Helferinnen als auch durch die Reinigungskraft (Abb. A 2.16).

Gerade bei der Neugründung einer Praxis ist der gezielte Datenschutz in die Überlegungen mit einzubeziehen; selbstverständlich gilt dies auch für bereits bestehende Praxen.

Goldene Regel
Datenschutz + Verschwiegenheit + Diskretion = Garantie der ärztlichen Schweigepflicht!

2.3 EDV

Ein Spötter hat es wohl recht treffend auf den Punkt gebracht: in Deutschland gäbe es nur zwei Themen, bei denen jede Diskussion mit Sicherheit im Chaos endet: die Frage nach dem richtigen Glauben – und die Frage nach der Notwendigkeit eines Praxiscomputers für Ärzte.

Bis jetzt rechnen erst ca. 30 % aller niedergelassenen Ärzte über EDV ab. Dennoch ist die Entwicklung der Zuwachszahlen rasant (1986 noch 1500 Kassenärzte in den alten Bundesländern, inzwischen rund 30 000 Kollegen in Deutschland). In den Praxen der weitergebildeten Fachärzte für Allgemeinmedizin waren es im Jahr 1992 fast die Hälfte aller Ärzte, die für bestimmte Aufgaben einen Computer benutzt hatten (Tabelle A 2.2), wobei jedoch nur in 30 % die Kassenabrechnung durchgeführt wurde (Stand: Ende 1993). Diese Anlagen finden ihren Einsatz jedoch oftmals nur in organisatorischen Teilbereichen wie der Verwaltung der Patientenstammdaten, der Erstellung einer Praxisstatistik (vgl. A 2.3.4) oder in der Privatabrechnung (vgl. A 2.3.5).

Hindernisse bzw. Hemmschwellen für den Einsatz einer EDV in der Praxis sind in erster Linie

– mangelhafte EDV-Kenntnisse,
– zu hohe Anschaffungskosten,
– fehlende Markttransparenz,
– zeitaufwendige Umstellung der Praxisorganisation,
– fehlende Akzeptanz durch das Personal,
– schlechte Erfahrungen einzelner Kollegen.

Dennoch beabsichtigt die Mehrheit der niedergelassenen Ärzte, in absehbarer Zeit eine EDV-Anlage zu installieren. Diese Entwicklung wird sicherlich noch durch die bundesweite Einführung der *Krankenversicherungskarte* („*Scheckkarte*") und die vom Gesetzgeber festgelegte Diagnoseverschlüsselung nach dem ICD-Schlüssel zum 1. 1. 1996 (vgl. A 2.2.4.5) begünstigt. Auch für den raschen und gezielten Umfang mit bestimmten Problemen der

Tabelle A 2.2. Ausrüstung der Praxen von 280 Fachärzten für Allgemeinmedizin in Deutschland-West mit Computern [32]		
	n	[%]
Nein	144	51,4
Ja	136	48,6
Davon Computer mit		
Mehrplatzsystem	91	66,9
Einplatzsystem	45	33,1

Fällebenennung und Fällestatistik[17] oder mit den diagnostischen Programmen[18] hat sich der EDV-Einsatz bewährt.

Verantwortlich für den anzunehmenden Computerboom sind folgende Erwartungen des Arztes:

- mehr Transparenz in Abrechnung, Verordnungs- und Überweisungsstatistik,
- pünktliche, fehlerfreie KV- und Privatabrechnung,
- Reduktion des Verwaltungsaufwandes, Zeitgewinn,
- Verbesserung von Organisation und Praxisablauf,
- Leistungssteigerung, mögliche Imageverbesserung.

2.3.1. Arbeitsplatzanalyse

Bevor jedoch eine EDV-Anlage angeschafft wird, ist eine sorgfältige Praxis- und Arbeitsplatzanalyse (vgl. A 1.1.6.3) erforderlich. Hierbei kann die Hilfestellung eines unabhängigen Beraters durchaus sinnvoll sein. Wesentliche Umfeldinformationen liefert neben den Beratungsfachleuten der regionalen KV auch das Zentralinstitut für die kassenärztliche Versorgung in der Bundesrepublik Deutschland (Zi) in Köln[19].

Formular- und Arbeitsplatzanalysen führen zu bestimmten Eckwerten des Praxisablaufes. Bei dem so ermittelten Mengengerüst an Praxisdaten ergibt sich der mögliche Praxisrationalisierungseffekt eines Computersystems. Zu den sog. Eckwerten gehören:

- Zahl der Mitarbeiter,
- Zahl der verschiedenen Krankenkassen,
- Zahl der Bankverbindungen,
- Umsatzzahlen,

---

[17] Ausführlich in Landolt-Theus P, Danninger H, Braun RN: Kasugraphie. Benennung der Fälle in der Allgemeinpraxis [40].

[18] Braun RN, Mader FH, Danninger H (1995) Programmierte Diagnostik in der Allgemeinmedizin. 3. Auflage [3].

[19] Anschrift Zi: Zentralinstitut für die kassenärztliche Versorgung in der Bundesrepublik Deutschland, Herbert-Lewin-Straße 5, 50931 Köln.

- Zahl der Kassen- und Privatpatienten,
- Zahl der überweisenden Ärzte,
- Zahl der Beratungsergebnisse (sog. „Diagnosen"), Leistungsziffern, Medikamente,
- Zahl der offenen Posten und der Mahnungen,
- Zahl der monatlichen Privatliquidationen und Zahlungseingänge.

2.3.2 Hardware-/Softwareprofile

Ist die Entscheidung für eine EDV-Anlage gefallen, so stellt sich die Frage nach der idealen Hardware-/Software-Konstellation. Hierfür gibt es entsprechende Anforderungskataloge in Form von Checklisten. Die *Hardware* sollte folgenden Ansprüchen genügen:

- Kompatibilität mit der geläufigen und verbreitet angebotenen Software,
- ausreichend Speicherkapazität (Festplatte! Erweiterungsmöglichkeiten?),
- Mehrplatzfähigkeit,
- ausreichender Bedienungskomfort (Betriebssystem),
- zuverlässiger Service (Leistungsumfang?),
- Anschlußmöglichkeit für Peripheriegerät,
- akzeptabler Preis.

Darüber hinaus sollte ein ergonomisch bewährter Bildschirm gewählt werden (9–16 Zoll, ausreichende Auflösung, monochrom). Der/die Drucker haben dem Industriestandard zu entsprechen (9- bis 24-Nadel-Drucker, Einzelblatteinzug, ausreichende Durchschreibequalität).

Von der *Software* ist zu verlangen, einzelne Programmbausteine individuell zu gestalten und auszubauen (Übersicht A 2.2). Hierdurch ist es möglich, z. B. mit einer reinen Stammdatenverwaltung und Formularbeschriftung (vgl. A 2.3.4), um dann innerhalb eines halben oder eines ganzen Jahres („learning by doing") auf eine komplette elektronische Praxisverwaltung umzustellen.

Darüber hinaus kann ein *komfortables Programm* dem „EDV-Freak" folgende Optionen bieten: Terminplanung, Wartezimmerliste, Online-Mailbox, medizinische Informationsdateien, Materialverwaltung, Buchhaltung, fachspezifische Detaillösungen (z. B. Diabetikerüberwachung, Vorsorgeterminierungen, Impfrecall, Gesundheitsberatung).

Unter 10 000 DM ist eine komplette, ausbaufähige Einplatzanlage (Hardware + Software) derzeit allerdings nicht zu haben.

2.3.3 Kosten-Nutzen-Relation

Die betriebswirtschaftlich professionelle Praxisführung verlangt stets nach einer *Kosten-Nutzen-Analyse* der geplanten oder getätigten Investition. Dabei erhebt sich die Frage, ob der Wert einer Praxis-EDV für den Arzt überhaupt und ausschließlich in Markbeträgen gemessen werden kann. Qualitätssicherung und -verbesserung der ärztlichen Leistungen, Imagegewinn, transparente Praxisführung und „Waffengleichheit" mit der KV sind schwer kalkulierbare Werte.

Übersicht A2.2. Anforderungsprofil Software

1. Basisprogramm
   - Patientenstammverwaltung,
   - Formulardruck,
   - Diagnosen- und Leistungsziffernerfassung,
   - KV-Abrechnung,
   - Abrechnung mit anderen Kostenträgern.

2. Erweiterte Praxisorganisation
   - Tages- und Fehlerprotokolle (Regelprüfung!),
   - Leistungsziffernstatistik,
   - Medikamentendatenbank,
   - Archivierungsmöglichkeiten,
   - Mehrplatzfähigkeit,
   - Datenträgeraustausch (Genehmigung durch Bundes-KV?),
   - Privatliquidation,
   - Textverarbeitung,
   - elektronische Karteikarte,
   - automatische Datensicherung („tape streamer")

Ein meßbarer *finanzieller Gewinn* ergibt sich aus der konsequenten Kontrolle der Tagesliste, die *Zeitersparnis* gegenüber einer allabendlichen Karteikartenkontrolle ist enorm.

Merke:
Die Vorstellung, durch den Computereinsatz Arbeitsplätze bzw. Personal einzusparen, ist illusionär. Die EDV-Anlage dient vielmehr dazu, hochqualifiziertes Personal von bestimmten Routineaufgaben zu entlasten, so daß Kapazitäten für kreative, produktive und somit gewinnbringende Tätigkeiten frei werden.

Stets ist zu berücksichtigen, daß die EDV ein potenzierendes Organisationsmittel darstellt. Ordnung durch optimale Organisation wird also ebenso gesteigert wie ein evtl. bereits vorherrschendes Chaos maximiert!

Vor dem Kauf einer EDV-Anlage sollte nach entsprechenden Verhandlungen mit dem Anbieter auch stets der *Vertragstext* genauestens studiert werden (*Referenzliste!*). Die Bonität und Seriosität der Vertriebsfirma ist zu prüfen. Nicht selten war in den letzten Jahren der Anbieter von heute die Konkursfirma von morgen, die eine weitere Datenpflege nicht gewährleisten konnte. Um vorprogrammierten Auseinandersetzungen aus dem Wege zu gehen, ist der Bezug von Hardware und Software aus einer Hand sicherlich sinnvoll. Ein Softwarepflegevertrag mit kurzfristiger Präsenzpflicht ist existentiell wichtig, Hardwareprobleme werden zunächst durch die Garantiezeit entschärft.

Wie soll sich der Praxisinhaber unter den derzeit rund 200 von der Kassenärztlichen Bundesvereinigung (KBV) zugelassenen Systemen in der Wahl der für ihn richtigen Software auskennen? Welche praktikablen Vorschläge lassen sich aus den Empfehlungen und Erfahrungen der Computerprofis übernehmen und auch auf die Bedürfnisse des „schlichten" Benutzers

---

> **Übersicht A 2.3. 9** Tips zur Auswahl und zum Betrieb von Soft- und Hardware für EDV-Einsteiger in der Praxis [44]
>
> 1. Lassen Sie sich nie von einer gelungenen Messevorführung blenden!
> 2. Wenn Sie sich heute an ein *Softwarehaus* binden, dann in der Regel für mehr als 10 Jahre. Vertrauen Sie daher den großen am Markt etablierten Systemen, fragen Sie nach den Installationszahlen, nach der Anzahl der Mitarbeiter und insbesondere auch nach der Anzahl der Servicestützpunkte und, last not least, nach der Geschwindigkeit des Serviceteams.
> 3. Nur die 10 am häufigsten installierten Systeme sollten in eine engere Wahl genommen werden. Hier entscheidet nicht nur die Güte des Softwareproduktes, sondern auch die wirtschaftliche Potenz des Unternehmens.
> 4. Schauen Sie sich ein System in der Praxis des Kollegen für mindestens einen ganzen Arbeitstag in Ruhe an. Nur so werden Sie erkennen, ob das EDV-System die Praxisorganisation erleichtert oder erschwert, ob die Systemgeschwindigkeit für den Praxiseinsatz ausreicht und ob die gesamte Praxis das EDV-System akzeptiert. Gerade dieser Ratschlag scheint mir unter dem Strich der wichtigste zu sein, und ich kann nur feststellen, daß ich in meiner Praxis viel zu selten von Kollegen besucht werde, die sich für eine EDV entscheiden wollen.
> 5. Verzichten Sie auf das *Einplatzsystem*, steigen Sie mit der kleinsten *Mehrplatzeinheit* ein, die Ihnen später eine preiswerte *Erweiterungsmöglichkeit* bietet.
> 6. Benutzen Sie konsequent die Tastatur als alleiniges Eingabemedium, üben Sie das Maschinenschreiben, und Sie werden sehen, daß bereits nach kurzer Zeit Ihre Finger auf der Tastatur nur so zu fliegen scheinen. Nur in ganz seltenen Ausnahmen sollte auch auf die anderen Eingabemedien zurückgegriffen werden, denn der ständige Wechsel der Medien bremst spürbar die Geschwindigkeit der Befehlseingabe.
> 7. Verzichten Sie auf die *Farbe beim Monitor*, denn die Übersichtlichkeit eines Bildschirms ist in kürzester Zeit erlernbar, d. h. es wird die Blickführung des Auges durch die permanente Wiederholung im Gebrauch geschult.
> 8. *An jeden Arbeitsplatz*, an dem eine Leistung erbracht wird, gehört *ein Terminal* (Bildschirm, Tastatur). Nur so kann vermieden werden, daß erbrachte Leistungen auf dem Weg zum nächsten Terminal bereits wieder vergessen werden.
> 9. Achten Sie v. a. darauf, daß bei der Abrechnung mit Consultingfirmen klar getrennt wird zwischen allgemeinen Beratungsleistungen (sofort in voller Höhe absetzbar) und der eigentlichen Softwareentwicklung. Da eine hundertprozentige Abgrenzung oft nicht möglich ist, ergeben sich immer gewisse Gestaltungsmöglichkeiten.

übertragen? Dazu hat der Münsteraner Allgemeinarzt, Dr. med. Klaus Wahle, Mitglied im Arbeitskreis EDV des Berufsverbandes der Allgemeinärzte Deutschlands – Hausärzteverband (BDA), einige Tips zusammengestellt (Übersicht A 2.3).

2.3.4 Praxisstatistik

Struktur und wirtschaftliches Volumen einer Arztpraxis sind ständigen Schwankungen unterworfen. Das gilt nicht nur für den Praxisbeginn in der Aufbauphase (vgl. A 1.1) oder für jene Kollegen, die sich mit Gedanken der Praxisaufgabe tragen (vgl. B 3), sondern genauso auch für Ärzte, die noch voll im Geschirr stehen.

Übersicht A 2.4. Einfaches Praxisstatistikprogramm der Firma Optomed zur Überprüfung wichtiger Praxisgrößen:

– Fallzahlen,	– Neuzugänge,
– Quartalsumsatz,	– Notfälle,
– Tagesumsatz,	– Patientenkontakte,
– Leistungsgruppen,	– Tagesprofile,
– Ziffernhäufigkeit,	– Quartalsprofile,
– Fachgruppendurchschnitte,	– Abweichungen.

Eine individuell und einfach für die jeweilige Praxis zugeschnittene *Strukturanalyse* umfaßt die Untersuchung und Betrachtung folgender Größen:
- Scheinzahl,
- Neuzugänge pro Quartal,
- Altersstruktur,
- Gebietsverteilung.

Von besonderer Bedeutung ist es, die *Neuzugänge pro Quartal* zu erfassen; daraus läßt sich leicht erkennen, ob die Scheinzahl in der Praxis wächst, gleichbleibt oder abnimmt. Dagegen läßt sich eine Aussage über die Praxisabgänge nicht treffen. Die Neuzugänge werden in einfacher Weise mittels einer Strichliste erfaßt. Als grobe Anhaltszahl gelten für eine Hausarztpraxis mittlerer Größe 30–50 Neuzugänge/Quartal (vgl. A 1.1.2.2).

Durch die Erfassung der *Altersstruktur* (Abb. A 2.17) vermag sich der Arzt frühzeitig ein Bild über die zu erwartenden natürlichen Abgänge in den nächsten Jahren zu verschaffen. Dazu ist es notwendig, daß am Quartalsende (beispielsweise im Rahmen der Abrechnung anhand der Karteikartendaten) eine Strichliste über den Jahrgang der erfaßten Patienten geführt wird. Es genügt, eine solche Altersstatistik alle 5 Jahre zu erstellen.[20]

Ein besonders einfacher und zugleich lehrreicher Einstieg in die „Welt des Praxiscomputers" ist ein *Praxisstatistikprogramm*. Bewährt hat sich eine von Ärzten entwickelte Software[21], mit der sich bestimmte Daten für die Praxis erfassen und beurteilen lassen (Übersicht A 2.4).

Der Arzt muß wissen, wie seine tägliche Arbeitsleistung honoriert werden kann und muß dies gelegentlich auch der Helferin mitteilen.

Merke:
Abrechnungswahrheit und Abrechnungsklarheit: Arzt und Helferin dürfen in Abrechnungsfragen nicht zu „Komplizen in der Manipulation der Daten" werden!

---

[20] Die Gewinnung und Interpretation all dieser Daten auch für Praxen, die ohne Computer arbeiten, ist gut verständlich und ausführlich dargestellt in Brüggemann E, Mader FH: *Abrechnungstechnik in Bildern* [6].

[21] Fa. Optomed GmbH, Europaplatz 14, 44575 Castrop-Rauxel.

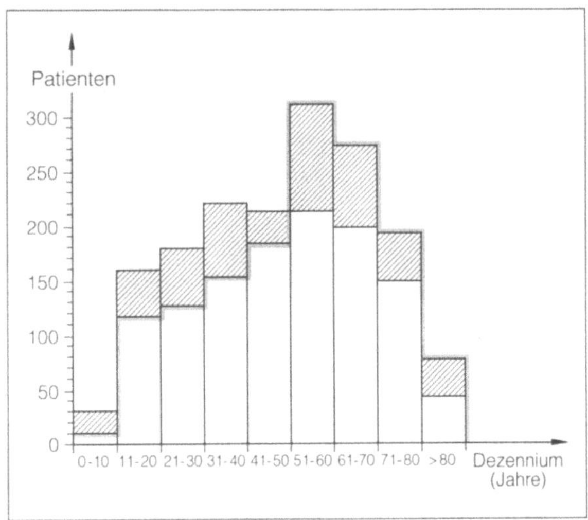

Abb. A 2.17. Altersstruktur von zwei typischen Allgemeinpraxen (aufgeschlüsselt nach Dezennien). Bei Praxis A (rot umrandet) läßt sich absehen, daß in den nächsten Jahren durch natürlichen Abgang ein erheblicher Praxisrückgang hingenommen werden muß. Dagegen ist Praxis B von ihrem Altersaufbau her gesund (Nach [6])

2.3.5 Privatabrechnung

Obwohl rund 90 % der Bevölkerung Mitglieder einer (gesetzlichen) Primärkrankenkasse (PKK) oder einer Ersatzkrankenkasse (EKK) sind, wird der *Privatpatient* gerade für den niedergelassenen Arzt, auch für den Hausarzt, noch stärker an wirtschaftlicher Bedeutung gewinnen[22]. Dies um so mehr, als der Vertragsarzt in seiner Kassenpraxis derzeit einen beispiellosen Ertragsrückgang hinnehmen muß, wie er sich aus verschiedensten Faktoren ergibt (z.B. Deckelung des Gesamthonorars, Punktwertverfall durch Leistungsausweitung, zunehmende *Honorarkürzung* und *Arzneimittelregresse*[23], v. a. aber jüngst durch die *Niederlassungsschwemme* im Gefolge des GSG).

Die Novellierung der privaten Gebührenordnung (GOÄ) zum 1. 4. 1994 brachte gerade für den Hausarzt deutliche höhere Erlöse aus privatärztlicher Rechnungstellung. Der niedergelassene Arzt wird sich also in noch stärkerem Maße um den Privatpatienten kümmern und diesen in seinen Erwartungen bezüglich *Leistung und Service der Praxis* zufriedenstellen müssen. Einzelne Praxen, die sich seit langem schon auf den Privatpatienten eingestellt haben (auch Allgemeinpraxen!), zählen in ihrer Gesamtklientel bereits bis zu 25 % an Privatpatienten, durch die teilweise mehr als 30 % des Gesamtpraxisumsatzes erzielt werden.

---

22 Empfehlenswerte Lektüre: Die Bedeutung des Privatpatienten für den niedergelassenen Arzt (1992) 63 S., Brendan-Schmittmann-Stiftung des NAV-Virchowbundes, Belfortstraße 9, 50668 Köln.
23 Vgl. ausführlich die Kleinschrift von Rechtsanwalt J. Niedermayer: *Honorarkürzung und Arzneimittelregreß*. Wirtschaftlichkeitsprüfung nach § 106 (2) SGB V (1994) practica-Schriftenreihe, Heft 2. 58 S. 2. Aufl. 25 DM (einschl. Versand) über practica, 93150 Nittendorf.

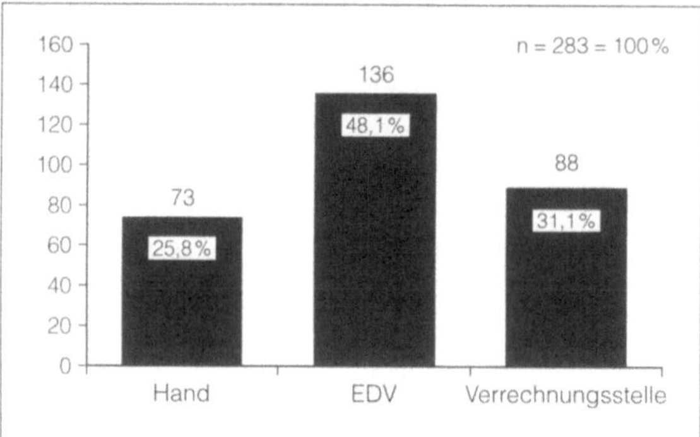

Abb. A 2.18. Privatabrechnung bei 283 Fachärzten für Allgemeinmedizin in Deutschland-West, aufgeschlüsselt nach Abrechnung per Hand,EDV oder Verrechnungsstelle (Nach [32])

Merke:
Der Privatpatient selbst ist direkt dem behandelnden und rechnungstellenden Arzt gegenüber erstattungspflichtig.

Der Arzt hat Anspruch auf die Erstattung der Rechnung, „wenn dem Zahlungspflichtigen eine . . . entsprechende Rechnung erteilt worden ist" (§ 12 Abs. 1 GOÄ 1988). Zugleich muß eine solche Rechnung auch verschiedenen formalen Gesichtspunkten entsprechen und bestimmte Details enthalten. Da ferner – ähnlich dem EBM – zahlreiche Leistungsausschlüsse und mögliche -kombinationen[24] auch bei der GOÄ berücksichtigt werden müssen, empfiehlt sich ab einer gewissen Zahl an Privatpatienten die praxiseigene Abrechnung per *EDV*. Sie hat unzweifelhafte Vorzüge gegenüber anderen Methoden der Privatabrechnung (s. unten) und ist somit auch dem Computereinsteiger oder gar -verweigerer zu empfehlen (Übersicht A 2.5).
Obwohl in einer Untersuchung von 280 Allgemeinpraxen nahezu die Hälfte der Ärzte einen Computer einsetzt (vgl. Tabelle A 2.2 von S. 106), nehmen nur 77 Praxen (d. s. 56%) die Kassenabrechnung per Diskette vor. Dagegen rechnen die Computerbesitzer bereits zu 100% per EDV ihre Privatpatienten ab. Die Abrechnung per Hand bzw. Schreibmaschine (s. weiter unten) kommt mit 25,8% immerhin noch beträchtlich häufig vor (Abb. A 2.18).

Am Beispiel der computermäßig durchgeführten Privatabrechnung können sich Arzt und Helferinnen oftmals in recht eindrucksvoller Weise praktisch davon selbst überzeugen, welche Vorteile, aber auch welche Schwierigkeiten oder gar Katastrophen (z. B. fortlaufende Softwarepflege, defekte Hardware, Datenabsturz) mit der Benutzung einer EDV verbunden sind.

Neben der Rechnungsstellung in eigener Praxis per EDV bieten sich in bewährter Weise die zahlreichen *privatärztlichen Verrechnungsstellen*[25] an, wie sie von KV- zu KV-Bezirk als von Ärzten (!) eingetragene Vereine

---

24 Vgl. ausführlich Weber G (1994) Privat-GOÄ – Leistung und Gebühren. Katalog und Kommentar für die Allgemeinpraxis. Standard–Spektrum–Highlights. 158 S., Kirchheim, Mainz.
25 Beispielhaft: Privatärztliche Verrechnungsstelle, Gymnasiumstraße 18–20, 63654 Büdingen.

<table>
<tr><td>

Übersicht A 2.5. Vorteile der praxiseigenen Privatabrechnung per Computer

- Rasche, sogar tägliche Rechnungstellung, dadurch frühestmöglicher Geldeingang;
- persönliche Kontrolle aller auslaufenden Rechnungen durch den Praxisinhaber auf Vollständigkeit und Angemessenheit;
- Kontrolle der eingehenden Zahlungen und Entwicklungen eines Gefühls für den direkten Geldzufluß in Abhängigkeit von den erbrachten Leistungen (aus psychologischen Gründen für den überwiegend von Voraus- und Abschlagszahlung abhängigen angeblich „freien" Kassenarzt nicht unwichtig);
- Ersparnis bis zu 7% der Rechnungssumme an Bearbeitungskosten im Vergleich zur externen Rechnungsstellung durch praxisexterne Abrechnungsunternehmen;
- recht guter und v. a. motivationsgesteuerter Einstieg in die Praxis-EDV;
- äußerste Preiswertigkeit, da Bearbeitungskosten zugunsten Dritter entfallen;
- höchst individuelles Mahnverfahren durch den Arzt selbst (z. B. im Rahmen des nächsten Arzt-Patienten-Kontaktes) bei bestimmten säumigen Zahlern.

</td></tr>
</table>

bestehen. Daneben gibt es zahlreiche Abrechnungsstellen, die jedoch nicht von Ärzten geführt sind. Diesen Unternehmen kann der Arzt häufig seine Rechnungsforderungen abtreten; dadurch erhält er mit der Abgabe der Rechnungen sofort den ausstehenden Gesamtbetrag. Die Rechnungsstelle zieht dann innerhalb kurzer Fristen beim Patienten den Betrag ein. Im allgemeinen wird der Arzt für einen solchen Service mit rund 3% Verwaltungskosten belastet

> **Merke:**
> Als *Abrechnungsintervall* für Privatpatienten bieten sich das Monatsende oder spätestens das abgelaufene Quartal an.

Für Praxen mit nur kleinem Privatpatientenanteil empfiehlt sich die *handschriftliche Abrechnung* im Durchschreibeverfahren (Abb. A 2.19), die sich immer noch großer Beliebtheit erfreut[26]. In ähnlicher Weise empfiehlt sich diese Abrechnung im „Blaupapierverfahren" für die meist kleinen Beträge, die der Kassenarzt im Rahmen seiner berufsgenossenschaftlichen Mitbehandlung der BG direkt in Rechnung stellen muß[27]. Im allgemeinen fallen beispielsweise in einer Allgemeinpraxis pro Quartal nur 20–25 solcher Rechnungen an.

---

[26] Weber G (1994) Abrechnungssystem für Privatpatienten. Rechnungsformulare – Multiplikatorentabellen – Leistungslegenden. Komplettpaket zur GOÄ '94. Bestehend aus 200 Rechnungsformularen mit je 2 Durchschlägen, 3 wischfesten Multiplikatorentabellen und 200 zweiseitigen Leistungslegenden. Ohne Adresseneindruck. Gesamtpreis 116,30 DM. Weitere Informationen: Verlag Kirchheim, Postfach 2524, 55015 Mainz.

[27] Mader FH: Arbeitsunfälle – Hausarzt und Berufsgenossenschaft. 25seitiger, fortlaufend aktualisierter Sonderdruck. Für FDA-Mitglieder 10 DM, für Nichtmitglieder 15 DM (inkl. Versand). Redaktion „Der Allgemeinarzt", 93150 Nittendorf

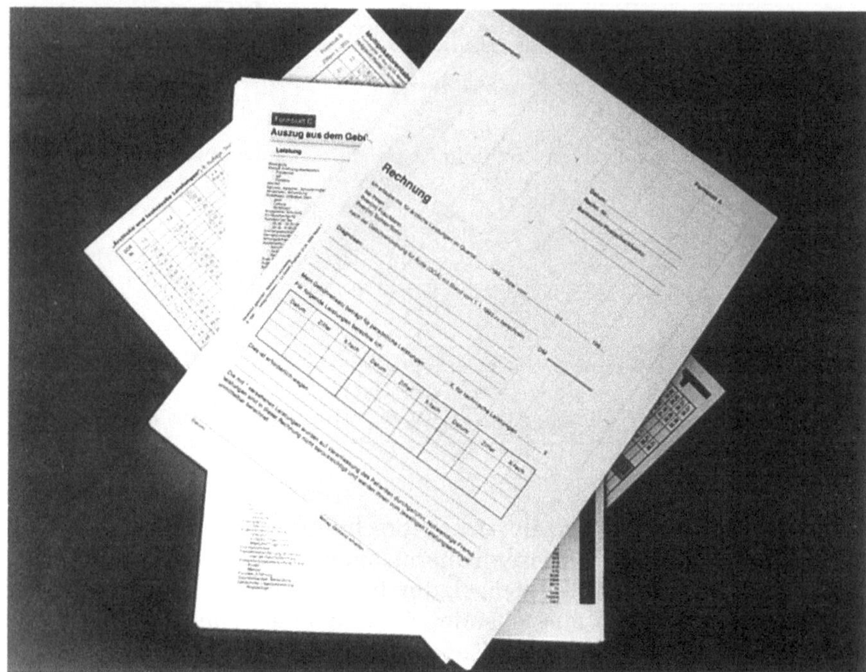

Abb. A 2.19. System für die handschriftliche Abrechnung bei Privatpatienten nach G. Weber (s. Fußnote 26, S. 113) für kleine oder Praxen mit geringem Privatpatientenanteil nach GOÄ '94. In einem Formularpaket (mit oder ohne Praxiseindruck) sind mehrere Rechnungssätze, Leistungslegenden (beilegungspflichtig) mit den wichtigsten hausärztlichen Gebührenordnungsnummern sowie eine Multiplikatortabelle für unterschiedlich hohe Steigerungsfaktoren enthalten

2.4 Praxistechnik

Wurde dem Kassenarzt noch in den 60er und 70er Jahren der Vorwurf gemacht, er betreibe „Opas Praxis", so sieht er sich heute mit dem Vorwurf konfrontiert, er würde eine „Schleiflackpraxis" führen, die mit medizinischem High-tech hochgerüstet sei.

Die medizintechnische Praxisgrundausstattung sowie mögliche spätere Anschaffungen sind in Übersicht A 2.6 alphabetisch zusammengefaßt. Zudem ist auf die ausführliche Darstellung der Praxisausstattung nach Standard – Spektrum – Highlights in Kapitel A 1.1.1.2 (vgl. Übersicht A 2.1) sowie auf den Sonderdruck von Mader FH: „Struktur und Leistungsspektrum einer Allgemeinpraxis" [32] verwiesen (vgl. Fußnote. S. 2).

Die Forderung nach *Rationalisierung der apparativen Ausrüstung* stellt sich immer dann besonders akut, wenn neue Untersuchungsverfahren eingeführt oder neue Einrichtungen und Geräte angeschafft werden sollen.
Dabei muß der Begriff „Rationalisierung" unter verschiedenen Aspekten gesehen werden:

1. Zeitliche Entlastung des Arztes.

Übersicht A 2.6. Medizintechnische Grundausrüstung und mögliche spätere Anschaffungen für eine Allgemeinpraxis. Auswahl, alphabetisch geordnet [33].

Fachspezifische medizinische Praxisausrüstung

Grundausrüstung:

- Babywaage,
- Bajonettpinzette (für Ohr und Nase),
- Blutzuckerschnelldiagnostikapparat,
- Elektrokardiograph,
  ggf. mit automatischer Auswertung,
  ggf. mit EDV,
- fahrbarer Drehhocker,
- Farbprüftafeln nach Isihara bzw. Vehlhagen,
- Gipszange und -schere,
- Holzstethoskop (für Schwangeren-untersuchung),
- Infusionsständer (ggf. fahrbar),
- Inhalationsgerät,
  Kompressionsgerät oder Ultraschallvernebler,
- Kehlkopfspiegel,
- Kühlschrank für Reagenzien- und Impfstofflagerung,
- Laborausstattung,[a]
- Luftduschengummiball nach Politzer,
- Mikroskop,
- Nasenspekulum,
- Notfallkoffer,
- Ohrspritze,
- Operationsbesteck (anatomische und chirurgische Pinzette, Nadelhalter, Skalpell, Schere spitzstumpf, Kocher-Klemme, Nahtmaterial) (vgl. Abb. 1),
- Reflexhammer,
- Sehprobentafeln für Kinder und Erwachsene,
- Sterilisator,
- Vaginalspekulum nach Cusco oder Kristeller,
- Verbandschere,
- Wandschrank für Pflaster und Mullbinden.

Mögliche spätere Anschaffungen:

- Audiometer,
- Autoklav,
- Brutschrank,
- chirurgische Bestecke, Ergänzung (scharfer Löffel, Nagelfaßzange, Tupferkornzange, Sonden, Splitterpinzette, Langenbeck-Wundhäkchen, Klammerentfernungszange),
- Dermatoskop,

- Elektrochirurgie (Glüh- und Thermokauter bzw. Hochfrequenzgerät),
- Ergometriemeßplatz einschl. Defibrillator,
- Extensionsgerät nach Perl bzw. Glisson,
- Fahrradergometer (drehzahlabhängig bzw. -unabhängig),
- Fotoapparat (für Dokumentation von Erstbefund und Verlauf),
- Gefäßdoppler (unidirektional bzw. bidirektional),
- Gipssäge (elektrisch),
- Gipsspreizer,
- Gipskorrekturzange („Rabenschnabel"),
- gynäkologischer Untersuchungsstuhl,
- gynäkologisches Diagnostik- und Therapieinstrumentarium (Abstrichtupfer, Glasbehälter zur Fixierung, einfache schwenkbare Beleuchtung, Wasserschüssel für gebrauchtes Spekulum),
- HNO-Halogen-Spiegelecke,
- Koagulometer nach Schnitger,
- Langzeitblutdruckmeßgerät,
- Langzeit-EKG,
- Lungenfunktionsgerät (Keilbalgprinzip bzw. vollelektronisch mit Ausmessung),
- Ophthalmoskop,
- Operationseinrichtung (einfacher Operationstisch, einfache schwenkbare Beleuchtung),
- Operationshocker (fahrbar),
- Phasenkontrastzusatz für Mikroskop,
- Photometer für Naß- bzw. Trockenphotometrie,
- Pipetten (automatische),
- Proktoskop,
- Rektoskop mit Kaltlichtprojektor und Tupferfaßzange (ggf. Probeexzisionszange),
- Reizstromgerät für Diagnostik und Therapie,
- Röntgenbildbetrachtungskasten (ggf. zum Einbau),
- Ultraschalldiagnostikgerät (Linearscan bzw. Sektorscan),
- Ultraschalltherapiegerät
- Verbandtrommel,
- Wärmetherapie (Mikrowelle, Kurzwelle, Dezimeterwelle),
- Zentrifuge (für Urinsediment, ggf. für Hämatokrit).

[a] Empfehlenswert: Haeckel R, Rotzler A (1984) Empfehlungen zur rationellen Ausstattung des Labors. 4. Aufl. Niederlassungsservice des Zentralinstituts für die kassenärztliche Versorgung in der Bundesrepublik Deutschland, Köln.

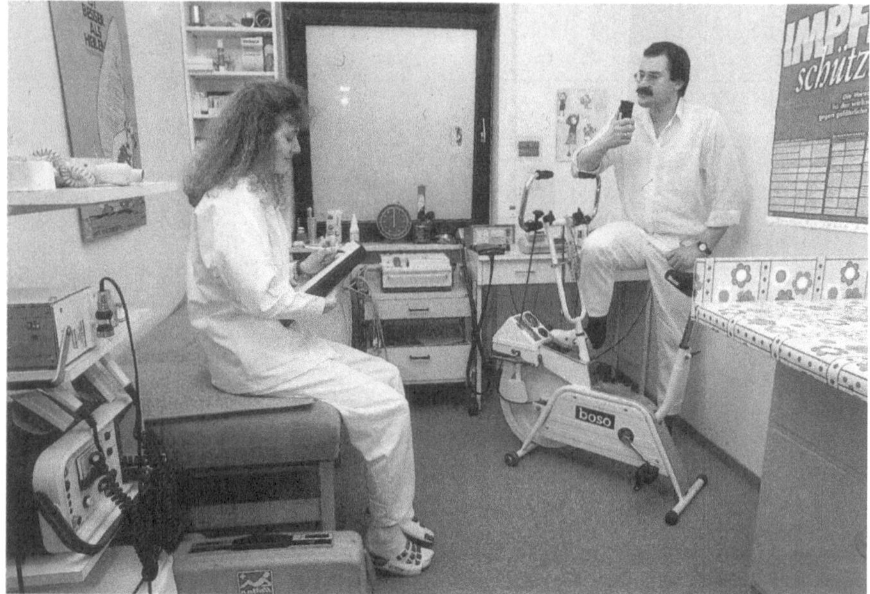

Abb. A 2.20. Praxisbegehung. Der Arzt erfaßt zusammen mit der leitenden Helferin sämtliche medizinisch-technischen Apparate der Praxis. In festgelegten Intervallen wird deren Funktion und technischer Zustand überprüft. Im Bild der Untersuchungsraum „Herz/Kreislauf" einer internistischen Praxis (im Vordergrund Lungenfunktionsgerät, Doppler, Defibrillator)

2. Optimierung der Einrichtung: Geräteeinsatz (vgl. A 1.1.1.2) und damit erzielbare Informationen müssen in quantitativer wie qualitativer Hinsicht in einem möglichst günstigen Verhältnis zueinander stehen.
3. Die Kosten für das eingesetzte Kapital, für die Amortisierung und die aufgewendete Zeit dürfen nicht höher sein als der Ertrag.

2.4.1 Gerätewartung

Irgendwann wird jedes medizinisch-technische Gerät in der Arztpraxis defekt. Dies ist besonders problematisch, wenn dadurch unmittelbar die Sicherheit des Patienten betroffen wird (vgl. A 2.4.2).

Um eine reibungslose und v. a. fortlaufende Funktion zu gewähren, empfiehlt es sich, eine *regelmäßige Gerätewartung* vorzunehmen. Geräte der Grupe 1 (vgl. A 2.4.2, Übersicht 11) müssen ohnedies jährlich durch einen Sachverständigen überprüft werden (vgl. A 2.4.2), dagegen empfiehlt es sich für alle anderen Geräte, deren Funktion in festgelegten Intervallen im Rahmen einer *Praxisbegehung* (Abb. A 2.20) zu überprüfen.

Eine gewisse Hilfe im Falle eines Gerätedefektes kann es sein, wenn der Arzt an zentraler Stelle (z. B. im practica-Gerätebuch – vgl. A 2.4.2 und Abb. A 2.21) rasch auf die dort systematisch gesammelten Gebrauchsanweisungen der einzelnen Gerätehersteller zurückgreifen und sich mit weiterer Information (oder der Anschrift des Herstellers) versorgen kann.

> **Übersicht A 2.7.** Medizinisch-technische Geräte der Gruppe 1 (Auswahl), die erfahrungsgemäß auch in Praxen niedergelassener Ärzte stehen können
>
> - Defibrillator,
> - Geräte für Diagnostik und Therapie:
>   Reizstromdiagnostikgeräte,
>   Reizschwellenmeßgeräte,
>   Reizstromtherapiegeräte,
>   Interferenzstromtherapiegeräte,
>   Lasergeräte zur Stimulation von
>   Muskeln,
> - Hochfrequenzchirurgiegerät,
> - Photo- und Laserkoagulatoren,
> - Elektroakupunkturgerät,
> - Akupunkturlaser,
> - Lasergerät zur Stimulation von Nerven und Muskeln,
> - Reizschwellenmeßgerät,
> - elektrogalvanische Bäder (Stanger-Bäder),
> - Elektroanästhesiegerät,
> - TENS-Gerät,
> - elektromyographische Stimulationseinrichtung,
> - Infrarotkoagulator.

2.4.2 Medizinproduktegesetz (MPG)

Die *Medizingeräteverordnung (MedGV)* vom 1. 1. 1986 betrifft hauptsächlich Geräte aus dem Krankenhausbereich; aber auch einzelne Apparate, die der niedergelassene Arzt anwendet, fallen darunter. Die MedGV wurde zum 1. 1. 1995 durch das *Medizinproduktgesetz (MPG)* abgelöst.

Insgesamt sieht der Gesetzgeber *4 Gerätegruppen* vor. Für den Hausarzt sind jedoch nur Geräte der Gruppen 1 und 3 von Bedeutung.

In Gruppe 1 werden 25 Geräte namentlich erwähnt, von denen erfahrungsgemäß maximal nur 4 Geräte in einer Allgemeinpraxis stehen (vgl. Übersicht A 2.7) und für die – im Vergleich zu den Geräten der Gruppe 3 – weitgehende Vorschriften an die Sicherheit des Gerätes, seine Wartung und an die Kontrolle durch die Betreiber gestellt sind.

Geräte der Gruppe 1 müssen von sachverständigen Personen (z. B. TÜV, DEKRA, Fachhandel) in regelmäßigen Intervallen (meist jährlich) kontrolliert werden.

Bei den Geräten der Gruppe 3 handelt es sich um energetisch betriebene medizinisch-technische Geräte (z. B. Elektrokauter, Hochfrequenz(HF)-Wärmetherapiegeräte wie Kurz-, Dezimeter-, Mikrowelle), für deren Betrieb es keine besonders weitreichenden Vorschriften in der Praxis zu beachten gibt. Die unterschiedlichen Anforderungen für die Geräte der Gruppe 1 und 3 sind in Tabelle A 2.3 dargestellt.

Nachzuweisen sind für *alle* energetisch betriebenen medizinisch-technischen Geräte, die nicht der besonderen Gefahrengruppe 1 angehören:

- Einhaltung der Arbeitsschutz- und Unfallverhütungsvorschriften,
- Bedienung der Geräte nur durch speziell eingewiesene Personen mit besonderer Ausbildung oder Kenntnissen und Erfahrungen,
- Vergewisserung über den ordnungsgemäßen Zustand des Gerätes vor *jeder* Anwendung,
- Führen eines Bestandsverzeichnisses,
- Unfall- und Schadensanzeige bei gerätebedingten Personenschäden.

Bei den in der MedGV gesondert aufgeführten Geräten der Gruppe 1 (Übersicht A 2.7) ist darüber hinaus folgendes nachzuweisen:

Tabelle A 2.3. Übersicht über die verschiedenen Betriebsbedingungen für Geräte der Gruppen 1 und 3 nach der MedGV in Abhängigkeit von der jeweiligen		
Anforderung	Gruppen	
	1	3
Bau nach Regeln der Technik	+	+
Warneinrichtung bei Energie-/Medikamentendosierung	+	+
Kennzeichnung	+	+
Deutsche Gebrauchsanweisung (nicht bei Trivialgeräten)	+	+
Bauartzulassung	+	
Regeln der Technik und UVV beachten (keine gefährlichen Geräte einsetzen)	+	+
Personal geschult	+	+
Funktionsprüfung bei Übergabe	+	
Schulung des Personals am Gerät	+	+
Sicherheitstechnische Kontrollen	+	
Bestandsverzeichnis	+	+
Lebenslaufdokumentation des Gerätes	+	
Unfallanzeige	+	+

- Neue Geräte müssen vor der erstmaligen Inbetriebnahme durch Hersteller oder Lieferant einer Funktionsprüfung unterzogen werden.
- Sicherheitstechnische Kontrollen müssen in vorgeschriebener und wiederkehrender Weise durchgeführt werden.
- Die Gebrauchsanweisung muß griffbereit in Gerätenähe liegen.
- Neben dem Bestandsverzeichnis muß auch ein *Gerätebuch* (Abb. A 2.21) geführt werden [29].

Eine von der practica-Fortbildungsgesellschaft herausgegebene *Praxismappe* im Format DIN A4 „Ringordner Medizingeräteverordnung (MedGV)"[28] enthält neben einem ausführlichen Sonderdruck zur gesetzlichen Grundlage und zur Handhabung dieses Ordners sämtliche Formulare, die zur Durchführung der MedGV und des MPG erforderlich sind.

---

[28] practica-Ringordner MedGV enthält speziell ausgestattet für allgemeinärztliche und internistische Praxen: 1 Bestandsverzeichnisblatt (für 16 Geräte der Gruppen 1 und 3), 4 Gerätebücher (für je 1 Gerät der Gruppe 1), Einlegemöglichkeiten für Gebrauchsanweisungen, 1 Sonderdruck Medizingeräteverordnung. Gesamtpreis 35 DM inkl. MwSt. + Versand. practica, Postfach, 93150 Nittendorf.

Gerätebuch Vorblatt Seite .....

Achtung: Je Gerät der
Gerätegruppe 1 jeweils
ein eigenes Gerätebuch
anlegen!

GERÄTEBUCH

(§ 13 MedGV)

Praxisstempel:

Dr. med. Detlev Durchblick
Facharzt für Allgemeinmedizin
Flinker Weg 4
91302 Weitschau
68 / 3 02

Datum:

Geräte-Stammdaten für ein Gerät der Gruppe 1

Inventar-Nr.

12

Geräteart
(Anlage zur MedGV)

Defibrillator

Gerätetyp

tragbar , Porta Pulse 980083

Fabrik-Nr.

3194

Hersteller/
ggf. Importeur
(Anschrift, ggf. Telefon)

Sanol Schwarz, Monheim

Lieferant
(Anschrift, ggf. Telefon)

Firma Stengelin, Passau

Anschaffungsjahr

1987

Standort bzw.
betriebl. Zuordnung

EKG-Raum, Zimmer 7

Bauartzulassungs-
zeichen oder
Datum der Bescheini-
gung nach § 22 Abs. 1
oder 2 MedGV

10.07.1987

Abb. A 2.21. Gerätebuch (Stammdatenlisten), anzulegen für jedes Gerät der Gruppe
1 nach § 13 MedGV, bestehend aus: 1 Blatt Gerätestammdaten, 2 Blätter Funktionsprüfung / Einweisung Personal, 2 Blätter sicherheitstechnische Kontrollen / In-
standhaltungsmaßnahmen, 1 Blatt Funktionsstörungen / Bedienungsfehler. (Aus:
Praxismappe „FDA-Ringordner MedGV", Fußnote 28, S. 118)

2.4.3 Büroausstattung

Bereits an anderen Stellen dieses Buches wurde auf die Büroausstattung hingewiesen, wie sie zum Standard bzw. Spektrum der Praxis eines niedergelassenen Arztes gehört (vgl. Übersicht A 1.1 in A 1.1.1.2 und Tabelle A 2.2 in A 2.3).

Ein *Telefaxgerät* gehört heute durchaus schon zum Ausstattungsspektrum einer Praxis. Wer nicht ohnedies seine Labordaten online über die Laborgemeinschaft bezieht, kann sich diese per Fax überspielen lassen. Auch für die rasche Übermittlung von Facharztbefunden kann ein Faxgerät gute Dienste leisten. Vor der Anschaffung sollte der Arzt prüfen, wieweit er langfristig mit einem preislich günstigen Gerät zufrieden ist, das auf Thermopapierbasis arbeitet; dieses hauchdünne Papier rollt sich ein und läßt sich nur schwer archivieren. Auch verblaßt die Schrift in kurzer Zeit, so daß sich bei wichtigen Befunden eine Fotokopie auf Papier von solchen Faxmitteilungen empfiehlt. Obendrein läßt sich das Thermopapier nicht recyclen. Faxgeräte, die auf Echtpapierbasis arbeiten, sind derzeit noch erheblich teurer in der Anschaffung.

Auch wenn einzelne Praxen bereits ausschließlich einen Computer benutzen und damit in bequemer Weise ihre Textverarbeitung, die sich beliebig oft auf dem Bildschirm korrigieren läßt, vornehmen (z. B. Niederschrift von Facharztbriefen), sollte dennoch auch in diesen Praxen zusätzlich eine *einfache elektrische Schreibmaschine* stehen; dadurch können die in jeder Praxis so zahlreichen und unterschiedlich aufgemachten Formularvordrucke (z. B. von Gerichten, Behörden, Privatversicherern) rasch und zeilengenau betippt werden.

2.4.4 Praxishygiene

Die Hygiene in der Praxis und die Entsorgung von Praxismaterial gewinnen durch neue Infektionskrankheiten (HIV), Gefährdung durch kontaminiertes Material sowie im Rahmen des allgemeinen Umweltschutzes zunehmend an Bedeutung.

Die Übertragung von Krankheitserregern erfolgt in der Arztpraxis in erster Linie durch die Hände von Arzt und Arztpersonal, im weiteren durch nicht sachgerecht aufbereitete Instrumente und die Kleidung. Die Keimübertragung, ausgehend von kontaminierten Flächen, besitzt hingegen höchstens marginale Bedeutung [18].

> **Merke:**
> Händereinigung und Desinfektion, Aufbereitung des Instrumentariums, Überprüfung der Sterilisation und Wäschehygiene sind die wichtigsten Hygienemaßnahmen in der ärztlichen Praxis.

2.4.4.1 Gesetzliche Vorschriften

Für die einzelnen Arbeitsbereiche in der Praxis sind entsprechend der Infektionsgefährdung Maßnahmen zur Desinfektion, Reinigung und Sterilisation sowie zur Ver- und Entsorgung schriftlich festzulegen, ihre Durchführung ist zu überwachen. Das sieht § 9 UVV der Unfallverhütungsvorschriften der Berufsgenossenschaft[29] vor, die am 1. Oktober 1982 in Kraft getreten ist.

Über dieselbe BG sind auch folgende Anregungen zu Unfallverhütung und -vermeidung zu beziehen:

- M 714 / Ampullen öffnen ohne Verletzungen;
- M 721 / Einwegkanülen, Klingen, Nadeln, Lanzetten;
- M 791 / Hepatitis (ein unvermeidbares Risiko).

Jeder Praxisinhaber ist verpflichtet, an sichtbarer Stelle ein standardisiertes *Kleinplakat über die Mitgliedschaft* seines Betriebes in der BG für Gesundheitsdienst und Wohlfahrtspflege anzubringen. Zusätzlich empfiehlt es sich, auch die *BG-Nummer der Praxis* auf diesem Anschlag wischfest aufzutragen, damit im Verletzungsfall ohne langes Herumsuchen in den Unterlagen direkt mit der BG unter der betreffenden BG-Nummer der Kontakt aufgenomen werden kann (s. Abb. A 1.13, S. 40). Weitere Hinweise zur BG in A 2.7.5.1.

2.4.4.2 Schutzkleidung

Schutzkleidung oder -kleidungsstücke dienen dem Schutz vor Verletzung und vor einer Kontamination mit Blut oder Körperflüssigkeiten in der Arztpraxis.

Handschuhe müssen nur getragen werden bei Kontakt mit Blut, Blutbestandteilen, Körperflüssigkeiten und Ausscheidungen, ebenso bei Berühren der Schleimhaut oder der nicht intakten Haut des Patienten. Bei Minimaleingriffenn wie i.m.-Injektionen kann bei anamnestisch unauffälligen Patienten auf Handschuhe verzichtet werden.

Schutzkittel, auch wasserundurchlässige Schürzen, sind nach Auffassung der Klinikhygieniker Daschner und Frank u. a. zu tragen, wenn eine „massive Kontamination der Kleidung mit . . . Ausscheidungen" möglich ist, z. B. bei der Rektoskopie – bei der nach Auffassung derselben Autoren auch *Schutzhandschuhe* zu tragen sind; dies gilt auch für die Praxis des niedergelassenen Arztes [8].

2.4.4.3 Desinfektionsmaßnahmen

Die *Desinfektion* ist neben der *Reinigung* und *Sterilisation* eine wichtige Maßnahme der Dekontamination. Bezüglich der Notwendigkeit und der praktischen Durchführung der Händereinigung und -desinfektion wird auf Übersicht A 2.8 verwiesen.
Bei jeder Verschmutzung von Flächen mit Blut und Körperflüssigkeiten sind die kontaminierten Oberflächen gezielt mit Desinfektionsmittellösung abzuwischen (*Scheuer-Wisch-Desinfektion*). Bei diesen Arbeiten sind Handschuhe zu tragen. Die vorgeschriebenen Konzentrationen und Einwirkungszeiten sind dabei zu beachten.

---

[29] Berufsgenossenschaft für Gesundheitsdienst und Wohlfahrtspflege, Postfach 76 02 24, 22052 Hamburg.

Übersicht A 2.8. Aktualisierter Desinfektionsplan für die ärztliche Praxis (Stand: 1994) unter besonderer Berücksichtigung von Aids und Hepatitis B [8]

Was?	Wann?	Womit?	Wie?
Händereinigung	Bei Betreten bzw. Verlassen des Arbeitsbereichs, vor und nach Patientenkontakt	Forlan Seraman Manipur	Flüssigseife, Einmalhandtuch
Händedesinfektion, hygienische	Zum Beispiel vor Verbandswechsel, Absaugen, Blasen-/Venenkatheterlegen und -pflege, Injektionen, nach kontakt mit infizierten Patienten	Desmanol Desderman Spitacid Sterillium	Etwa 3 ml Desinfektionsmittel in den Händen verreiben bis die Hände trocken sind. Kein Wasser zugeben!
Hände desinfektion, chirurgische	Nach Kontakt mit infizierten Patienten, nach Kontakt mit kontaminiertem Material (bei grober Verschmutzung vorher Hände waschen)	Freka sept 80 Desmanol Desderman Spitacid Betaisodona Seife	2 mal 5 ml je 2,5 min auf Händen und Unterarmen einreiben, nur Nagelfalze bürsten
Hautdesinfektion	Vor Punktionen, bei Verbandswechsel usw. --- vor Gelenkpunktionen	Neo-Kodan (ca. 30 s) Betaisodona-Lösung (mindestens 1 min) --- Neo-Kodan (1 min) Betaisodona-Lösung (1 min)	Einwirken lassen, mit Tupfer mehrmals abwischen. Nur einsprühen genügt nicht!
Schleimhautdesinfektion	Vor Blasenkatheterlegen	Betaisodona-Lösung	Unverdünnt auftragen
Instrumente	Nach Gebrauch	Automatische Reinigungs- und Desinfektionsmaschine --- S+M Labor 1 % bei Verletzungsgefahr: Gigasept 3 % 1 h	Anschließend autoklavieren --- einlegen, abspülen, autoklavieren
Standgefäß mit Kornzange	1mal täglich	Dampf	Autoklavieren
Trommeln	Nach Gebrauch, 1mal täglich (Filter bei Verfärbung und Brüchigkeit ersetzen)	Dampf	Autoklavieren (mit Datum versehen)
Blutdruckmanschette Kunststoff	Nach Kontamination (vor allem mit Blut)	Alkohol 70 %	Abreiben
Stoff		S+M Labor 1 %	einlegen, abspülen, trocken aufbewahren

Übersicht A 2.8. (Fortsetzung)

Thermometer	Nach Gebrauch	Alkohol 70 %	Abreiben
Urometer	Nach Gebrauch	Buraton 0,5 % 1 h Incidin 0,5 % 1 h	Einlegen, abspülen trocken aufbewahren
O$_2$-Anfeuchter -Vernebler, -Masken	Nach Gebrauch, spätestens nach 24 h	Automatische Reinigungs- und Desinfektions- maschine	Trocken und staubfrei aufbewahren
		mit klarem Wasser ausspülen	trocknen, thermisch desinfizieren (Dampf 75 °C)
Mobiliar, Geräte usw.	1mal täglich	Umweltfreundlicher Allzweckreiniger	Mit frischem Tuch abwischen
	nach Kontamination mit infektiösem Material	Buraton 10 F 0,5 % Incidin perfekt 0,5 %	
Untersuchungs- liege	1mal täglich	Umweltfreundlicher Allzweckreiniger	Mit frischem Tuch abwischen
	nach Kontamination mit infektiösem Material	Buraton 10 F 0,5 % Incidin perfekt 0,5 %	
Wäsche, Schutz- bekleidung	Nach Gebrauch	Waschmaschine	60 °C
Waschbecken	1mal täglich	Scheuerpulver	Gründlich reinigen
Toiletten	1mal täglich	Umweltfreundlicher Allzweckreiniger	
Fußboden	1mal täglich	Umweltfreundlicher Allzweckreiniger	Praxisübliches Reinigungssystem
	unmittelbar nach Kontamination mit infektiösem Material	Buraton 10 F 0,5 % incidin perfekt 0,5 %	Desinfektionsmittelge- tränktes Einmaltuch, Einmalhandschuhe
Abfall: (nur bei Verletzungs- gefahr) z.B. Skalpell, Kanülen	Nach Gebrauch	Leergewordene, durchstichsichere Kunststoffbehälter	Behälter fest verschließen
Anmerkungen:	Lösungen nach Ansatz verwendbar: Gigasept 14 Tage; Behälter abdecken! Buraton 10 F, Incidin perfekt täglich wechseln! Wenn *Desinfektionsmittel* mit Reiniger angesetzt wird, *täglich wechseln!* Verfallsdatum auf Behälter schreiben! Im Absauggefäß während Benutzung Betaisodona oder Braunoderm 1:100 zugeben. Ins Sekretglas kein Desinfektionsmittel geben!		

> **Merke:**
> Besprühen mit Desinfektionsmittel allein genügt nicht! [7]

Unnötig ist es, z. B. Waschbecken, Armaturen, Telefone, Türgriffe mit Desinfektionsmittel zu *besprühen.* Es genügt die Reinigung mit chlorhaltigen Scheuerpulvern. Patientenliegen und Untersuchungsstühle können mit Papier abgedeckt werden.

> **Merke:**
> Die Notwendigkeit einer regelmäßigen Flächenreinigung ist allein schon aus ästhetischen und psychologischen Gründen unbestritten. Die Flächendesinfektion kann auf wenige Situationen beschränkt bleiben. [18]

Der Fußboden in der ärztlichen Praxis ist praktisch kein Erregerreservoir für Infektionen, das gleiche gilt für die meisten Gegenstände und Fliesenwände. Labortische sollten allerdings routinemäßig, v. a. nach Blutkontamination, durch Wischen mit einer Desinfektionslösung desinfiziert werden. Hier genügt keine Seifenlösung [7].

Es ist zu empfehlen, daß der Praxisinhaber einen sog. *Hygieneplan* für die eigene Praxis entwirft, in dem die Desinfektionsverfahren für Instrumente, Gegenstände und Flächen aufgelistet werden sowie Art und Zeitpunkt der Desinfektion bestimmt sind (s. Übersicht 12).

> **Merke:**
> Sauberkeit und Frische in der Praxis sollten nicht nur als ein rein hygienisches Problem betrachtet werden. Einige Patienten kennen und schätzen allein schon „ihre" Praxis wegen des charakteristischen Geruchs, der von den Wisch-, Wasch- und Pflegemitteln ausströmt (vgl. B 1.1.1).

2.4.4.4 Umgang mit Aids-Patienten

Der Umgang mit HIV-infizierten Patienten stellt an die Hygiene keine höheren Anforderungen als die Behandlung von Krankheiten, deren Erreger auf gleichem Weg verbreitet werden (z. B. Hepatitis B). Im Gegenteil, das Infektionsrisiko für das Personal in der ärztlichen Praxis ist durch HIV-Infizierte selbst nach Nadelstichverletzungen und parenteralem Kontakt mit HIV-positivem Blut sehr gering (< 1 %), auf jeden Fall geringer als bei HbsAg-positiven Patienten [8].

2.4.4.5 Entsorgung des Praxismülls

Die *Abfallentsorgung,* auch aus ärztlichen Praxen, kann nicht von *Abfallvermeidung* isoliert betrachtet werden (Abb. A 2.22 a, b).

> **Merke:**
> Ensorgen und recyclen ist gut, vermeiden ist besser!

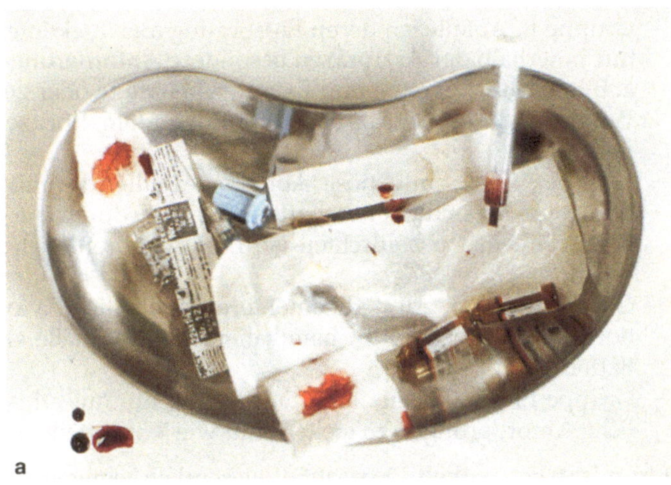

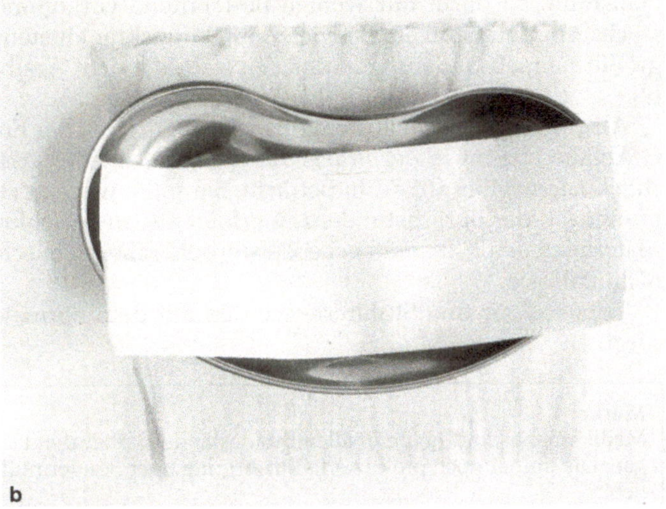

Abb. A 2.22. a Praxismüll auch in der Nierenschale: nicht nur ein ästhetisches, sondern auch ökologisches Problem. **b** Nierenschale, mit Zellstoff ausgelegt: ein sauberer „Miniarbeitsplatz" in jedem Behandlungszimmer

Ein 1992 in einem Sonderheft des Bundesgesundheitsblattes zu Perspektiven der Abfallbehandlung veröffentlichtes „Merkblatt über die Vermeidung und die Entsorgung von Abfällen aus öffentlichen und privaten Einrichtungen des Gesundheitsdienstes" (das in einzelnen Bundesländern durch Veröffentlichungen in Gesetzesblättern bindenden Charakter hat) ist auch für die Praxen niedergelassener Ärzte in seinen Aussagen relevant. Darin werden 5 Typen von Abfall unterschieden:

- Gruppe A (unproblematisch), z. B. Hausmüll, Glas, Papier, Kunststoff, Küchen- und Kantinenabfälle, desinfizierte Abfälle der Gruppe C.

- Gruppe B: Abfälle, an deren Entsorgung aus infektionspräventiver Sicht nur innerhalb der Arztpraxen besondere Anforderungen zu stellen sind, z. B. mit Blut, Sekreten und Exkreten behaftete oder gefüllte Abfälle wie Wund- und ggf. Gipsverbände, Stuhlwindeln, Spritzen, Kanülen, Skalpelle.
- Gruppe C (sog. infektiöse Abfälle): Abfälle, die mit Erregern meldepflichtiger Krankheiten behaftet sind und durch die eine Verbreitung der Krankehit zu befürchten ist. Dazu gehören auch mikrobiologische Kulturen.
- Gruppe D: z. B. Altmedikamente einschließlich Zytostatika, Desinfektionsmittel, Labor- und Chemikalienabfälle, Abfälle aus Röntgenlabors, Batterien.
- Gruppe E: Abfälle, an deren Entsorgung nur aus ethischer Sicht zusätzliche Anforderungen zu stellen sind wie Körperteile und Organabfälle.

Grundsätzlich enthält Praxisabfall wesentlich weniger Keime als normaler Hausmüll, da darin nur wenige Bestandteile vorkommen, die ein Keimwachstum unterstützen. Bei vielen Infektionskrankheiten findet zudem die größte Keimabsonderung in der Zeit statt, die dem Arztbesuch vorausgeht [9].

Als praktikable und kostengünstige Möglichkeit der Entsorgung der sog. C-Abfälle kommt in der Praxis des niedergelassenen Arztes vor allem die *Autoklavierung* bei 105 °C in Betracht. Sie sollte wegen evtl. Geruchsbelästigung nach der Sprechstundenzeit erfolgen – im Anschluß daran kann das Material in den Hausmüll gegeben werden. Eine chemische Desinfektion ist nicht zulässig.

Tupfer, Eiter und Stuhlreste werden mit dem normalen Hausmüll entsorgt.

Merke:
Medikamente sind heute in allen Bundesländern über den Hausmüll zu entsorgen. Die immer noch praktizierte Entsorgung über Sondermüll ist nicht erforderlich!

Falls ein Komposthaufen in der Praxis oder in der näheren Umgebung vorhanden ist, können *Gipse* dort problemlos entsorgt werden [47].

Zur Entsorgung von infektiösem Material und auch von Gipsen stellen kommerzielle Anbieter ihre Dienste mittels Spezialgefäßen zur Verfügung (Kosten pro 60-l-Tonne: ca. 50 DM). Eine solche Entsorgung ist jedoch für die allermeisten niedergelassenen Praxen nicht erforderlich!

Es sollte selbstverständlich sein, daß im Verbandsraum ein *Tretabfalleimer* steht, der eine Öffnung ohne Gebrauch der Hände ermöglicht. Dieser Eimer muß mit stets neuen Plastikfolien ausgeschlagen sein.

2.4.4.6 Die umweltfreundliche Arztpraxis

Die zukunftsgerichtete „Arztpraxis 2000" kümmert sich jedoch nicht nur um die vorschriftsmäßige und fachgerechte Entsorgung des Praxismülls

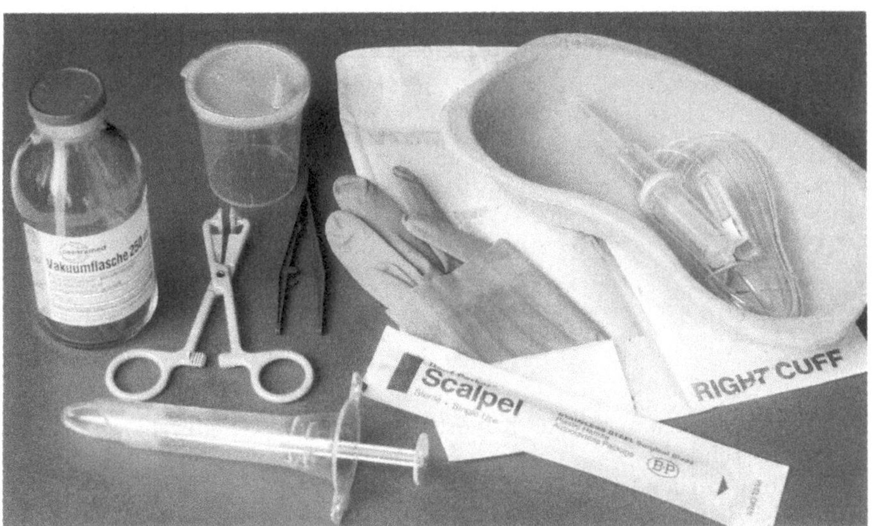

Abb. A 2.23. Einmalmaterialien, die sortengerecht entsorgt (Glas) werden können oder die von vornherein vermieden werden sollten: v.l.n.r.: Vakuumglasflasche 250 ml für Aderlaß; Pinzette und Universalklemme, beide aus Polyamid, unsteril; Urinbecher aus Plastik; sterile chirurgische Handschuhe für den Einmalgebrauch (grundsätzlich keine PVC-haltigen Plastikhandschuhe, sondern autoklaviebare Latex-Untersuchungshandschuhe verwenden!); Nierenschale aus Pappe; Einmaltransfusions-/Infusionsgerät; im Vordergrund: Einmalskalpell mit chirurgischer Klinge; progrades Einmalproktoskop. Weitere Einmalmaterialien (nicht abgebildet): Einmalrektoskope, Kanülensammlerboxen, Einmalkanülen oder Aderlaßpunktionsbestecke

(vgl. A 2.4.4.5), sondern macht sich auch Gedanken um einen möglichst ökologisch ausgerichteten Betrieb[30] (Übersicht A 2.9).

Einmalmaterialien (Abb. A 2.23) sollten äußerst restriktiv eingesetzt werden. Darüber hinaus gibt es verschiedene weitere Möglichkeiten, eine Arztpraxis möglichst umweltverträglich zu führen:

– Plan zur Einsparung von Wäsche und Verbandmittel erarbeiten,
– Begrenzung des Fließwassers am Waschbecken durch Einbau einer Näherungselektronik,
– Diktat- und Konzeptpapier auf Vor- und Rückseite beschreiben,
– DIN A4 statt DIN 5,
– ab 50 Seiten drucken statt kopieren,
– gebrauchtes Papier zum Kopieren benutzen,
– kopieren nur mit Umweltpapier,
– doppelseitig kopieren,

[30] Hervorragende weiterführende Literatur: Zahn V (1992) Umweltfibel für Arztpraxen. Die abfallarme Praxis. Checkliste. 47 S., Mühlweg 24, 94315 Straubing; Zahn V, Schulte-Uebbing C (1991) Umweltmedizinische Fibel – Checkliste. Mühlweg 24, 94315 Straubing; Zahn V, Schulte-Uebbing C (1991) Lehrbuch für Umweltmedizin. Mühlweg 24, 94315 Straubing.

<table>
<tr><td colspan="2">Übersicht A 2.9. Was gehört nicht in eine ökologisch orientierte Praxis? [46]</td></tr>
<tr><td>

– Teppichboden,
– Tapeten,
– Resopalmöbel,
– weißes Papier,
– Klimaanlage,
– Neonlampen,
– Ledermöbel,
– Spraydosen,
– Toilettensteine,

</td><td>

– Auto mit mehr als 5 l Treibstoffverbrauch,
– Hochglanzzeitschriften,
– Toilettenspülbecken ohne Wasserspartaste,
– Quecksilberthermometer,
– Spielzeug aus Plastik und PVC,
– Wasserhahn ohne Perlator,
– Papierhandtücher,
– Raumtemperatur über 19 °C.

</td></tr>
</table>

– gebrauchte (v. a. wattierte) Kuverts sowie Kartons wiederverwenden,
– Fenster schließen,
– Heizung zurückdrehen,
– Praxisbeleuchtung zwischen den Sprechstunden weitgehend abschalten,
– abwaschbare Gummituchunterlagen bei Blutentnahme statt Einmalpapier,
– PVC-freie Produkte.

2.4.5 Arzttasche und Notfallkoffer

Arzttaschen, mit denen der Hausarzt auf Besuchstour geht, gibt es in den verschiedensten Formen, Materialien und Ausstattungsvarianten, vom „doctor's bag" nach Westernart bis zum voluminösen Arztkoffer.

Arzttasche und -koffer sollten aus Gründen der Haltbarkeit und Kältefestigkeit außen mit Leder überzogen sein und innen abwaschbare Kunststoffächer aufweisen. Sie müssen geräumig, dürfen jedoch nicht zu schwer sein.

Merke:
Arzttasche und Arztkoffer sollen den *Notfallkoffer* nicht ersetzen oder umgekehrt.

Wenn ein medizinischer Notfall auftritt, erwartet jeder Patient zu Recht vom herbeigerufenen Arzt, daß dieser in der Lage ist, wirkungsvoll Hilfe zu leisten und die akute Bedrohung abzuwenden. Dazu bedarf es nicht nur entsprechender Kenntnisse, sondern auch einer angemessenen Ausrüstung, mit der die Hilfe umgesetzt werden kann. Dazu dient der Notfallkoffer.

Es gibt vielfältige Empfehlungen zur Notfallausstattung,[31] die meist auf langjähriger praktischer Tätigkeit und Erfahrung beruhen. So individuell und breit gefächert die medizinische Therapie ist, so different werden die Ansprüche an eine persönliche Ausstattung sein. Im Notfallkoffer führt der Arzt spezielle Instrumente und Pharmaka mit sich, die erweiterte, lebens-

---

[31] Ausführlich dazu in: Gatzenberger H, Sefrin P (1992) Arzttasche und Notfallkoffer. Bestückung, Einsatz, Notfalltherapie, Abrechnung. 75 S., Kirchheim, Mainz.

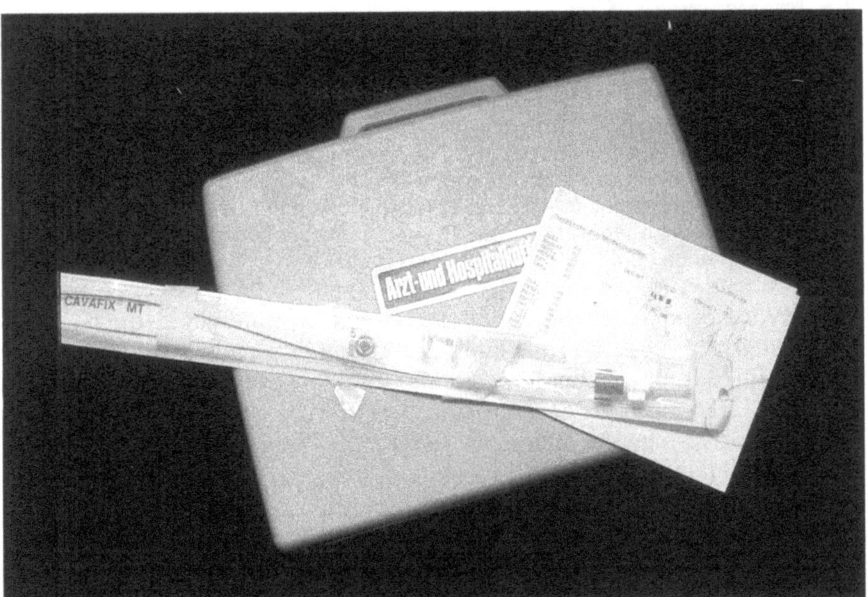

Abb. A 2.24. Notfallkoffer mit o. k.-Protokoll, das nach regelmäßiger Inspektion und Überprüfung des Kofferinhalts durch die Helferinnen unterschrieben wird („Koffercheck")

rettende Sofortmaßnahmen ermöglichen. Der Benutzer muß den Inhalt des Koffers in allen Situationen genau kennen und wissen, wie er ihn schnellstmöglich einsetzen kann. Geräte, deren Anwendung nicht praktisch beherrscht wird, gehören nicht in den Koffer.

Merke:
Ohren- und Augenspiegel in der Arzttasche sowie Taschenlampe und Intubationsbesteck im Notfallkoffer sollten grundsätzlich nur mit Batterien betrieben werden. Akkus sind meist tief entladen, wenn sie funktionieren sollen [26].

In jeder Praxis soll ein solcher Notfallkoffer stehen. Eine Helferin wird beauftragt, in festgelegten Zeitabständen zu überprüfen, ob der Inhalt des Koffers vollständig ist und die Geräte funktionsfähig sind (z. B. Batterien) (Abb. A 2.24).

Merke:
Der Arzt sollte in regelmäßigen Abständen mit dem gesamten Praxisteam Notfallübungen und Koffertraining in seiner Praxis durchführen und dies auch in der zentral deponierten Praxismappe („FDA-Ringordner") (vgl. A 2.4.2) vermerken [26].

2.5 Praxisorganisation

Die gut ausgestattete und durchrationalisierte, auf Diagnostik und kausale Therapie ausgerichtete Praxis wird im Bestreben, unser bislang noch freies Gesundheitssystem weiterhin zu erhalten, eine zunehmend wichtigere Rolle spielen. Die niedergelassenen Ärzte werden nämlich zukünftig mehr als bisher ihren Gegenspielern stets unter anderem auch den Beweis zu erbringen haben, daß sie in ihren Praxen durchaus in der Lage sind, eine den geforderten umstrukturierten Krankenhäusern ebenbürtige, wenn nicht in mancher Hinsicht überlegene Medizin zu betreiben [42].

Diese Worte des Heidelbwerger Dermatologen Stein in seinem Buch „Rationalisierte Arztpraxis" aus dem Jahr 1978 gewinnen gerade in unseren Tagen besondere Aktualität, wenn angesichts dramatisch sinkender Praxiserlöse und v. a. der Öffnung der Krankenhäuser für die ambulante Versorgung der einzelne Kassenarzt sich noch stärker den Fragen der *Rationalisierung und Organisation* seiner Praxis zuwenden muß.

Merke:
„Viele Probleme, mit welchen sich die moderne Medizin so schwer tut, könnte man auf diesen Nenner bringen: die unbewältigte Organisation." (Paul Lüth [23])

2.5.1 Einkaufsplanung

Die immer größer werdende Schere zwischen steigenden Betriebsausgaben und sinkenden Honoraren zwingt jeden Arzt, durch *preisgünstigen Einkauf* seines Praxisbedarfs die Betriebskosten zu senken.

Unter *Praxisbedarf* verstehen wir in diesem Kapitel Verbandmaterialien für den laufenden Betrieb oder zum einmaligen Verbrauch bei Privatpatienten, die der Arzt selbst bezahlen muß (z. B. Röntgenfilme, Sonographiegel, Kanülen, Einmalspritzen, Verbände, Laborreagenzien, Liegenkrepp, Desinfektions- und Putzmittel, Einmalblasenkatheter, Schienen usw.).

Die Bindung an einen einzigen bestimmten Lieferanten ist problematisch; die Angeboten sollten immer bei mehreren Firmen eingeholt, verglichen, und das günstigste davon dann ausgewählt werden. Hilfreich dabei ist es, einen Ordner mit den Adressen verschiedener Praxisbedarflieferanten anzulegen (vgl. B 1.2.7). Vor der eigentlichen Bestellung ist ein kurzer telefonischer Kontakt bei den verschiedenen Firmen mit der Frage nach „Tagessonderangeboten" und „Tagessonderkonditionen" nützlich. Hierbei lassen sich bereits erstaunliche Preisunterschiede feststellen und Rabattvorteile aushandeln.

Merke:
Die Bestellung von Praxisbedarf darf nie unter Zeitdruck erfolgen, eine rechtzeitige Nachbestellung muß geplant werden.

Es empfiehlt sich ferner, ein *Warenbestellbuch* (Abb. A 2.25) zu führen, in dem sämtliche eingehende Waren aufgeführt und mit Preis und Lieferdatum vermerkt werden. Auch fehlende oder zur Neige gehende Laborbe-

			Soll- bestand	Ist- bestand	Hand- zeichen
1.	Artikel				
2.	Artikelnummer				
3.	Lieferant				
4.	Rabatt				
5.	Versandkosten				
6.	letzte Bestellung				

Abb. A 2.25. Beispiel für Warenbestellbuch (Kontrolliste / Bestelliste) (Nach [45])

darfs- oder Büroartikel werden in solch einem Bestellbuch notiert, um dann rechtzeitig nachbestellt werden zu können.

Goldene Regeln für die optimale Einkaufsplanung

- Nie an bestimmte Lieferanten binden!
- Immer Angebote verschiedener Lieferanten einholen!
- Bei Sonderangeboten vorzeitige Bestellung!
- Bei Abnahme größerer Mengen Sonderkonditionen aushandeln!
- Zusammenschluß mehrerer Kollegen zu einem „Kaufverbund"!
- Bei verschiedenen Firmen Nachricht hinterlassen, daß diese von sich aus Informationen über Sonderangebote zuschicken!
- Unbedingt Skonto aushandeln; durch Genehmigung des Bankeinzugs- verfahrens kann zusätzliches Skonto erreicht werden!

> **Merke:**
> An den Kosten spart der Kaufmann!
> Im Einkauf liegt der Gewinn!

> **Tip:**
> Die Nachbestellung von Praxisverbrauchsmaterialien sollte in die Hände einer tüchtigen Arzthelferin gelegt werden.

Durch die Übertragung einer verantwortungsvollen Tätigkeit wird Eigeninitiative geweckt, die Helferin fühlt sich durch das entgegengebrachte Vertrauen herausgefordert und wird bemüht sein, möglichst preisgünstige Sonderkonditionen für die Praxis herauszuschlagen. Natürlich sollte es dann auch selbstverständlich sein, daß der Praxisinhaber dieses Engagement mit einem Dankeschön und einer kleinen Sonderprämie belohnt.

2.5.2 Checklisten

Selbstverfaßte Checklisten dienen der Arbeitserleichterung in der Praxis. Regelmäßig wiederkehrende Funktions- bzw. Arbeitsabläufe lassen sich damit

---

> **Übersicht A 2.10.** Beispiel für eine „Checkliste Ohrspülung"
>
> *Vorbereitung*
>
> a) Bereitstellung von
>   - Ohrenspritze,
>   - Nierenschale,
>   - Glaskolben,
>   - Zellstoff oder Handtuch,
>   - Spülbecken,
>   - Otoskop,
>   - Bajonettpinzette,
>   - Zerumen ex,
>   - Gummischürze für den Patienten;
> b) Patient auf einen Stuhl vor dem Waschbecken mit dem Rücken zum Becken setzen;
> c) Gummischürze umbinden;
> d) Zellstoff oder kleines Handtuch in den Kragenstecken, bei Frauen Blusen besonders sorgfältig abdecken;
> e) lauwarmes Wasser in den Glaskolben füllen;
> f) Ohrenspritze mit Wasser auffüllen und Nierenschale unter das Ohr halten.
>
> *Durchführung*
>
> a) Den Patienten fragen: „Hatten Sie früher einmal eine Trommelfellentzündung?",
> b) Wenn diese Frage verneint wird, erfolgt die Spülung: Ohrmuschel etwas hochziehen,
> c) Ohren so lange spülen, bis kein Zerumen mehr zu sehen ist,
> d) Patient zum Valsalvapreßversuch auffordern,
> e) Kontrolle des inneren Gehörgangs mit dem Otoskop,
> f) Merke: Läßt sich das Zerumen nicht zügig ausspülen, Zerumen ex eintropfen und Patienten für 15 min ins Wartezimmer setzen. Arzt verständigen!
>
> *Nachbereitung*
>
> a) Reinigung von Otoskop und Nierenschale,
> b) Gebührenordnungsnummer in die Karteikarte schreiben,
> c) Patient weiterleiten.

strukturieren und können so den verschiedenen Mitarbeiterinnen bzw. Arbeitsplätzen zugeordnet werden (vgl. *Arbeitsplatzbeschreibung* in A 1.1.6.3).

Besonders Auszubildende und Praxisanfänger sollen sich an diesen in unmißverständlicher Form formulierten Checklisten orientieren, wenn sie bestimmte diagnostische oder therapeutische Eingriffe vorbereiten müssen, die oftmals nicht zur alltäglichen Routine gehören (z. B. Katheterismus, Rektoskopie).

Diese Checklisten werden in Klarsichtfolie eingesiegelt und an den entsprechenden Arbeitsplätzen angeklebt (Übersicht A 2.10).

Solche Checklisten lassen sich für vielfältige Verrichtungen denken; sie haben letztlich auch den Sinn, unnötige Diskussionen zwischen Arzt und Helferin zu vermeiden, diese oder jene Anordnung des Chefs sei angeblich „gar nie gesagt" worden. Bewährt haben sich Checklisten beispielsweise für

- Durchführung eines Ruhe-EKGs,
- Durchführung der Belastungsergometrie,
- Rektoskopievorbereitung,

Übersicht A 2.11. Checkliste für Helferinnen beim Verlassen der Arztpraxis

- Telefon auf Nachtdienst (Wohnung bzw. Anrufbeantworter)?
- Alle Fenster geschlossen?
- Heizkörper zurückgedreht?
- Alle gefährlichen Elektrogeräte ausgeschaltet (Steri, Autoklav, Pipettentrockner, Elektrokocher, Kaffeemaschine?)
- Bürogeräte: Schreibmaschine, Computer, Diktiergeräte, Kopierer ausgeschaltet und abgedeckt?
- Post zum Briefkasten gebracht?
- Praxismüll entsorgt?
- Alle Lichter ausgeschaltet?
- Praxistür abgesperrt?

- männlicher/weiblicher Katheterismus,
- Varizenverödung,
- Früherkennungsuntersuchung bei Frauen auf Krebs.

Besonders wichtig scheint uns die Checkliste

- Verlassen der Praxis (Übersicht A 2.11)

zu sein, die schon manche Störung und manches Unheil in der Praxis verhindert hatte. Gerade Praxen, in denen (Ehe)Partner der Praxisinhaber nicht mitarbeiten, sind in besonderem Maße gefährdet, daß nach Feierabend die Helferinnen davonstürmen und im Trubel des Aufbruchs vergessen wird, hier ein Fenster zu schließen oder da eine Heizplatte auszuschalten.

Diejenige Helferin, welche beim Verlassen der Praxis den „Zimmercheck" vornimmt, bestätigt dies auch durch ihre Unterschrift im Terminplaner (vgl. A 2.1.2), der hierfür eine eigene Spalte ausgewiesen hat (s. Abb. 39).

2.5.3 Merkblätter

Merkblätter dienen der individuellen Kommunikation und Organisationsverbesserung. Ständig wiederkehrende Anweisungen können auf solchen selbst erstellten Praxisformularen in einfacher Weise wiedergegeben werden.

Als sinnvolle Patientenanweisung hat sich beispielsweise ein kleiner, bedruckter Zettel

- „Terminvergabe, Terminerinnerung"

gleichermaßen als Planungs- und Marketinginstrument sowie als Serviceleistung der Praxis bewährt (Abb. A 2.26). Hier lassen sich durch den Arzt zusätzlich auch der weitere Weg des Patienten, die geplante Untersuchung oder Behandlung sowie der voraussichtliche Zeitbedarf eintragen. Die erforderliche genaue Terminvergabe erfolgt dann durch das Praxispersonal. Nach der Eintragung in den Vormerkkalender (s. Abb. A 2.4) dient das Kärtchen mit dem entsprechenden Zeitvermerk als Gedächtnisstütze für den Patienten.

Weitere zeitsparende *Patientenmerkblätter* und *Organisationshilfezettel* können beispielsweise sein

Praxis
Dr. med. Detlev Durchblick
Facharzt für Allgemeinmedizin

Datum   Uhrzeit
( ) Mo   ( ) Di   ( ) Mi   ( ) Do   ( ) Fr   ( ) Sa   ( ) So
Sehr geehrter(r) Frau/Herr

Dieser Termin ist für Sie reserviert. Bitte kommen Sie pünktlich oder geben Sie rechtzeitig Bescheid, falls Sie diesen Termin nicht einhalten können.

( ) wegen Laboruntersuchung unbedingt nüchtern

Bringen Sie bitte mit

( ) Urin (Behälter bitte mit Namen beschriften)
( ) Krankenschein   ( ) Vorsorgeberechtigungsschein
( ) Impfausweis   ( ) Diabetikerausweis
( ) Befund   ( ) Röntgenaufnahme
( ) Medikamente
( ) ____

nach Hause	Lab.	Op.		EGK		Doppler	A 6
	Ergo.	Rektosk.		Vors.		Unters.	12 B
	Ph. Th.	Inj.		Sono			C
nächster Termin	morgen	2 T	3 T	4 T	5 T	6 T	7 T	

Abb. A 2.26. Beispiel für Patientenmerkzettel für die Terminvergabe, bestimmte Patientenanweisungen und Arztanweisungen an die Helferinnen („Laufzettel")

- Patienteninfos (z.B. über die nächste Diabetikerschulung in der Praxis oder Impfkampagnen),
- Anweisung für den Patienten zur Vorbereitung auf die Rektoskopie,
- EDV-ausgedruckter Laufzettel,
- die am jeweiligen Arbeitsplatz anfallenden wichtigsten Abrechnungsziffern und -kombinationen,
- fortlaufend aktualisiertes Adressen- und Telefonregister für die Anmeldung.

Solche Merkblätter müssen stets zur richtigen Zeit am richtigen Ort verfügbar sein. Organisationsmittel sind lediglich Bausteine eines gut durchdachten Gesamtkonzepts.

> **Merke:**
> Planung darf nicht bedeuten, das Chaos durch den Irrtum zu ersetzen!

Auch für die Gestaltung solcher Patientenmerkzettel gilt, möglichst ein einheitliches Praxislogo bzw. -design (vgl. B 2.1) konsequent anzuwenden.

2.5.4 Fehlender Versicherungsnachweis (Krankenschein, „Scheckkarte")

Auch wenn die *Krankenversicherungskarte („Scheckkarte")* (vgl. B 2.3.1) bundesweit eingeführt ist, wird es weiterhin die nur allzu vertraute Problematik geben: der Patient hat seinen Behandlungsausweis ganz einfach vergessen; war es bisher der Krankenschein, so wird es künftig in weiterhin 15 % eben die Scheckkarte sein.

Wie ist dieser Gedankenlosigkeit oder oftmals sogar Schlamperei im „Unternehmen Arztpraxis" beizukommen?

Die Patienten müssen von den Arzthelferinnen mühevoll auch weiterhin Quartal für Quartal angehalten und erzogen werden, sofort beim Erstkontakt mit der Praxis in einem Quartal den gültigen Krankenschein oder ihre Scheckkarte vorzulegen, damit nicht erst während des laufenden Quartals oder gar am Quartalsende sämtliche erbrachten Leistungen mühselig per Hand nachgetragen werden müssen (EDV-Benutzer tun sich da leichter).

Wenn ein gültiger Behandlungsausweis fehlt (dies läßt sich z. B. mit einer temporären Markierung – vgl. B 2.2.2 – in der Karteitasche vermerken, Abb. 2.10), so kann der Kassenarzt in Einzelfällen für etwaige Folgekosten durchaus haftbar gemacht werden, wenn er trotzdem eine Arbeitsunfähigkeitsbescheinigung, eine Überweisung, ein Rezept oder eine Krankenhauseinweisung vornimmt. Daher ist ein vorliegender gültiger Behandlungsausweis unabdingbare Voraussetzung für jeden geordneten Praxisablauf.

Merke:
Gegen fehlende Scheckkarten gilt: die beste Therapie ist die Prophylaxe!

Was kann man also tun, um die Zahl fehlender Versicherungsausweise möglichst gering zu halten?

– Es sollte grundsätzlich und ohne Ausnahme keine *Arbeitsunfähigkeitsbescheinigung* ohne Vorliegen einer gültigen Krankenversicherungskarte erfolgen (der fehlender Versichertennachweis wird in der Regel noch am selben Tag durch den Patienten nachgereicht).
– Eine *Überweisung* sollte möglichst solange nicht ausgestellt werden, bis der Versichertennachweis beigebracht wurde.
– Die Herausgabe von telefonisch bestellten *Rezepten* sollte ebenfalls vom Vorhandensein eines Krankenscheins oder eines Versichertennachweises abhängig gemacht werden. Es kann auch zunächst ein Privatrezept mit dem Vermerk „Vorläufiges Privatrezept wg. fehl. Behandlungsausweis" (Abb. A 2.27) ausgestellt werden, das dann beim Nachreichen des Krankenscheins auf ein Kassenrezept umgeschrieben werden kann.[32]

Trotz dieser prinzipiell gültigen Regeln sollte man jedoch bedenken, daß diese Vorgehensweisen bei langjährigen, zuverlässigen Stammpatienten

---

[32] Dieser Stempel sowie verschiedene andere stets aktuelle und praxisrelevante Stempel können über Institut für Praxisforschung (PRAFO) bezogen werden (Postfach, 93150 Nittendorf); Angebot anfordern!

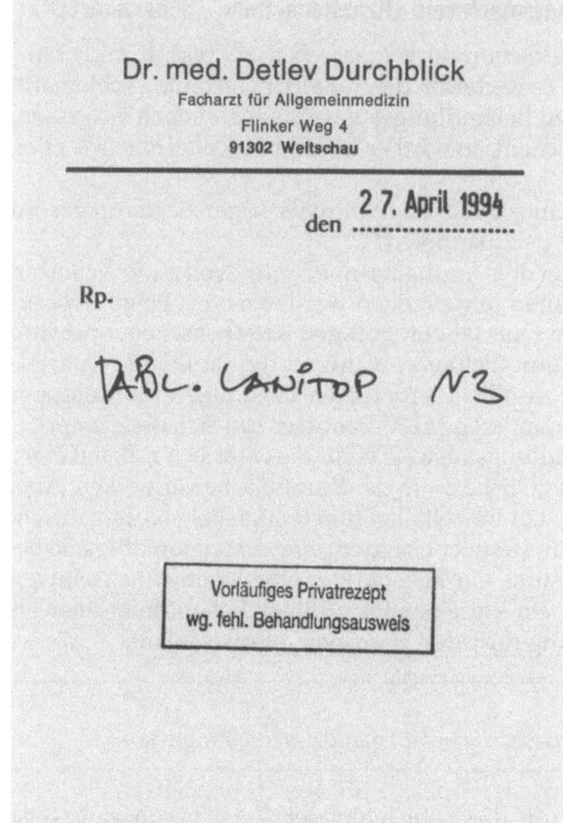

Abb. A 2.27. Vorläufiges Privatrezept mit entsprechendem Stempeleindruck bei fehlendem Behandlungsausweis (s. auch Fußnote 32, S. 135)

„flexibel" gehandhabt werden können. Während man also bei treuen „Kunden" auch einmal Großzügigkeit demonstrieren („An sich ist dies kassenrechtlich nicht zulässig, aber ich weiß, daß Sie zuverlässig sind und noch heute den Krankenschein nachreichen!") und auf diese Weise die Praxisbindung vertiefen kann, sind diese Regeln bei unbekannten oder „undurchsichtigen" Patienten ohne jede Ausnahme anzuwenden.

Eigenen Patienten, die wegen akuter Beschwerden behandelt wurden und keinen gültigen Krankenschein abgegeben haben, kann man einen voradressierten Briefumschlag in möglichst auffälliger Farbe mitgeben. Zunächst sollte der freundlich-höfliche Hinweis erfolgen, daß bei Fehlen des Behandlungsausweises am Quartalsende eine Privatrechnung erstellt wird.

Wenn dennoch am Quartalsende der Behandlungsausweis fehlt, muß dieser mit Nachdruck eingetrieben werden. Da schriftliche Anmahnungen teuer sind (erhebliche Portokosten), kann man zunächst den billigeren und auch persönlicheren Weg eines Telefonats wählen. Die abermals höflich-freundlich vorgetragene Bitte der Helferin, der Patient möge doch umgehend (unbedingt einen festen Termin angeben!) den Krankenschein nachreichen, wirkt oft Wunder. Eine Anmahnung mit offener Postkarte kann im Hinblick auf die *Verpflichtung zur Verschwiegenheit* (vgl. B 2.2.2) problematisch sein. Bei „Problempatienten" sollte daher lieber ein geschlossener Umschlag mit schriftlicher Mahnung verwendet werden (Briefporto!).

Wenn trotz aller Bemühungen der Arzthelferinnen die Eintreibung des Versicherungsnachweises bei einigen Patienten mißlungen ist, gibt es die Möglichkeit, sich direkt an die Krankenkasse zu wenden.

Solchen uneinsichtigen und nachlässigen Patienten kann man ruhigen Gewissens mit der Quartalsabrechnung eine *Privatabrechnung* zuschicken – der fehlende Behandlungsausweis kommt erfahrungsgemäß sofort. Ob ihn der Arzt nun noch annimmt oder auf der Liquidation seiner Privatrechnung besteht, muß jeder Kollege selbst entscheiden.

Eines sollte jedoch auch im Zeichen der Ärztedichte und des innerärztlichen Verteilungskampfes um Krankenscheine gesagt werden: Das systematische und konsequente „Vergessen" der Chipkarte gerade beim Hausarzt ist durch die damit stets verbundene Mehrarbeit eine große Rücksichtslosigkeit dem Arzt und den Helferinnen gegenüber. Dieselben Patienten werden bekanntlich sicherlich nicht vergessen, ihre Scheckkarte beim Spezialisten vorzulegen, wenn sie von ihrer Freiheit auf „*Ärztehopping*" Gebrauch machen und sich da und dort des spezialistischen Rates direkt bedienen. In einigen Facharztpraxen ist es übrigens gang und gäbe, daß der Patient DM 10 hinterlegen muß, wenn er ohne gültigen Behandlungsausweis die Praxis aufsucht.

Wer aber geradezu renitent Quartal für Quartal speziell bei seinem Hausarzt den Behandlungsausweis verweigert, bei dem sollte auch einmal der Arzt selbst – Notfälle natürlich ausgenommen – von seinem „Recht auf freie Patientenwahl" Gebrauch machen und sich von diesem unsicheren Kandidaten trennen. Hierzu sei auch auf unsere Ausführungen zum Thema „*Praxishygiene*" im Kapitel C 2.2.3.2 verwiesen.

2.5.5 Quartalsabrechnung

Einen besonderen Stellenwert im Praxisablauf nimmt die *Quartalsabrechnung* ein, die den Einsatz und das Engagement des Kassenarztes mit seinem 12-h-Arbeitsalltag und seiner Rund-um-die-Uhr-Bereitschaft in klingende Münze auf dem Praxiskonto umsetzen soll.

Jede korrekt erbrachte ärztliche Leistung, die nicht mit einer entsprechenden Gebührenordnungsnummer auf dem Krankenschein erscheint, bedeutet für den Kassenarzt (aber auch für den Praxisbetrieb) verlorenes und verschenktes Geld. Wer deshalb eine Quartalsabrechnung als „lästiges Übel" flüchtig und nebenbei erledigen will, sollte sich vor Augen führen, daß er möglicherweise durch eigene Vergeßlichkeit oder Nachlässigkeit beispielsweise sämtliche Nachtbesuche oder telefonischen Beratungen während der Sprechstunde zum Nulltarif erbracht hatte.

Für eine korrekt und vollständig zu erstellende Quartalsabrechnung gilt:

> **Eiserne Regel:**
> Die Quartalsabrechnung läuft nicht wenige Tage vor Quartalsende an – sie beginnt am ersten Arbeitstag eines jeden neuen Quartals, am besten arbeitstäglich!

Dies bedeutet, daß sämtliche erbrachten Leistungen eines jeden Arbeitstages grundsätzlich und ohne jede Ausnahme am selben Tag korrekt und peinlich genau in der Karteikarte dokumentiert und auf dem Krankenschein eingetragen sein müssen. Wer die *Kassen- und Privatabrechnung* sofort in die EDV eingibt (vgl. B 2.3 und B 2.3.5), für den entfällt natürlich diese Arbeit.

Merke:
Keine Arzthelferin verläßt abends die Praxis, bevor nicht alle Karteikarten und Krankenscheine mit sämtlichen am Tag erbrachten Leistungen auf dem aktuellen Stand sind!

Jede Arzthelferin muß grundsätzlich die erbrachten Abrechnungsnummern an ihrem Arbeitsplatz (Röntgen, Labor, Elektrotherapie, Injektionen) persönlich auf Krankenschein und Karteikarte eintragen bzw. in die EDV eintippen; und selbstverständlich muß auch der Arzt dies sofort für die in den Sprech- und Behandlungszimmern erbrachten Leistungen tun. Es empfiehlt sich ferner, die gestapelten Karteikarten und Krankenscheine in der Mittagspause oder abends nach Sprechstunde noch einmal gegenzukontrollieren, um die Zahl „vergessener" Leistungen möglichst gering zu halten. Eine ähnliche Funktion erfüllt die allabendliche Durchsicht des Computerauszugs mit den tagsüber erbrachten Leistungen.

Erfahrungsgemäß werden in unserem Einzelleistungsvergütungssystem bis zu 7% der Leistungen nicht eingetragen, also auch nicht abgerechnet – daher „verschenkt".

Einen großen Vorteil haben hier Praxen, die mit ienem computerisierten Abrechnungssystem arbeiten. Da jede erbrachte Leistung direkt in die EDV eingegeben wird, besteht automatisch die Möglichkeit, Abrechnungsziffern und statistische Zahlen in einem praxisinternen Kontrollsystem abzurufen und auf Vollständigkeit (Beratungsergebnis [„Diagnose"] und korrekte Abrechnung) zu überprüfen. Zudem entfällt die (geringe) Gefahr möglicher Übertragungsfehler. Wer traditionell noch mit Karteikarten arbeitet, zusätzlich aber per Computer Praxisstatistik (vgl. A 2.3.4) führt und mit der KV per Diskette abrechnet, kommt ebenfalls in diesen Genuß.

Bei einer solchen Karteikarten- und Krankenscheinführung ist die *Quartalsabrechnung* nicht problematisch. Das Heraussuchen und Sortieren der bereits vollständig ausgefüllten und gegenkontrollierten Krankenscheine erfordert am Quartalsende lediglich nur noch ein Minimum an Mehrarbeit und kann im laufenden Sprechstundenbetrieb bewältigt werden. Die Praxis für einen oder gar mehrere Tage nur aus Gründen der Quartalsabrechnung zu schließen, ist völlig unwirtschaftlich und zeugt von fehlerhafter Praxisorganisation.

Die herausgesuchten Krankenscheine können dann je nach Größe der Praxis und Scheinzahl vom Praxisinhaber noch einmal vollständig oder zumindeste stichprobenartig überprüft werden. Die Mehrarbeit einer korrekten und vollständigen Quartalsabrechnung sollte durch den Praxisinhaber durch eine kleine Aufmerksamkeit für die Arzthelferinnen (z. B. ein leckeres Gabelfrühstück am Abrechnungstag oder ein gemeinsames Abendessen) gewürdigt werden, damit deren Arbeitseinsatz und Motivation erhalten und weiter gefördert wird.

2.5.6 Delegierbare Leistungen

Wann dürfen Arzthelferinnen und medizinisches Assistenzpersonal mit der Durchführung von ärztlichen Leistungen beauftragt werden? Dieses Thema gewinnt immer mehr an Bedeutung angesichts der zahlreichen Vorwürfe, wie sie seitens der Justiz und in der Öffentlichkeit gegen die Ärzte erhoben werden.

Die Leistungen der Gebührenordnung werden – Entschädigungen ausgenommen – als *„ärztliche Leistungen"* aufgefaßt. Das heißt: In der Regel sind sie nur dann abrechnungsfähig, wenn sie vom Arzt selbst oder von seinem bestellten ärztlichen Vertreter erbracht werden [1, 5].

Freilich könnte keine Praxis funktionieren, wenn die Arzthelferinnen nicht in einem gewissen Umfang imstande wären, selbständig zu handeln. Der Arzt muß sich jedoch in jedem Fall, bevor er bestimmte Aufgaben seinen nichtärztlichen Mitarbeitern überträgt (vgl. A 1.1.6.3), davon überzeugt haben, daß sie diese auch richtig ausführen können. Die *Delegation von Leistungen* soll den Arzt von gewissen Routinearbeiten entlasten und Zeit für andere, nichtdelegierbare Leistungen freisetzen.

Merke:
Die Gebührenordnung spricht ausschließlich nur von „ärztlichen Leistungen". Deshalb gilt stets: Keine Leistungserbringung in Abwesenheit des Arztes! Ausnahme: kurzfristige, unvorhergesehene Abwesenheit (z. B. Besuch aus der Sprechstunde heraus). Leistungen wurden vom Arzt bereits zuvor veranlaßt.

Bestimmte Leistungen sind *nicht delegationsfähig*, also ausschließlich vom Arzt persönlich zu erbringen (Übersicht A 2.12), bestimmte *nur in Einzelfällen delegationsfähig* (Übersicht A 2.13) und nur einige wenige *grundsätzlich delegationsfähig* (Übersicht A 2.14).
Als rechtlich sehr bedenklich gelten morgendliche Blutentnahmen und Bestrahlungen durch Helferinnen, wenn der Arzt üblicherweise noch nicht anwesend ist. Die Sprechstunde muß folglich also so eingerichtet werden, daß der Arzt grundsätzlich anwesend ist.

Die Arbeitsgruppe „Arztfachhelferin im Fachverband Deutscher Allgemeinärzte (FDA) e.V." hat Empfehlungen für bestimmte Tätigkeiten und Aufgabengebiete für Arzthelferinnen herausgebracht. Sie definiert die Leistungen in Abhängigkeit von ihrer Schwierigkeit sowie den vorauszusetzenden theoretischen und praktischen Kenntnissen und Fertigkeiten als Standard, als Spektrum oder als Highlight.

Diese Einteilung in Leistungsbereiche (s. Übersicht 29 in C 1.2.1) soll nach Auffassung des FDA sowohl der Arzthelferin als auch dem Arzt als Praxisinhaber den Grad der Schwierigkeiten und der vorauszusetzenden Kenntnisse, Fertigkeiten und Erfahrungen veranschaulichen und ggf. die Helferin zu entsprechender Fortbildung anregen (vgl. C 1.2.1).

> **Übersicht A 2.12.** Nicht delegationsfähige, vom Arzt also persönlich zu erbringende Leistungen [5]
>
> 1) sämtliche Beratungen,
> 2) Untersuchungen,
> 3) Psychotherapie,
> 4) operative Leistungen,
> 5) invasive Diagnostik,
> 6) therapeutische Maßnahmen.

> **Übersicht A 2.13.** In Einzelfällen delegationsfähige Leistungen [5]
>
> 1) Injektionen,
> 2) Infusionen,
> 3) Blutentnahmen,
> 4) radiologische Leistungen,
> 5) technische Leistungen, z. B. EKG, EEG, Spirometrie (hier besondere Kenntnisse im Einzelfall prüfen und dokumentieren, kontinuierliche Kontrolle der Mitarbeiter).

> **Übersicht A 2.14.** Grundsätzlich delegationsfähige Leistungen [5]
>
> 1) Laborleistungen,
> 2) physikalisch-medizinische Leistungen,
> 3) Audiometrie,
> 4) andere ähnliche Meßverfahren,
> 5) einfache Verbände,
> 6) Dauerkatheterwechsel.

2.5.7 Angeforderte Hausbesuche

Man kann es drehen und wenden, wie man will: die deutschen Vertragsärzte sind Weltmeister im Hausbesuchsfahren! Und dies, obwohl unser Land über optimale Verkehrswege und beste Transportmöglichkeiten verfügt.

Es geht bei diesen Ausführungen nicht um die vielfältigen (möglichen) Vorzüge, u. a. die „erlebte Anamnese", welche der Hausbesuche durchführende Arzt „erfahren" kann, obwohl die ärztliche Effektivität solcher Besuchstouren i. allg. eher bescheiden ist.

> **3 Regeln zum Hausbesuch**
> - Jeder Hausbesuch ist finanziell für den Praxisinhaber ein Zuschußgeschäft!
> - Die notwendigen und sinnvollen Hausbesuche sollten möglichst geographisch hintereinanderliegend geplant werden!
> - Reduzieren Sie die Hausbesuchszeit pro Patient auf das wirklich notwendige Maß!

2.5.7.1 Entgegennahme und Erledigung von Besuchsanforderungen

Alle *Hausbesuchsanforderungen* sowie alle *durchgeführten Hausbesuche* sollten nicht auf fliegenden Zetteln vermerkt, sondern in ein gebundenes Hausbesuchsbuch an der Anmeldetheke eingetragen werden (Abb. A 2.28). Hierzu

Familienname, Vorname, Wohnort, Straße, Stockwerk, Erkrankung	Zeit des Anrufs	Kürzel der Helferin	Zeit der Besuchs- ausführung
Stimpfenhofer, Albert (Kind) Haugenried, Ringweg 1 a/II 39,5 Temp., Erbrechen, Durchfall	09.16	-ga	12.00

Abb. A 2.28. Beispiel für Eintrag eines angeforderten Hausbesuchs in den zentralen Hausbesuchsplaner. Bei bekannten Patienten kann auf ausführliche Personaldaten- aufnahme verzichtet werden

eignet sich auch ein Jahreskalender oder Jahresterminplaner, der auf jeder Seite genügend Platz für persönliche Eintragungen des Arztes enthalten muß. Ein solcher *zentraler Hausbesuchsplaner* ist zugleich Erinnerung und Dokumentation für die Besuchstätigkeit.

Die meisten Besuchsanforderungen gehen am Praxisschalter ein und werden durch die Arzthelferin entgegengenommen. Grundsätzlich sollten einige wenige, mit dem Arzt im voraus abgestimmte Angaben festgehalten werden; dies gilt besonders für neue Patienten oder dringende Besuchs- wünsche:

— Name des Erkrankten (evtl. auch Name des Anrufers),
— Adresse (Stadtteil, Zufahrt, Parkmöglichkeit),
— Stockwerk und Lage des Klingelknopfes (z. B. bei Hochhäusern),
— Telefonnummer für Rückrufe,
— Uhrzeit der Anforderung (aus forensischen Gründen kann es nützlich sein, die Uhrzeit der Anforderung und das Eintreffen beim Erkrankten anzugeben),
— Namenskürzel der Arzthelferin, die den Anruf angenommen hat,
— Kurzformulierung der Patientenbeschwerden,
— bei Besuchsanforderung in der Dämmerung Hinweis an den Anrufer: Beleuchtung einschalten!
— Falls es die Zeit zuläßt, können die Personalien des Erkrankten mit Ge- burtsdatum und Krankenkassenzugehörigkeit usw. aufgenommen wer- den, damit der Arzt bereits vorgefertigte Formulare auf den Hausbe- such mitnehmen kann.

Die Helferin hat ihr eigenes *Kürzel* für ihren Vornamen oder Familienna- men. Dieses wird grundsätzlich auch bei Briefkorrespondenz, im Labor- buch, auf abgeleiteten EKG-Streifen oder im Besuchsbuch verwendet, damit der Arzt sofort weiß, an wen er sich bei Rückfragen wenden muß. Das ist natürlich besonders wichtig bei mehreren Mitarbeitern in der Praxis!

> **Merke:**
> Neben dem Terminplaner ist der Hausbesuchsplaner eines der wichtigsten Organisationsmittel in der Praxis.

Der Arzt sollte zum Hausbesuch stets zwei beschriftete Rezeptformulare mit sich führen. Rezepte auf Besuchstour können mit Kohlepapier durchgeschrieben werden, so daß zur Dokumentation der verordneten Medikamente und zur eigenen Erinnerung ein Duplikat des ausgestellten Rezeptes vorliegt. Ideal ist es natürlich, wenn der Arzt auf seiner Besuchstour die Karteikarten mit sich führt (z. B. in einer speziellen ledernen Hausbesuchstasche, die zugleich die Karten vor Beschädigung und Herumfliegen im Auto schützt); alle Verordnungen können dann gleich am Krankenbett direkt in die Karteikarte eingetragen werden.

Ausgeführte Hausbesuche werden sofort nach der Rückkehr in die Praxis im zentralen Besuchsbuch ausgestrichen; dadurch haben Praxisinhaber, Assistenzarzt und Helferin stets mit einem Blick Kenntnis über den Stand der noch zu erledigenden Besuche (z. B. bei Besuchsanmahnung durch den Patienten).

Seine eigenen *Besuchsvormerkungen* nimmt der Arzt schriftlich in seinem *kleinen Hausbesuchsbuch* oder per Phonodiktat (vgl. A 2.8.6) vor. Die Helferin hat gewissenhaft darauf zu achten, daß unverzüglich alle Vormerkungen zur angegebenen Zeit im Besuchsbuch an der Theke eingetragen werden.

2.5.7.2 Arzt und Helferin auf Besuchstour

Manche Ärzte haben die Gepflogenheit, auf ihre Hausbesuchstour eine Arzthelferin mitzunehmen. So manches persönliche Gespräch zwischen Arzt und Mitarbeiterin während der Autofahrt zum Patienten käme sonst nicht zustande. Der persönliche Kontakt zwischen Arzt und Helferin verstärkt sich also. Die Helferin lernt die Umgebung des Patienten kennen und kann seine „Beweglichkeit" z. B. in bezug auf einen möglichen Praxisbesuch besser beurteilen (vgl. B 3.4.3).

Der Arzt fühlt sich alleine schon dadurch wesentlich entspannter, daß er sich ganz auf den Kranken konzentrieren kann, während die mitbegleitende Helferin im Krankenzimmer bzw. im Altenheim Rezepte ausfüllt und die Dokumentation in der Kartei erledigt. Darüber hinaus können (v. a. in rascherer und einfacherer Weise) bestimmte technische Leistungen bei wirklich schwer transportierbaren Patienten vorgenommen werden wie Blutabnahme, Verbandwechsel, EKG-Ableitung [11].

Oft hat es v. a. in Städten bewährt, wenn die Helferin für das Fahrzeug eine Parklücke sucht oder einstweilen „um den Block" fährt, während ihr Chef den Hausbesuch absolviert.

2.5.7.3 Der dringende Hausbesuch

Dringende Hausbesuche, die aus der Sprechstunde heraus durchgeführt werden müssen, bringen erfahrungsgemäß den zeitlichen Ablauf jeder Praxisorganisation gehörig durcheinander. Akute telefonische Besuchsanforderungen sollten grundsätzlich und ohne Ausnahme von der Arzthelferin zum Arzt selbst durchgestellt werden. Nur dieser kann ermessen, wie dringlich die Erkrankung ist, ob er alles stehen und liegen lassen muß, oder ob der Besuch vielleicht bis nach der Sprechstunde Zeit hat.

Durch die telefonische Kontaktaufnahme des Arztes mit den meist aufgeregten Patienten oder ihren Angehörigen lassen sich erfahrungsgemäß nicht wenige dieser Sofortanforderungen in einen Praxisbesuch nach Sprechstundenende umwandeln.

> **Merke:**
> Grundsätzlich alle dringenden Besuchsanforderungen aus der Sprechstunde heraus zum Arzt selbst durchstellen! Im Zweifelsfall sollte der Arzt immer sofort fahren!

2.5.8 Miniarbeitsplätze

Gerade in der Hausarztpraxis kommen immer wieder kleine Handgriffe vor, die quasi „im Vorbeigehen" erledigt werden können. Voraussetzung dafür ist jedoch, daß das entsprechende Instrumentarium (durch die Arzthelferin hergerichtet) griffbereit daliegt.

Solche *Miniarbeitsplätze* (vgl. A 1.1.7.3) können beispielsweise sein:

- ein Impfset (Körbchen mit Impfstoff und Spritze, feuchter Tupfer, Pflaster, Impfausweis) (s. Abb. 94 a, vgl. B 3.5),
- eine HNO-Spiegelecke mit Holzmundspateln, auswechselbaren Ohrrichtern mit Abwurfbox, Nasenspekumaufsatz, HNO-Spiegel (Abb. A 2.29),
- ein Set zur Fadenentfernung (sterile Kompresse, spitze Schere und anatomische Pinzette bzw. Klemmchen).

2.5.9 Postausgangsbuch

So selbstverständlich wie eine *Briefmarkenmappe* für die verschiedenen Werte für jede gut rationalisierte Praxis sein sollte (wenn nicht ein eigener – und recht teurer! – Freistempler verwendet wird), so unverzichtbar ist neben einer *Unterschriftenmappe* auch das *Postausgangsbuch*.

Dazu eignet sich ein schmales Buch aus dem Bürohandel. Jeden Abend trägt die Helferin unter dem aktuellen Datum sämtlichen Postausgang ein, z. B. „AOK Wuppertal 1 DM" oder „Steuerberater 3 DM". Damit hat man zugleich auch einen (inoffiziellen) Beleg, ob und wann der Brief zum Versand gebracht wurde, und weiß zudem auch, ob er unfrei war („–") oder frankiert werden mußte.

2.5.10 Praxistagebuch und „Schlaues Buch"

Zwei weitere Bücher sollten möglichst in keiner Praxis fehlen: ein Praxistagebuch sowie ein „Schlaues Buch".

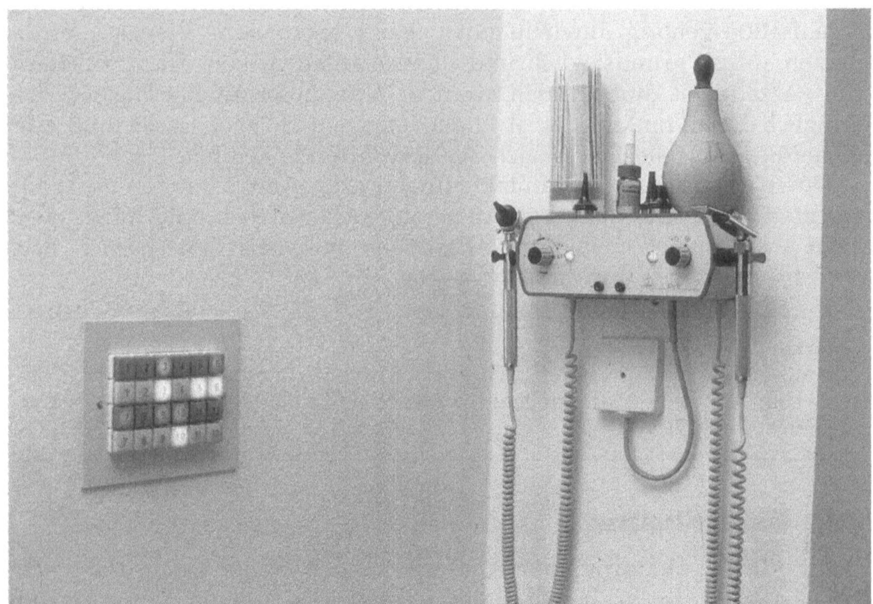

Abb. A 2.29. Wandhängende HNO-Spiegelecke (Fa. Heine, „Optotechnik", 82211 Herrsching) mit Halogenmundspatel und Ohrspiegel (auswechselbar gegen Otoskop, Ophthalmoskop, Dermatoskop, Proktoskop, Rektoskop), Gummiball nach Politzer

Wozu ein *Praxistagebuch?*
Hundert und einen Anlaß gibt es, den es in einem solchen Journal festzuhalten gilt: der Tag, an dem die erste Kraft gekündigt hatte, an dem ein Gespräch mit der Helferin Susi über ihren Wunsch nach Lohnerhöhung stattgefunden hatte, wann das erste festliche Weihnachtsessen mit dem Praxisteam durchgeführt wurde (und wer alles dabei war), wann eine gründliche Renovierung der Praxis vorgenommen wurde, wie hoch der Fallwert dieser Praxis im letzten Quartal war, wie sich der Kollege Piepenbrink in unmittelbarer Praxisnähe niedergelassen hatte, der tausendste Krankenschein in diesem Quartal, daß eine schwere Keuchhustenepidemie aufgrund der großen Impfeinbrüche herrscht undsoweiter und sofort.

Solche Eintragungen sind selbstverständlich nur für die ganz persönliche Lektüre gedacht und müssen entsprechend vor allzu neugierigen Blicken verwahrt werden. Es ist nicht der Sinn eines solchen Tagebuches, sich in langen Elogen über die Höhen und Tiefen im Leben eines Vertragsarztes auszulassen, sondern das eher einförmige Praxisalltagseinerlei schlagwortartig in möglichst vielen Facetten zu erfassen und festzuhalten, um auf die Weise Kristallisationskerne für zukunftsgerichtete Überlegungen zu gewinnen, wenn man die Protokolle aus vergangenen Praxistagen Revue passieren läßt.

Natürlich kann man all diese und viele andere Daten, Termine, Namen, Zahlen und Beobachtungen an den vielfältigsten anderen Stellen in der Praxis finden (z. B. im Personalordner, bei den Abrechnungsbelegen für den

Steuerberater, bei den KV-Unterlagen), ein Praxistagebuch faßt jedoch die spontane Fülle der großen und kleinen Ereignisse viel übersichtlicher zusammen und stellt damit einen wichtigen Beitrag zur Tradition der Praxis dar.

> **Merke:**
> Obwohl das Praxistagebuch durch den Arzt verschlossen aufbewahrt werden soll, gehören dennoch keine „geheimen" Daten oder Überlegungen in ein solches Journal!

In Gemeinschaftspraxen ist es selbstverständlich, daß jeder Praxispartner freien Zugang zu diesem Tagebuch hat, damit niemals der Eindruck entsteht, als würde eine „schwarze Liste" geführt werden.

Nicht zu verwechseln ist ein solches Praxistagebuch mit einem „Meckerbuch" fürs Wartezimmer (vgl. B 3.1 und Abb. B 3.1) oder die zentral deponierte „Praxismappe", auch „Schlaues Buch".

Das *„Schlaue Buch"* (vgl. B 1.2.7) ist i. allg. ein schmaler Kunstlederordner mit Ringbuchmechanik im Format DIN A4; es nimmt mit seinen rund 20 auswechselbaren Klarsichthüllen all die wichtigen Zettelchen und Texte auf, die in jeder Praxis einfach unentbehrlich sind und die man gerne rasch findet: ausgeschnittene KV-Kurzhinweise, seltene, bewährte oder schwierige Rezepturen, eine spezielle Anschrift oder eine Aktennotiz für alle Mitarbeiter.

Der beste Standort für ein solches „Schlaues Buch" ist eine griffgünstige Schublade in der Anmeldungstheke.

2.6 Kooperation

Im Zeichen steigender Ärztedichte und wachsenden Konkurrenzkampfes kommt dem sensiblen Thema „Zusammenarbeit mit anderen Ärzten" eine große Bedeutung zu. Der Einzelarzt wird im nächsten Jahrtausend nur in der Kooperation stark sein.

> **Merke:**
> Die Voraussetzung für ein möglichst streßarmes Leben und für eine stabile Praxisposition besteht in einer *Kooperation* mit anderen Kollegen, nicht jedoch in der *Konfrontation* mit diesen.

Gegenseitiges Schlechtmachen bringt erfahrungsgemäß keinen Nutzen, wohl aber eine Menge Aufregung. Lachende Dritte sind die Patienten. Sie lernen es rasch, die Ärzte gegeneinander auszuspielen. Dagegen ist ein korrektes Verhalten nicht nur für die Ärzte, sondern auch für die Kranken die mit Abstand beste Lösung [2].

Darüber hinaus kann ein solches weitgehend spannungsfreies, interkollegiales Verhältnis durch die enge Zusammenarbeit mit den Nachbarpraxen auch das diagnostische und therapeutische Spektrum der eigenen Praxis erweitern.

2.6.1 Gezielte Überweisung

Die Zusammenarbeit mit anderen Praxen mittels einer *gezielten Überweisungstätigkeit* ist ohne Schwierigkeiten und mit Zustimmung der KV für bestimmte Teilgebiete des Medizinspektrums möglich. So ist eine *Kooperation zwischen hausärztlich tätigen Kollegen* verschiedener Fachrichtungen oder desselben Faches unter Verwendung eines Überweisungsscheines etwa für folgende Teilgebiete oder Spezialleistungen denkbar:

- Chirotherapie,
- Sonographie,
- Proktologie,
- Belastungs-EKG,
- Langzeit-EKG,
- Phlebologie,
- Ultraschalldoppleruntersuchung,
- Homöopathie,
- Schmerztherapie usw.

Unabdingbare Voraussetzung solcher gegenseitiger Überweisungstätigkeit zum Nutzen des Patienten (aber natürlich auch zur Steigerung des eigenen Praxisumsatzes) ist die strenge Beachtung des sog. „eisernen Gesetzes":

Es muß absolute Übereinstimmung zwischen den betreffenden Kollegen bestehen, daß überwiesene Patienten grundsätzlich und ohne jede Ausnahme vom „Feindflug" wieder in die Ursprungspraxis zurückkehren. Wenn auch nur ein einziger Patient von einem anderen Kollegen „eingefangen" und „einbehalten" wird, ist eine kollegiale, innerärztliche Zusammenarbeit auf Dauer nicht möglich.

Deshalb sollte unter den Kollegen inoffiziell vereinbart werden, daß überwiesene Patienten grundsätzlich für 1 oder 2 Quartale nicht als Patienten in der eigenen Praxis aufgenommen werden, selbst wenn sie dies ausdrücklich wünschen. In solchen Fällen müßte jeder Arzt aus Gründen de *Kollegialität* (vgl. B 2.6.4), aber auch im eigenen finanziellen Interesse, im Hinblick auf das zukünftige Überweisungsverhalten des Kollegen von seinem Recht der freien Patientenwahl Gebrauch (vgl. C 2.2.3.2) machen.

Falls dennoch einmal die Situation eintritt, daß überwiesene Patienten nicht wieder in die Praxis zurückkehren und beim Kollegen weiterbehandelt werden, läßt sich diese Angelegenheit durch ein kurzes, sachliches und freundschaftliches Telefonat sicherlich klären.

Eine solche enge und partnerschaftliche Kooperation kann man auch mit den medizinischen Fachberufen anstreben (Masseure, Krankengymnasten, Sozialstationen).

Goldene Regel zur erfolgreichen Zusammenarbeit mit den Kollegen:
Kooperation – nicht Konfrontation,
Offenheit – nicht Eifersüchteleien,
Ehrlichkeit – nicht Profilierungssucht.

2.6.2 Bereitschaftsdienst, Notfalldienst

Einen besonderen Stellenwert im Praxisablauf des niedergelassenen Kassenarztes nimmt der *Notfall- und Bereitschaftsdienst* am Wochenende bzw. an Mittwochnachmittagen ein.

Da der diensthabende Arzt am Wochenende von einer zunehmenden Zahl von Patienten als „Hausarzt fürs Wochenende" angesehen wird, wird der Kollege von Anfragen und Hausbesuchsanforderungen vermehrt überrollt. Um hier die eigentliche Notfallbereitschaft für akute, lebensgefährliche Erkrankungen zu gewährleisten und die kleineren Übel von den echten Notfällen zu trennen, ist es sinnvoll, die Praxis zumindest vormittags (auch nachmittags) für Stunden geöffnet und mit einer Arzthelferin besetzt zu halten. Auf diese Weise lassen sich die vielen Bagatellerkrankungen zu bestimmten Zeiten in der Praxis sammeln, so daß der Arzt den Rücken für wirkliche Notfälle und Hausbesuche frei behält.

2.6.2.1 Checkliste für Notfälle

Während Dringlichkeit und Notwendigkeit einer Hausbesuchsanforderung bei den eigenen und meist langjährigen Patienten aufgrund des Wissens über Anamnese und Vorgeschichte annähernd abgeschätzt werden können, ist dies im Notfalldienst bei völlig unbekannten Patienten schwierig. Hier kommt der Arzthelferin am Telefon eine Schlüsselstellung zu, durch entsprechende Vorinformationen dem diensthabenden Arzt wichtige Informationen über die Schwere der Erkrankung und die Dringlichkeit des Hausbesuches zu geben (vgl. A 2.5.7). Bewährt hat sich eine Checkliste (Übersicht A 2.15 für akute Hausbesuchsanforderungen).

Da die physische und psychische Belastung durch den Notfall- und Bereitschaftsdienst am Wochenende sehr hoch zu veranschlagen ist, müssen auch hier freie Zeitkapazitäten für den Arzt durch optimale Praxisorganisation geschaffen werden. Wann immer es medizinisch zumutbar und der Patient einverstanden ist, sollte eine Hausbesuchsanforderung in einen Praxisbesuch umgewandelt werden. Nur in der Arztpraxis bestehen optimale medizinische Möglichkeiten für (z. B. programmierte) Diagnostik und Therapie (Labor, EKG, Sonographie, Röntgen, Inhalation, Bestrahlung usw.). Die Behandlung in der Praxis ist zudem viel zeit- und kräftesparender als die Durchführung von Hausbesuchen (vgl. A 2.5.7). Natürlich gilt auch hier die folgende Regel.

Goldene Regel:
Im Zweifelsfall – schon aus juristischen Gründen – immer fahren!

2.6.2.2 Hausbesuch bei Nacht

Ein besonderes Problem ist der *nächtliche Hausbesuch* in einer unbekannten Straße oder in abseits gelegenen Dörfern. Um hier keine unnütze Zeit mit dem Suchen nach (oft nicht angebrachten) Hausnummern zu vertun, müs-

Übersicht A 2.15. Checkliste für akute Hausbesuchsanforderungen (Notfälle)

Symptom Schmerz?
- Wo tut es weh?
- Seit wann tut es weh?
- Hat sich der Schmerz in der letzten halben Stunde verstärkt?
- Schon einmal ähnliche Schmerzen gehabt? Wann zuletzt?
- Schon selbst Schmerztabletten eingenommen? Wann?

Symptom Fieber
- Wie hoch ist das Fieber (genaue Messung mit Fieberthermometer!)?
- Seit wann Fieber?
- Fieber in den letzten Stunden angestiegen?
- Begleitsymptome (Kopfschmerzen, Halsschmerzen, Bauchschmerzen, Husten)?
- Schon fiebersenkende Mittel eingenommen?

Symptom Schwindel
- Wie alt ist Patient?
- Seit wann Schwindel?
- Schwindel in der letzten Stunde stärker geworden?
- Welche Grundkrankheiten sind bekannt, welche Medikamente werden regelmäßig eingenommen?
- Weitere Symptome (Kopfschmerzen, Erbrechen, Übelkeit)?

Symptom Dyspnoe
- Wie alt ist Patient?
- Seit wann Luftnot (akut aufgetreten oder schleichend)?
- Luftnot in letzter Stunde stärker geworden?
- Welche Grundkrankheiten sind bekannt, welche Medikamente werden regelmäßig eingenommen?
- Schon selbst Medikamente gegen Atemnot eingenommen?

sen die Patienten bereits telefonisch angewiesen werden, das Haus oder die Wohnung deutlich sichtbar zu machen (vgl. A 2.5.7).
Hierzu einige Beispiele zur *Patientenanweisung:*

- Garten- und Hausbeleuchtung anschalten!
- Innenraumbeleuchtung des vor dem Haus parkenden Wagens des Patienten einschalten oder Warndreieck auf Wagendach aufstellen lassen!
- Weißes Tuch aus entsprechendem Fenster hängen lassen oder Gartenzaun mit weißem Handtuch markieren!
- Brennende Taschenlampe an den Gartenzau hängen oder blinkende Autowarnleuchte auf den Gartenpfosten stellen lassen!
- Stehenbleiben des Anrufers bei der betreffenden Telefonzelle!
- Optimal: Angehörige mit Taschenlampe an den Straßenrand stellen lassen!

Am nächsten Werktag nach dem Notdienst ist es selbstverständlich, den Hausarzt der behandelten Patienten über gravierende Ereignisse (Todesfälle, Krankenhauseinweisungen, unklare Symptome, Weiteführung einer intensiven Behandlung) umgehend (am besten telefonisch) zu verständigen. Oftmals genügt auch, gleich am Krankenbett die „Durchschrift für den weiterbehandelnden Arzt" zu hinterlassen.

2.6.3 Urlaubsvertretung

Urlaub ist bekanntlich die schönste Jahreszeit – dem Kassenarzt verlangt er jedoch die wichtige Entscheidung ab, ob die Praxis geschlossen oder durch einen Urlaubsvertreter weitergeführt werden soll. Solche Überlegungen entfallen natürlich bei einer Gemeinschaftspraxis (vgl. A 1.1.3.2), in der die gegenseitige Vertretung jederzeit gegeben ist, oder bei Praxen, die einen Weiterbildungsassistenten im letzten Weiterbildungsabschnitt zum Facharzt beschäftigen (vgl. A 1.1.3.3), sofern der Praxisinhaber nicht länger als 1 Woche absent ist, aber auch bei Praxen, die sich kurzfristig gegenseitig kollegial vertreten (vgl. B 3.4.1.2).

Die Zeit der *Urlaubsvertretung* oder Praxisschließung (unten) wird in einem Jahrsterminplaner (Abb. A 2.5; vgl. A. 2.1.3) deutlich sichtbar eingetragen.

Die Vorteile einer Praxisvertretung während der Urlaubszeit (gar nicht zu reden während der Zeit einer Erkrankung über mehr als 1–2 Wochen) des Praxisinhabers scheinen zu überwiegen:

Vorteile einer Urlaubsvertretung:

- Der Nachteil des „Einzelkämpfers" gegenüber Gemeinschaftspraxen wird gemildert.
- Die Arzthelferinnen bleiben als vertraute Bezugspersonen für die Patienten erhalten.
- Die Patientenbindung wird nicht unterbrochen, die Krankenscheinzahlen bleiben trotz Urlaub einigermaßen konstant.
- Die Behandlung der Dauerpatienten (Diabetiker, Hypertoniker, Beinkranke, Rheumatiker) läuft reibungslos weiter.
- Der Erholungseffekt für den Praxisinhaber hält länger an.

Gerade für einen erst einige Zeit niedergelassenen Arzt, der noch keine feste Patientenklientel aufgebaut hat, ist die Organisation eines Urlaubsvertreters eine überlegenswerte Möglichkeit, die frisch gewonnenen Patienten an die Praxis zu binden. Die Patienten wissen es von Anfang an zu schätzen, daß „ihr Doktor" für eine Vertretung sorgt – dieser Gedanke muß den Patienten offensiv als *Praxisservice* verkauft werden (vgl. B 3.4.1).

Nachteile einer Urlaubsvertretung:

- Die Suche nach einem versierten Kollegen ist oft mühsam und zeitintensiv.
- Die medizinische Qualifikation des Vertreters sowie dessen persönlicher Einsatz sind nicht vorhersehbar.
- Der Praxisumsatz sinkt unter die Hälfte ab (Urlaubsvertreter können meist nicht optimal abrechnen, viele Patienten „verschieben" ihre Probleme bis zur Urlaubsrückkehr des Praxisinhabers).
- Durch Urlaubsöffnung entsteht ein Mehrbedarf an Personal.
- Der Urlaubsvertreter könnte vielleicht der Konkurrent von morgen in naher Praxisnachbarschaft sein (s. unten).

Unter dem Strich kann das Fazit gezogen werden, daß die Einstellung eines Urlaubsvertreters eine Praxisservicemaßnahme (vgl. B 1) ist (bei der allenfalls die laufenden Betriebskosten gedeckt werden), die aber langfristig durch bessere Patientenbindung (vgl. B 3) dazu beitragen kann, die wirtschaftliche Stabilität zu sichern.

Die kassenärztlichen Vereinigungen und Ärztekammern verfügen meist über Listen von Kollegen, die an einer Urlaubsvertretung interessiert sind. Auch die Berufs- und Fachverbände besitzen Listen von vertretungswilligen Kollegen. Die Angebote professioneller Vermittler sind zurückhaltend zu betrachten, da zusätzliche Kosten entstehen können.

Die Urlaubsvertretung muß langfristig (d. h. viele Wochen, oft Monate im voraus) geplant werden, da die wenigen vertretungswilligen Kollegen meist langfristig disponieren.

Merke:
Einstellung eines Urlaubsvertreters ist Lotteriespiel:
Haupttreffer, Kleingewinn oder Niete möglich!

2.6.3.1 Praxisschließung

Sorgfältig muß der Praxisinhaber Vor- und Nachteile einer *Praxisschließung* abwägen:

Vorteile der Praxisschließung:

- Das Personal kann geschlossen Urlaub machen und steht anschließend wieder vollzählig zur Verfügung.
- Die Urlaubszeit kann für eine Praxisrenovierung oder einen Umbau genutzt werden.
- In der „mageren" Sommerzeit ist der Praxisumsatz ohnehin niedriger (Ausnahme: Bade- und Kurorte).
- Keine Kosten für einen Urlaubsvertreter.

Nachteile der Praxisschließung:

- Das Personal muß zu vorgegebener Zeit Urlaub machen; dies kann mit den persönlichen Wünschen der Arzthelferinnen und dem gültigen Tarifvertrag kollidieren.
- Die Betriebskosten (Personal, Miete usw.) laufen ohne jede Einnahme weiter.
- Die Behandlung chronisch Kranker oder von Patienten mit Malignomen muß unterbrochen werden, Therapiekonzept und Patientenführung können dem Praxisinhaber aus der Hand gleiten.
- Die Patienten verlieren „ihren Anlaufpunkt", „ihre Telefonnummer" für Notfälle. Dadurch wird die Patientenbindung an die Praxis gelockert, und die Patienten wechseln evtl. zu anderen Kollegen.
- Gerade bei steigender Ärztedichte und wachsendem Konkurrenzdruck drohen durch Abwesenheit Scheinverluste und Umsatzrückgang.
- Die Patienten sind – gerade in ländlichen Gebieten – im Akutfall gezwungen, den benachbarten Arzt aufzusuchen, den sie sonst aus bestimmten Gründen gemieden hätten.
- Nach dem Urlaub bricht die liegengelassene Arbeit über dem Arzt zusammen, der Urlaubserholungseffekt wird geschmälert.

Aus dieser Auflistung ergeben sich zwangsläufig die Vorteile, die eine mit einem Praxisvertreter (s. unten) besetzte Praxis haben kann.

2.6.3.2 Praxisvertreter

Juristisch ausgedrückt ist der *Praxisvertreter* ein „Arzt, der eine ärztliche Praxis in Abwesenheit des Praxisinhabers selbständig führt". Damit wird die Tätigkeit eines Assistenten zu der eines Vertreters deutlich: der Assistent arbeitet mit und neben dem Praxisinhaber unter dessen Aufsicht, während der Vertreter „den Praxisinhaber ersetzt" [38].
Nach der Zulassungsverordnung für Vertragsärzte (§ 32 Ärzte-ZV) kann sich ein Vertragsarzt bei

- Krankheit,
- Urlaub,
- Teilnahme an ärztlicher Fortbildung oder an einer Wehrübung

innerhalb von 12 Monaten bis zur Dauer von 3 Monaten vertreten lassen.

Aufgrund des Gesundheitsstrukturgesetzes (GSG) dürfen seit dem 1. 1. 1994 Praxisvertretungen nur noch von Ärzten desselben Fachgebietes durchgeführt werden. Grundsätzlich verfügen nur Ärzte mit abgeschlossener Weiterbildung über die *erforderliche Vertreterqualifikation*. Für die Jahre 1994 und 1995 besitzen auch praktische Ärzte eine solche Qualifikation. Ein genehmigter *Weiterbildungsassistent* (vgl. A 1.1.3.3) oder *Dauerassistent* kann unter Berücksichtigung seines Weiterbildungsstandes für den Fall, daß weitergebildete Ärzte nicht nur Verfügung stehen, ebenfalls als Vertreter eingesetzt werden.

Aus den allgemeinen berufsrechtlichen Regeln ergibt sich auch der Tatbestand, daß ein „Arzt im Praktikum" (AiP) als Arzt in der Ausbildung keine Praxisvertretung ausüben kann. Er wird aufgrund einer Erlaubnis nach § 10 Abs. 4 Bundesärzteverordnung unter Aufsicht von approbierten Ärzten ärztlich tätig (vgl. § 34 b Satz 1 Approbationsverordnung für Ärzte). Eine Befugnis zur selbständigen Berufsausübung, wie es eine Vertretung im vertragsärztlichen Notfall- und Bereitschaftsdienst erfordern würde, ist also nicht möglich. Das Gesundheitsstrukturgesetz (GSG) hat insoweit hier keine Neuregelung eingeführt.

Die Kassenärztliche Bundesvereinigung (KBV) will sich nachhaltig dafür einsetzen, daß die im Gesetz vorgesehene Möglichkeit zur Anerkennung von Ausnahmetatbeständen so genutzt wird, daß die Vertretung von Kassenärzten und damit die Praxisführung im Interesse der Patienten nicht unnötig behindert wird.

Wie finde ich einen Praxisvertreter?

Im allgemeinen wird es zunehmend schwieriger, einen Vertreter zu finden. Der Dauervertreter alten Stils aus den 60er und 70er Jahren hat ausgedient. Vielleicht kann der Praxisinhaber heute noch am ehesten durch Kontaktaufnahme zu den Chefärzten der regionalen Krankenhäusern oder Kliniken erfahren, ob einer der Krankenhausassistenten an einer Urlaubsvertretung in der Vertragspraxis interessiert ist und diese Zeit vielleicht zur Vorbereitung für die eigene Niederlassung nutzen möchte.

Die Beschäftigung eines Vertreters in der Praxis ist der Ärztekammer anzuzeigen, wenn die Behinderung, die die Vertretung auslöst, insgesamt länger als 3 Monate innerhalb von 12 Monaten dauert (§ 21 Berufsordnung für die deutschen Ärzte vom 1. 1. 1994).

2.6.3.3 Vertretervertrag

Mit jedem Praxisvertreter muß ein *schriftlicher Vertretervertrag*[33] geschlossen werden, der folgende Punkte detailliert enthalten soll:

- genaues Datum von Beginn und Ende der Vertretung,
- Honorarfrage (Bezahlung pro Arbeitstag, Wochenpauschale, halbe Tage, Wochenenddienst),
- detaillierte Feststellung der Pflichten des Urlaubsvertreters (Sprechstundentätigkeit, Besuchstätigkeit, Rufbereitschaft, Nachtbereitschaft, Wochenendbereitschaft, Festlegung des vorübergehenden Wohnortes),
- Kosten für Unterkunft und Verpflegung,
- Übernahme der Benzinkosten (Kilometerpauschale, Tanken auf Kosten des Praxisinhabers, Benutzung des Wagens des Praxisinhabers).

Ganz wichtig: Vor Beginn der Urlaubsvertretung muß sich der Praxisinhaber die Approbation und Facharzturkunde des Kollegen zeigen lassen!

Eventuell ist auch eine telefonische Kontaktaufnahme zu anderen Kollegen nützlich, bei denen der zukünftige Vertreter bereits einmal gearbeitet hatte.

Dauert die (Urlaubs)vertretung länger als 1 Woche, so muß sie bei der KV angemeldet werden (Abb. A 2.30). Bezüglich der Ankündigung in der Presse vgl. A 1.1.9.2.

Jeder Vertreter hat grundsätzlich Anspruch auf die Erteilung eines Zeugnisses. Achtung: Der Praxisvertreter ist auch dann nicht automatisch in der gesetzlichen Unfallversicherung (Berufsgenossenschaft) versichert, wenn der Praxisinhaber sich selbst freiwillig versichert hat. Der Praxisvertreter muß sich also bei der Berufsgenossenschaft für Gesundheitsdienst und Wohlfahrtspflege freiwillig für die Vertretungstätigkeit versichern [38].

Tips bei der Beschäftigung eines Praxisvertreters

- Die „Praxisperle" sollte während der Vertretungszeit keinen Urlaub nehmen; sie dient als Ansprechpartner für alle Fragen zu Praxisorganisation, Patientenbesonderheiten, Hausbesuchstätigkeit usw.
- Nützlich ist die Erstellung einer Liste mit allen wichtigen Adressen und Telefonnummern für Notfälle (Krankenhaus, DRK-Station, Sozialstation usw.).
- Außerdem sollte eine Liste von Kollegen bereitliegen, mit denen die Praxis zusammenarbeitet.

---

[33] Zum Thema Vertreter s. ausführlich in Nentwig W M (1994) Juramed [38]. In dieser umfangreichen Loseblattsammlung ist auch ein Muster für einen Vertretervertrag enthalten.

**Mitteilung lt. § 16 (3) BMV/Ärzte
und § 11 (13) EKV**

Wortlaut des § 16 (3) BMV/Ärzte: Ist der Kassenarzt länger als eine Woche an der Ausübung seiner Praxis verhindert, so hat er dies der Kassenärztlichen Vereinigung unter Benennung der vertretenden Ärzte mitzuteilen. Darüber hinaus soll der Kassenarzt – auch bei Verhinderung von weniger als einer Woche – dies in geeigneter Weise (z.B. durch Aushang) bekanntgeben. Die Vertretung ist jeweils mit dem vertretenden Arzt abzusprechen.

Ich bin vom _17.03.1995_ bis _30.03.1995_ nicht in der Praxis anwesend.

Die Vertretung übernimmt / übernehmen:

Dr. med. Weitschau

[X] Ich werde in meiner Praxis vertreten

[ ] Die Praxis ist geschlossen

_________ den _________ 19___

Dr. med. Detlev Durchblick
Facharzt für Allgemeinmedizin
Flinker Weg 4
91302 Weitschau
68/302
Stempel und Unterschrift

Teil 1 (blau) Verwaltungsstelle
   2 (weiß) Bezirksstelle
   3 (rosa) Krankenkasse
   4 (grün) Arzt

Teil 1 bis 3 sind an die Bezirksstelle zu schicken.

Abb. A 2.30. Beispiel für Ankündigung der Urlaubspläne gegenüber der KV (hier Formular der KV Westfalen-Lippe)

Der Praxisvertreter bedeutet für die Arzthelferinnen trotz Rückganges an Patientenzahlen oft eine Mehrbelastung, da dieser langsamer arbeitet und viel fragen muß. Deshalb sind die Arzthelferinnen nach dem Urlaub meist froh, ihren vertrauten Chef mit seinen „Macken, Zicken und Launen" wieder zu haben.

2.6.4 Kollegialität

Kollegialität innerhalb der Ärzteschaft ist ein wichtiges Kapitel, das gerade in einem Buch wie „Unternehmen Arztpraxis" durchaus seine Aktualität und zeitlose Bedeutung besitzt (vgl. A 2.6).

Ein ungeschriebenes Gesetz war es noch vor einigen Jahren, daß ein Arzt dem anderen Kollegen im Behandlungsfall niemals eine *Rechnung* stellte, ja auch nicht dessen Ehepartner. Freilich geriet der dermaßen generös Behandelte nicht selten in Wiedergutmachungsstreß und suchte verzweifelt nach einem angemessenen Geschenk für seinen Helfer, bei dem sich bald Aschenbecher und Blumenvasen geradezu stapelten.

Heute wird nur noch in Ausnahmefällen auf den *Kollegenstatus* Rücksicht genommen: „Sie sind ja versichert, Ihre Kasse zahlt das schon." Das Gefühl, alle sitzen in einem Boot, was letztlich die Kollegialität ausmacht, scheint durch die überschwappende Ärzteschwemme verloren zu gehen. Wo gibt es noch gemütliche *Kollegenstammtische* (nicht zu verwechseln mit manchen „Abrechnungskartellen"), wo hilft wie selbstverständlich im akuten Erkrankungsfall der eine dem anderen Nachbarkollegen aus, ohne daß der Betroffene Angst um seine Patienten haben muß (vgl. A 2.6.1)?

Kollegialität darf nicht auf die leere Worthülse im Briefkopf reduziert sein („Sehr geehrter Herr Kollege . . ."), sondern fordert den einzelnen Arzt täglich aufs neue heraus, z. B. wenn er trotz gegenteiliger Ansicht nicht die Behandlung eines anderen Arztes, eben eines Kollegen, dem Patienten gegenüber herabsetzt, wenn er sich für die Ausbildung und Weiterbildung von Medizinstudenten und Assistenzärzten in seiner Praxis engagiert, wenn er während der Urlaubszeit des Nachbarkollegen, im Notfalldienst (vgl. A 2.6.2) oder bei einer Überweisung (vgl. A 2.6.1), keinen Patienten „abstaubt", wenn er bei seiner Niederlassung den Nachbarkollegen einen Antrittsbesuch abstattet (vgl. A 1.1.1.3) oder wenn er die Witwe des verstorbenen Nachbarkollegen einmal fragt, ob er ihr irgendwie behilflich sein könne.

Merke:
Kein anderer Berufsstand könnte und sollte auf seine Kollegialität so stolz sein wie die Ärzteschaft!

2.7 Kleine Betriebswirtschaftslehre

Zwar sagte schon Augustinus: „Wenig zu brauchen ist besser, als viel zu haben", trotzdem sollte sich jeder Kollege vor Augen halten, daß er neben seinen ärztlichen Aufgaben auch ein mittelständiges Unternehmen zu führen hat.

Zu den verschiedenen *Lebenszyklusphasen einer Arztpraxis* läßt sich folgendes bemerken:

- In der Aufbauphase ist es notwendig, durch geschickte Finanzierung und den persönlichen Einsatz die wirtschaftlich schwierige *Anlaufphase* (vgl. A 1.1) durchzustehen.
- Einer Zeit der *Konsolidierung* folgt die *Hochleistungs- und Hochumsatzphase*, die der Rückführung der Verschuldung sowqie der Sicherung der Altersvorsorge (vgl. A 2.7.5.2) dienen sollte.
- Mit zunehmendem Alter und zwangsläufig nachlassender physischer Schaffenskraft beginnt die *Phase des Umsatzrückganges*, der in der Regel spätestens mit dem 60. Lebensjahr einsetzt.

Aus Gründen eines optimalen „good will" (vgl. A 1.1.2.4) ist es sicherlich sinnvoll, im Rahmen einer Übernahmegemeinschaft (vgl. A 1.1.2.2) den Einstieg eines Juniorpartners rechtzeitig zu planen und zu realisieren.

2.7.1 Kosten-Umsatz-Schere

Die ständig weiter *klaffende Kosten-Umsatz-Schere* zwingt insbesondere unter dem Aspekt der Arztzahl- und Bevölkerungsentwicklung zu vermehrtem unternehmerischen Denken.

So stiegen beispielsweise für die Gruppe der Allgemeinärzte die Kosten in den Jahren 1985–1987 um 4,8 %, während die Praxisertragssteigerung im gleichen Zeitraum lediglich 0,5 % ausmachte. Daher ist der Arzt zur noch schärferen Beachtung der Kosten in seinem Unternehmen Arztpraxis herausgefordert.

> **Merke:**
> An den Kosten spart der Kaufmann!

> **Beachte:**
> Ein *Umsatzrückgang* von beispielsweise nur 10% bei einem Fixkostenanteil von 47% führt zu einem *Gewinnrückgang* von bereits 22,5%.

Neben alljährlich kontinuierlich steigenden Niederlassungszahlen brachte das Gesundheitsstrukturgesetz (GSG) zum 1. 10. 1993 zusätzlich eine noch nie dagewesene *dramatische Niederlassungswelle* mit sich. Bemerkenswerterweise scheint übrigens der Trend zur Niederlassung in Großstädten ungebrochen: So hatten sich zum damaligen Stichtag allein für München rund 1000 der ca. 3000 in Bayern niederlassungswilligen Ärzte beworben, das entspricht immerhin einem Drittel der bereits zuvor in München Niedergelassenen. Dadurch standen in dieser Region rund 100 der eingesessenen Praxen mit einem Schlag vor dem finanziellen Aus.

Sollte sich zudem an den *Zulassungszahlen zum Medizinstudium* in absehbarer Zeit nichts ändern, so werden wir voraussichtlich im Jahr 2000 weit über 100 000 niedergelassene Kollegen haben. Dies würde rein rechnerisch bei gedeckeltem Honorar einen durchschnittlichen Umstzrückgang von ca. 25 % je Arzt bedeuten.

Die Prognose zeigt, daß Angehörige der Heilberufe sich viel stärker als in den vergangenen Jahren der unternehmerischen Komponente ihrer beruflichen Tätigkeit zuwenden müssen. Mittel- bis langfristig lassen *verschärfte Konkurrenzstituation*, abnehmende Patientenzahlen je Praxis sowie ständig *überproportional steigende Kosten* keine besseren Perspektiven erwarten. Die Phase der stagnierenden Einkommen ist längst in eine rückläufige Entwicklung übergegangen.

Die aktuelle Situation hat zur Folge, daß bereits heute – regional unterschiedlich – bis 24 % der Vertragsärzte unter Bankkuratel stehen, weitaus mehr sind langfristig gefährdet.

2.7.2 Liquiditätsvorschau

Eine *solide finanzielle Basis* ist die Grundvoraussetzung für jeden Wirtschaftsbetrieb. Das gilt auch für die Arztpraxis, hier für die Einzelpraxis (vgl. A 1.1.3.1) ebenso wie für die Gemeinschaftspraxis (vgl. A 1.1.3.2) und Praxisgemeinschaft. Der Praxisinhaber sollte stets über folgende Daten (in Zusammenarbeit mit seinem Steuerberater) möglichst vierteljährlich klare, d. h. übersichtliche Aufstellungen enthalten:

- Einnahmen (Kassen- und Privatpatienten),
- Kosten (s. unten) (z. B. Personal, Räumlichkeiten, Versicherungen [A 2.7.5], AfA etc.),
- steuerliches Ergebnis,
- Darlehenstilgung / Praxisliquidität / private Kosten / Steuerrücklagen / Gesamtliquidität.

Darüber hinaus ist es sinnvoll, einen *internen und externen Jahrespraxisvergleich* durchzuführen. Hierbei werden die Werte der eigenen Praxis aus den letzten Jahren quartalsweise miteinander verglichen und zu einer Durchschnittspraxis gleicher Umsatzstärke ins Verhältnis gesetzt. Aus den gewonnenen Zahlen lassen sich sowohl Entwicklung der eigenen Praxis (Umsaatz, Kosten, Liquidität) als auch ein verfeinertes Raster im Ausgabenbereich erstellen. Nur so wird erkennbar, daß z. B. Personal- oder Raumkosten bzw. Ausgaben im Bereich Porto, Telefon, Büromaterial oder Praxis- und Laborbedarf möglicherweise überdimensioniert sind. Es gilt dann anhand des Vergleichsstandards, durch Planung, Kalkulation und Organisation entsprechende Einsparungen zu erreichen.

Um zu prüfen, ob sich eine Partnerschaft rechnet (vgl. A 1.1.3.2) muß zusammen mit dem Steuerberater eine *dynamische Liquiditätsvorschau* erstellt werden.

Merke:
Trotz Kenntnis von Standort (vgl. A 1.1.1.1) und Praxisstruktur läßt sich der Einnahmenzuwachs in den nächsten Jahren angesichts einer kompletten Deckelung der Einnahmen im ambulanten Bereich nicht mehr realistisch voraussagen.

Dagegen lassen sich die Ausgaben für die nächsten 5 Jahre mit Hilfe eines entsprechenden Softwareprogrammes hochrechnen. Der daraus resultierende *Praxisgewinn* unter Berücksichtigung von Abschreibung und Darlehenstilgung ergibt die *Liquidität* der Praxis, wobei bedingte kalkulatorische Unsicherheiten in Kauf genommen werden müssen. Kalkuliert man schließlich die privaten Lebenshaltungskosten, Versicherungsaufwendungen und Steuern mit ein, so läßt sich aus dem verbleibenden Betrag schließlich die *Rendite* ablesen.

2.7.3 Marktnische: Verändertes Gesundheitsbewußtsein

3 Faktoren sind es, auf die sich das „Unternehmen Arztpraxis" wird einrichten müssen:

- veränderte Patientenstrukturen,
- veränderte Praxisstrukturen (vgl. B 3.2.1),
- verändertes Gesundheitsbewußtsein.

Merke:
Neben der Heilung und Linderung von Krankheiten und Erkrankungen gewinnt in der Bevölkerung zunehmend die Erhaltung von Gesundheit an Bedeutung.

Übersicht A 2.16. Gründe für die Zunahme des Bedarfs an ärztlichen Leistungen
1) Zunahme der Bevölkerung,
2) Rückgang der Säuglings- und Kindersterblichkeit,
3) Zunahme der Lebensdauer und Veränderung der Altersgliederung,
4) Notwendigkeit, die Lücken in der medizinischen Versorgung der 3. Welt zu schließen,
5) Notwendigkeit, das Netz der medizinischen Versorgung in den Ländern mit einer Arztdichte von mehr als 1:1000 noch enger zu spannen,
6) Belastungen, auch der Kinder und Jugendlichen, durch weitere Entwicklungen der Technik,
7) Ausbau der präventiven Medizin, Zunahme der Notwendigkeit präventiver Untersuchungen und Behandlungen,
8) Verkehrsdichte und Verkehrsunfälle,
9) Genußgifte und veränderte Lebensgewohnheiten,
10) Alkoholismus und Drogenabhängigkeit sowie Gefährdungen im Zusammenhang mit der Umweltproblematik,
11) Verunreinigung der Luft, des Wassers, thermonuklearer Abfall, Überwachungsprobleme,
12) weitere Zunahme der Industrialisierung auch der Agrarwirtschaft,
13) Veränderung der industriellen Strukturen durch Automatisierung,
14) Mißbrauch der Freizeit,
15) Fortschritte der wissenschaftlichen Medizin, Ausbau der Prävention und Rehabilitaion, der Sozialhygiene und Sozialpsychiatrie, der Kinder- und Jugendpsychiatrie, der Pharmakologie,
16) Fortschritte der Pharmazie und der chemisch-pharmazeutischen Industrie,
17) Ausbau der Gesundheitsbildung und Gesundheitsaufklärung,
18) Sog der bestehenden Gesundheitsinstitutionen.

Auch in Zukunft dürfte der Bedarf an ärztlichen Leistungen eher noch zunehmen (Übersicht A 2.16).

Durch die ärztliche Überversorgung, besonders mit Spezialisten, in nahezu allen Planungsbereichen Deutschlands iund durch die Möglichkeit der direkten primären Inanspruchnahme des Spezialisten durch den Patienten selbst hat jedoch der innerärztliche Konkurrenzdruck an beispielloser Härte zugenommen. Dies trifft v. a. die Ärzte in der Primärversorgung, den Hausarzt also.

In Zukunft werden daher Ärzte i. allg. nur dann wirtschaftlich überleben oder gar erfolgreich sein, wenn sie sowohl einerseits die eigene Funktion als Arzt optimieren und die Heilkunde auf bestmöglichem Niveau ausüben und andererseits die im Gesundheitswesen feststellbaren Veränderungen von Angebot und Nachfrage aufmerksam registrieren, *Marktnischen* erkennen, vor Investitionen genau kalkulieren und den Produktionsfaktor Personal beherrschen.

Neben der reinen vertragsärztlichen Tätigkeit, die durch *Zusatzbezeichnungen, Fachkunde- und Fortbildungsnachweise* (vgl. A 2.6.1) sowie durch Marketingmaßnahmen (vgl. B) ausgebaut werden sollten, bieten sich auf dem Gesundheitsmarkt viele weitere Betätigungsmöglichkeiten.

Die Gründung eines medizinischen *Fitnesscentrums*, das Leistungen aus den Bereichen Prävention und Gesundheitspflege anbietet, die ansonsten durch nichtärztliche Berufsgruppen zunehmend reklamiert werden, ist eine überlegenswerte Ergänzung des vertragsärztlichen Angebots auf privater Basis.

Einige Hausarztpraxen bieten mit Erfolg als vertragsärztliche Leistungen spezielle *Gruppenberatungssprechstunden* an (vgl. C 2.1). Daneben können die Patienten jedoch auch noch weitere *privatärztliche Programme* bzw. Behandlungen in Anspruch nehmen, etwa

- Akupunktur,
- Sauerstoffmehrschritttherapie,
- Aktivkur,
- komplexe Ernährungsberatung,
- Rückenschule / Rheumasprechstunde,
- Raucherentwöhnungskurs,
- Störfelddiagnosstik und -therapie,
- Homöopathie (Beratung und Behandlung).

Die *Akupunkturtherapie* ist teilweise Bestandteil einzelner Programme. Sie wird in diesen Praxen daneben auch – je nach Krankheitsbild – als alleinige Behandlungsmaßnahme angeboten. Die meisten Krankenkassen leisten auf Antrag eine anteilige Zuzahlung zu diesem therapeutischen Angebot.

> **Merke:**
> Der Krankheitsspezialist Arzt wird zum Partner der Gesundheit mit Kompetenz in Fragen der Gesundheitsberatung (Abb. A 2.31).

Offensichtlich fühlen sich die meisten Kollegen aber heute noch überfordert, sich mit solchen Dienstleistungsangeboten und deren werbewirksamer Vermarktung auseinanderzusetzen. Dabei ist es doch ein Gesetz im Leben: Wenn sich eine Tür vor uns schließt, öffnet sich dafür eine andere. Die Tragik jedoch ist, daß man meist nach der geschlossenen Tür zurückblickt und die geöffnete vor sich nicht sieht.

Selbstverständlich muß der Arzt sein Angebot individuell nach seinen fachlichen Qualifikationen und nach seinen ethischen Vorstellungen ausrichten.

2.7.4 Belegpflege

Wer kennt sie nicht, die zahllosen Kartons, Schubladen oder ähnlichen Behältnisse, die vollgestopft sind mit diversen Praxisrechnungen und Bankauszügen. Diese „gesammelten Werke" werden dann einmal pro Quartal – oder in gar noch größeren Abständen – dem Steuerberater vorbeigebracht.

Ein solches Belegchaos kostet jedoch neben Zeit in erster Linie auch Geld. Die häufigste Frage des Steuerberaters an seinen ärztlichen Mandanten lautet nämlich stereotyp: „Ist diese Ausgabe auf dem Beleg X betrieblich oder privat veranlaßt gewesen?"

Solche Fragen sind retrospektiv aufgrund des Zeitverzuges oft nicht eindeutig und manchmal gar nicht mehr zu beantworten. Grundvoraussetzung für eine generelle *Belegpflege* ist daher die sofortige und eindeutige Zuordnung der Ausgaben und der damit verbundenen Belege zu den definierten Ausgabenkontenrahmen, die der Steuerberater vorgegeben hat. Aus Gründen der besseren und einfacheren Kontrolle der verschiedenen Ausgabekon-

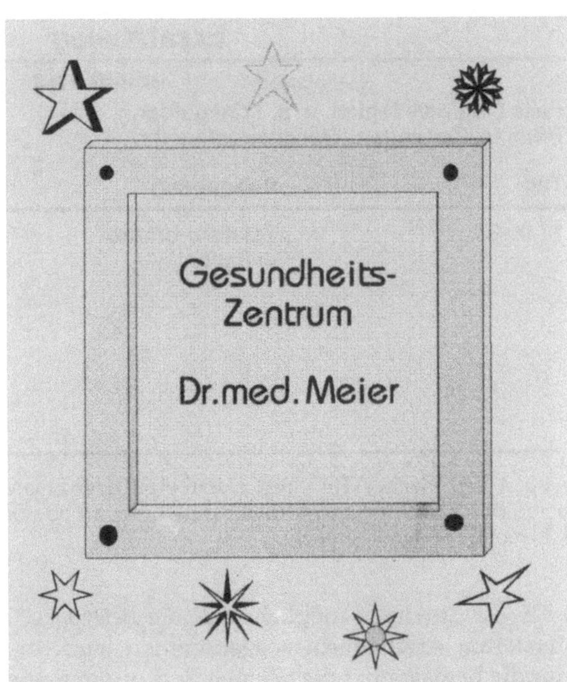

Abb. A 2.31. Arztpraxis-
schild der Zukunft

ten sollten alle Kontoauszüge der Bank, alle Überweisungsträger oder Schecks
sofort den entsprechenden Belegen (z. B. Rechnungen) zugeordnet werden. Bei
ausnahmsweise fehlendem Beleg kann der Hinweis auf einen Kontoauszug
hilfreich sein, noch besser ist ein selbst erstellter Eigenbeleg (Abb. A 2.32).

Wichtig ist, daß der Steuerberater in der Lage ist, diese Geschäftsvorgänge
monatlich zu erfassen. Daneben benötigt er auch informationen über das/die
Privatkonto(en). Am einfachsten läßt man ihn diese Konten gleich mitbuchen.
Dadurch verringert sich die Anzahl der sog. ungeklärten Geschäftsvorfälle.

Die weit überwiegende Zahl der Ärzte ermittelt ihren Gewinn aus selb-
ständiger Arbeit durch Überschußrechnung. Da hierfür die handelsrechtli-
chen Bestimmungen nicht gelten, gilt auch nicht die originäre Verpflichtung
zur Buchführung nach § 141 AO für Freiberufler. Das heißt also, daß der
niedergelassene Arzt nicht zur Aufzeichnung oder gar zur Buchführung
verpflichtet ist [21].

Ein *besonderes Verzeichnis* ist allerdings für die abnutzbaren Wirtschaftsgüter des Anlagevermögens laufend zu führen. Auch bei der *Einnahme-
Überschuß-Rechnung* sind diese Verzeichnisse zwingend für die Inanspruchnahme von Sonderabschreibungen oder erhöhten Abschreibungen, für die
degressive Abschreibung und für die geringwertigen Wirtschaftsgüter.

Die *Form der Aufzeichnung* ist nicht festgelegt. Es sind jedoch die Ord-
nungsvorschriften der §§ 145 ff. AO zu beachten. Entscheidend ist, daß die
Geschäftsvorfälle vollständig, sachlich richtig, zeitgerecht und geordnet
aufgezeichnet worden sind. Eine geordnete Belegablage kann als ausreichende Aufzeichnung angesehen werden [21].

Ersatzbeleg

**Falls Originale fehlen, u. a. Trinkgelder,
Blumen, Zeitungen, Wäschekosten etc.**

Tag	Ausgabeart	Betrag
17.09.95	Telefon: Urlaub in Italien	126,–

Dr. med. Detlev
Durchblick
Facharzt für Allgmeinmedizin
Flinker Weg 4
91302 Weitschau
68 / 3 02

Abb. A 2.32. Beispiel für einen Eigenbeleg (oder Ersatzbeleg) für bestimmte Ausgaben. Trinkgelder für z. B. Müllabfuhr, Tankwart oder Postbote werden pauschal am Jahresende geltend gemacht

Es ist durchaus möglich, daß die *Belegpflege des Praxiskontos* von einer versierten Arzthelferin vorgenommen wird. In deren Händen liegt nicht nur die Begleichung der offenen Rechnungen, sonderna uch die Berücksichtigung von Skonti und Rabatten.

Der Bereich der *Reisekostenabrechnung* kann vom Kassenarzt noch wesentlich effektiver durchgeführt werden. Hier gibt es mittlerweile eine Vielzahl von Formularen, die die Reisekostenabrechnung erleichtern. Wichtig ist es, neben den Fahrdaten auch die Abwesenheitszeiten festzuhalten. Das lohnt sich immer, auch wenn beispielsweise die abendliche Fortbildungsveranstaltung oder das Treffen mit dem Steuerberater kürzer als 5 Stunden waren und somit kein Verpflegungsaufwand geltend gemacht werden kann. Der Nachweis der betrieblichen Nutzung des Kraftfahrzeuges ist dann ein wesentliches Argument für die prozentuale Kostenanerkennung durch das Finanzamt.

2.7.5 Versicherungen

Ärzte sind immer da, um anderen zu helfen. Dabei bleibt wenig Zeit, an die eigene Sicherheit zu denken.

Im Bereich der für die ärztliche Tätigkeit relevanten Versicherungen ist einer Kosten-Nutzen-Relation das *persönliche Sicherheitsbedürfnis* gegenüberzustellen. Es lassen sich bestimmte Kosten minimieren, ohne dabei an der Sicherheit zu sparen.

Der Kostenblock „Versicherungen"[34] kann in 3 Kategorien unterteilt werden:

---

[34] Das Thema „Versicherungen" ist leicht verständlich dargestellt in dem schlanken und stets aktuellen Büchlein des Versicherungsspezialisten Gries HA (1994) Versicherungsmagazin. Leitfaden für Ärzte im Umgang mit Versicherern und Versicherungen. 3. Aufl. Kirchheim, Mainz.

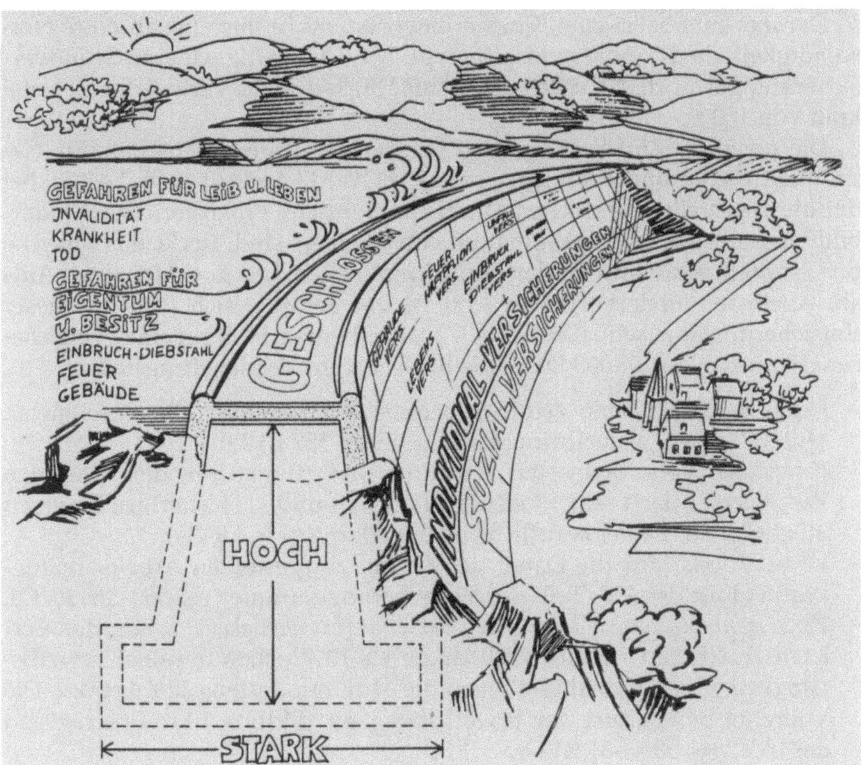

Abb. A 2.33. Einen „Universalversicherungsvertrag" gibt es nicht: jeder Arzt soll daher seinen persönlichen „Sicherheitsdeich" sorgfältig und systematisch erstellen (Nach [15])

– existenziell notwendig,
– sinnvoll,
– überflüssig.

Merke:
Es gibt keinen „Universalversicherungsvertrag" (Abb. A 2.33), der alle denkbaren Risiken umfaßt. Der Sicherheits„deich" muß individuell, sorgfältig und systematisch für jeden einzelnen Arzt erstellt werden [30].

2.7.5.1 Schutz der Arbeitskraft

Zu den existenziell wichtigen Versicherungen [38] gehört in erster Linie die *Berufshaftpflichtvesicherung*. Nach § 823 BGB haftet der niedergelassene Arzt unbegrenzt für Schäden, die er aufgrund seiner Berufsausübung verursacht. Die z. Z. gängigen Policen versichern Schäden bis zu einer Höhe von 2 Mio. DM pauschal. In der beruflichen ist die private Haftpflichtversicherung in der Regel enthalten.

Darüber hinaus ist eine *Berufsunfähigkeitsversicherung* eine absolute Notwendigkeit, da die *Ärzteversorgung* (vgl. A 2.7.5.2) lediglich eine Grundversicherung gewährt, die *völlige* Berufsunfähigkeit, d. h. Verlust der Arbeitskraft von 100%, voraussetzt.

Die *berufliche Unfallversicherung* bei der Berufsgenossenschaft für Gesundheitsdienst und Wohlfahrtspflege (BGW) (Anschrift in A 2.4.4.1), bei der die angestellten ärztlichen Mitarbeiter (einschl. Praxisvertreter, Weiterbildungsassistent und Famulus) pflichtversichert sind, deckt das typische Berufsunfallrisiko einschl. der Berufskrankheiten wie Tbc, Hepatitis, Aids ab. Auch der niedergelassene Arzt ist gut beraten, sich *freiwillig* dieser Versicherung anzuschließen (DM 972 Jahresbeitrag 1993 bei einer Versicherungssumme von 108 000 DM). Die BG leistet im Versicherungsfall

- *Heilbehandlung* „ohne zeitliche Begrenzung und mit allen geeigneten Mitteln" sowie „Gewährung von Pflege" (§ 557 RVO).
- *Berufshilfe* „verschiedenster Art durch Maßnahmen mit dem Ziel, den Versicherten nach seiner Leistungsfähigkeit und . . . bisherigen Tätigkeit möglichst auf Dauer beruflich einzugliedern" (§ 567 RVO).
- *Verletztengeld* „für die Dauer der ärztlich festgestellten Arbeitsunfähigkeit in Höhe des 450. Teils der Versicherungssumme" (§§ 560–562 RVO).
- *Verletztenrente wegen Minderung der Erwerbsunfähigkeit,* „wenn der Verletzte durch den Arbeitsunfall länger als 13 Wochen in seiner Erwerbsfähigkeit gemindert ist und wenn die MdE mindestens 20% beträgt. Die Vollrente bei Verlust der Erwerbsfähigkeit (MdE = 100%) beträgt $^2/_3$ des JAV" (§§ 580, 581 RVO).
- *Weitere Möglichkeiten* (z. B. wirtschaftliche Hilfen, Renten an Hinterbliebene, Sterbegeld und Beihilfen).

Bei einer Maximalversicherungssumme von 108 000 DM beträgt das Verletztengeld kalendertäglich 240 DM, das sind monatlich beachtliche 7200 DM.

Aufgrund der verbleibenden Lücken ist eine private Berufsunfähigkeitsversicherung, am günstigsten in Kombination mit einer bestehenden *Lebensversicherung* (Prämienvorteile!), für den niedergelassenen Arzt u. E. unverzichtbar.

Die Lebensversicherung als Finanzierungsinstrument wurde bereits in A 1.1.4.1 dargestellt. Der niedergelassene Arzt sollte bedenken, daß die sog. abzugsfähigen Sonderausgaben durch die Beiträge zum Ärzteversorgungswerk (vgl. 2.7.5.2) in der Regel mehr als abgedeckt sind. Alle anderen Vorsorgeversicherungsaufwendungen müssen also aus versteuertem Einkommen (!) bezahlt werden.

Ebenfalls eine Kategorie-I-Versicherung ist die *Todesfallversicherung,* die dazu dient, den Hinterbliebenen den Lebensstandard zu erhalten. Sie ist in der Regel individuell der Höhe der aktuellen Schuldenlast anzupassen. Auch die *Krankenversicherung* ist meist existenziell notwendig. Über den Abschluß von Teilbereichen der Krankenversicherung wie Zahnbehandlung, Zahnersatz, Krankenhaustagegeld sollte der Arzt zuvor kritisch nachdenken.

2.7.5.2 Versorgung im Alter

Viele niedergelassene Ärzte scheinen während der Hochphase ihrer Praxiserlöse zu vergessen, daß der „Unternehmer Arzt" im Alter einmal davon leben wird, was er während seiner aktiven Phase Mark für Mark auf die hohe Kante gelegt hatte.

Die auch derzeit optimale Alterssicherung ist die *Ärzteversorgung* (vgl. A 2.5.7.1). Noch im Jahr 1989 konnten die Mitglieder in Deutschland-West mit einer durchschnittlichen Altersrente in Höhe von mehr als 3000 DM pro Monat (zwischen 1000 und 6000 DM) rechnen. Mehrere Ärzteversorgungen bieten Kassenärzten die Möglichkeit, ihr „Rentenkonto" den Quartalseinnahmen anzupassen.

Merke:
In der Branche der Assekuranzen gilt das bewährte System der deutschen Ärzteversicherung als konkurrenzlos [37].

Die ärztlichen Versorgungswerke arbeiten mit Verwaltungskosten unter 3 %. Da kommt kein Privatunternehmen mit, der Staat schon gar nicht [37].

Als weitere Möglichkeit der Altersvorsorge können für den Kassenarzt Immobilien, bestimmte Sparformen, Wertpapiere, Aktien oder das Sammeln von Gold, Antiquitäten, Münzen etc. gelten[35] (Übersicht A 2.17).

Die Möglichkeiten der *Kapitalanlage* sind so vielfältig, daß es kaum verwundert, wenn selbst Experten bei gleicher Aufgabenstellung zu unterschiedlichen Ergebnissen kommen. Es gibt jedoch einige Grundregeln, die man auf jeden Fall berücksichtigen sollte. Am wichtigsten: sich Zeit für die genaue Analyse der Sparziele nehmen.

Bei der finanziellen Vorsorge für den Lebensabend liegt aufgrund der Erfahrung aus vielen Seminaren mit niedergelassenen Ärzten das Ziel bei einem monatlichen Bedarf von mindestens 7000 DM (Ausgaben z.B. für den täglichen Konsum, Urlaub, Rücklagen für neuen Wagen, Hausreparaturen etc.). Für jedes nach dem 45. Lebensjahr des Niedergelassenen geborene Kind muß der Betrag um weitere 1200 DM für Ausbildungskosten aufgestockt werden [17]. Die häufigsten Gründe für ein Auseinanderdriften von Ausgaben und Einnahmen im Alter sind

- hoher Konsum,
- „Steuersparmodelle",
- Versorgung von 2 Familien infolge Scheidung.

Tips zur Altersvorsorge für Neuanleger [17]:

- Niemals ein *Anlageobjekt (z. B. Immobilie)* nur wegen der Steuerersparnis kaufen: der Staat fördert rentable Anlagen im gleichen Maß wie unren-

---

[35] Ausführlich dazu sowie über die ärztlichen Versorgungswerke in dem schlanken Büchlein des Wirtschaftsjournalisten Maschner WF (1990) Geld-Anlagetips für Anfänger und Fortgeschrittene. Die Zukunftsaussichten des Kassenarztes. Kirchheim, Mainz.

Übersicht A 2.17. Was lohnt sich für den Arzt? Anlageformen nach verschiedenen Beurteilungskriterien (+ positiv, Ø unentschieden, – negativ) [37]			
Anlageform	Rentiert sich	Ist sicher gegenüber Pleite und Kurs	Läßt sich leicht zu Bargeld machen
Girokonto bei gewöhnlichen Kreditinstituten		+++	+++
Girokonto bei Spezialbanken	+	+	+++
Sparkonto bei gewöhnlichen Kreditinstituten	+	+++	+++
Sparkonto bei Spezialbanken	+(+)	+	+
Sparplan	+	+++	–
Festgeld	+	+++	–
Lebensversicherung	+(+)	+++	+
Bundesanleihen	+	+	+++
Pfandbriefe	+	+	+++
Investment-Rentenfonds internat.	++(+)	+	+
Aktienfonds	++(+)	– –	+
Deutsche Aktien	+++	– –	+
internat. Aktien	+++	– – –	+
Offene Immobilien	+	+	+
Geschlossene Immobilienfonds	+++	Ø	– – –
Einfamilienhaus	+	+	Ø(+)
Mehrfamilienhaus	+	+	+
Eigentumswohnung	+	+	Ø

table. Merke: Kriterium für die Anlage ist die Rendite; die Steuerersparnis ist ein Geschenk, das man mitnimmt.
- Niemals in der Praxis *Investitionen* tätigen, nur um etwas zum Abschreiben zu haben! Ab einem gewissen Punkt sollte man lieber Steuern zahlen, um Liquidität zur Verfügung zu haben (Abb. A 2.34).

Merke:
Steuern sparen, ohne Geld auszugeben, ist nahezu unmöglich.

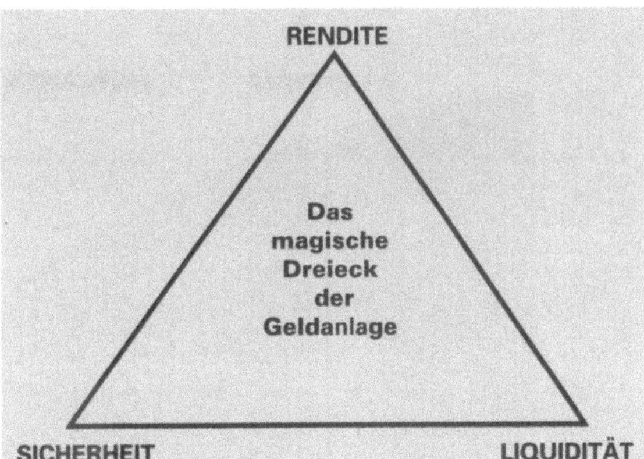

Abb. A 2.34. Das magische Dreieck der Geldanlage (Nach [17])

– Durch einen *Ehevertrag* kann die Gefahr, daß Praxissubstanz durch eine Scheidung ausgehöhlt wird, gemindert werden.
– Die eigene, selbst genutzte Immobilie ist die denkbar unrentabelste.

Merke:
Mieten ist nahezu immer günstiger als kaufen.

Der eigentliche Gewinn fremdgenutzter Immobilien entsteht durch den *Wertzuwachs*, der aber nur durch Verkauf realisiert werden kann. Beachte: Erfahrungsgemäß scheuen sich Ältere, Immobilien zu Konsumzwecken zu veräußern, da der Wunsch besteht, sie an die nächste Generation weiterzugeben.

– *„Geruhsame Anlagen" in Papierform* für den Arzt (wenig Sorgen und Verwaltungsaufwand):
Rentenpapiere. Vorteil: leichte Liquidierbarkeit. Nachteil: Steuern für Zinserträge.
Lebensversicherung. Vorteile: Steuerfreiheit der Zinserträge (Tip: Direktversicherer, also kein Außendienst, arbeiten kostengünstiger und haben meist höhere Ausschüttungen), Sicherung der Berufsunfähigkeit.
Aktienfonds (*Cave:* Investition in einzelne Aktienwerte).

2.7.5.3 Schutz der Praxis

Wie für den „Produktionsfaktor Arzt" läßt sich auch für die *„Produktionsstätte Praxis"* eine *Schutzbedürftigkeit* postulieren, die unterschiedlichen Prioritäten zuzuordnen ist (Abb. A 2.35).
So sind eine Berufshaftpflichtversicherung oder eine Praxisversicherung Versicherungen der Kategorie I, während als *„Luxusversicherungen"* (Kategorie III) u. E. eher zu rechnen sind:

– Glasbruchversicherung,
– Kfz-Insassenversicherung (in Haftpflicht enthalten),

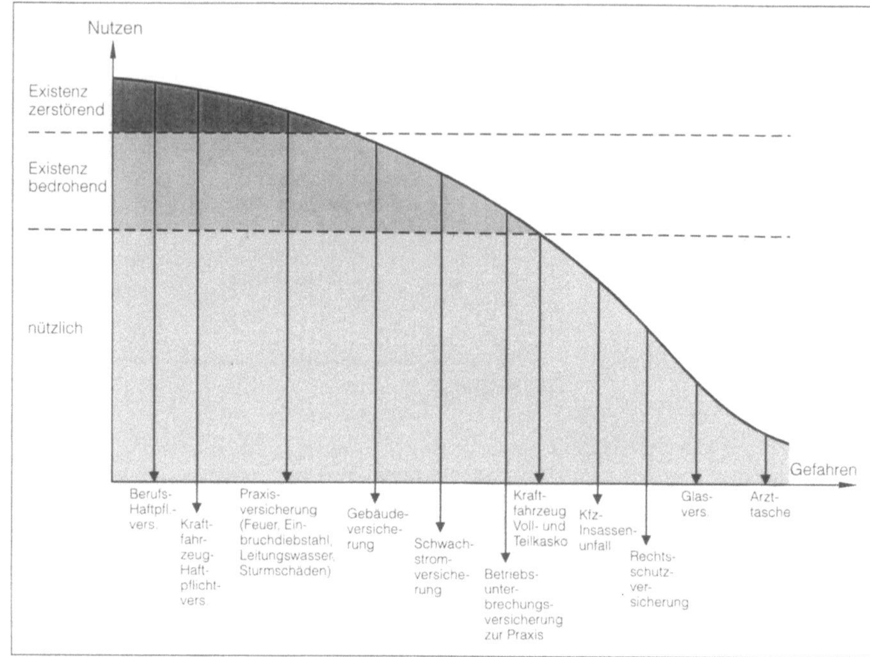

Abb. A 2.35. Priorität für die einzelnen Versicherungssparten zum Schutz der Praxis (Nach [15])

– Krankenschein-, Arzttaschen-, Regreßschutzvesicherung,
– Ausbildungsversicherung,
– Privatrechtschutz.

> **Merke:**
> Durch ungünstig gestaltete Policen und Doppelversicherungen sind häufig mehrere hundert DM pro Jahr fehlinvestiert.

2.7.5.4 Ehegattendirektversicherung

Die Altersversorgung des mitarbeitenden Ehegatten läßt sich mit einer sog. *Direktversicherung* verbessern. Zahlt der Arbeitgeber Arzt die Jahresprämie von maximal 3000 DM, so muß er pauschal 16,05 % an Lohn- und Kirchensteuer entrichten. Allerdings setzt das Einkommensteuergesetz für Vorsorgebeiträge bestimmte Grenzen.

Eine Direktversicherung mit Einmalbetrag kommt v. a. dann in Betracht, wenn etwa die steuerfreie Abfindung eines Mitarbeiters angestrebt wird, von dem man sich gütlich trennen will. Der 2. Grund kann sein, daß die Praxis veräußert oder übertragen wird und ein Ehegatte aufgrund der Praxisveräußerung oder -aufgabve den Arbeitsplatz verliert. Häufig ist der Nachfolger nicht bereit, den Ehepartner des Veräußerers weiter zu beschäftigen. Der 3. Grund könnte sein, eine versäumte Altersversorgung eines guten, langjährigen Mitarbeiters oder des Arbeitnehmerehegatten kurz vor dem Ruhestand zu verbessern [21].

2.8 Zeitmanagement

Es mag sich wie eine Binsenwahrheit anhören: Die *Arbeitsbelastung* des niedergelassenen Arztes wird immer größer, seine *freie Zeit* immer weniger. Was Brenner als Arbeitsprofil eines „durchschnittlichen" Allgemeinarztes im Jahr 1989 festgehalten hatte [4], dürfte auch in Zukunft der Realität eines Vertragsarztes entsprechen:

- 220 Arbeitstage im Jahr,
- 63,4 Arbeitsstunden pro Woche (davon 49,1 Std. für Patientenbetreuung),
- 70 Patientenkontakte pro Tag,
- weit über 120 abrechnungsfähige Leistungen,
- 7 Hausbesuche pro Tag,
- 5 Bescheinigungen oder Berichte pro Tag.

Vom Naturell her sind viele Ärzte geborene Zeitchaoten. Neben einem 10-h-Arbeitstag in der Praxis ist oftmals eine Menge an Terminen wahrzunehmen (z. B. Funktionen in KV, Kammer und Berufsverband oder Aufgaben in Fortbildung und Vereinen).

> **Merke:**
> Bleiben Sie stets „Herr der Zeit" und handeln Sie nach der Devise von Ignazius von Loyola: „Beschaulich mitten in der Aktion".

2.8.1 Agieren statt Reagieren

Chronische Zeitknappheit bedingt ständiges Reagieren, während *Zeitmanagement* souveränes Agieren erlaubt. Es gibt verschiedene Zeitmanagementtests, mit denen der Arzt sich selbst einen ersten großen Überblick über einen möglichst rationalen Umgang mit der unersetzlichen „Ressource Zeit" verschaffen kann (Übesicht A 2.18).

> **Merke:**
> Viel arbeiten ist nicht schwer, effektiv sein verlangt dagegen vorausschauende Planung!

Es ist also unbedingt erforderlich, *Prioritäten* zu setzen, um nicht ständig in eine Situation zu geraten, die Mark Twain treffend umschrieb: „Als wir das Ziel aus den Augen verloren hatten, verdoppelten wir unsere Anstrengungen."

Wer die Zeitplanung wirklich beherrschen will, muß auch irgendwann fertig werden können: Einmal muß es sein, daß der Schreibtisch aufgeräumt, der Diktatstapel abgearbeitet und der längst fällige Arbeitsvertrag mit der Helferin formuliert und abgeschlossen worden ist.

Übersicht A 2.18. Checkliste zur „Gewissenserforschung" bzgl. des eigenen Zeitmanagements [36]				
	fast nie	manch-mal	häufig	fast immer
Vor Beginn jeder Sprechstunde reserviere ich eine bestimmte Zeit für die Vorbereitung und Planung	0	1	2	3
Ich delegiere an meine Helferinnen alle nichtärztlichen Aufgaben.	0	1	2	3
Ziele und Aufgaben lege ich schriftlich fest. mit Erledigungsterminen.	0	1	2	3
Jedes Schreiben wird nach Möglichkeit nur einmal und abschließend bearbeitet.	0	1	2	3
Für die Sprechzeiten werden Terminpläne so erstellt, daß es maximal zu 30minütigen Verzögerungen kommt.	0	1	2	3
Ich versuche meinen Praxisalltag freizuhalten von:				
– telefonischen Störungen während Patientengesprächen.	0	1	2	3
– Patienten ohne Termin.	0	1	2	3
Mein Zeitplan hat Spielräume, um Notfälle und akute Probleme auffangen zu können.	0	1	2	3
Meine Arbeitseinteilung ist (auch) auf meine persönliche Leistungskurve abgestimmt.	0	1	2	3
Ich lasse mir von den Patienten nicht die Zeit stehlen und kann dies auch zum Ausdruck bringen.	0	1	2	3

Arbeiten tut die ganze Menschheit. Wir Ärzte verdienen unser Geld jedoch für unsere Leistung. Und Leistung ist nunmal als „Arbeit pro Zeiteinheit" definiert. Da die Arbeit in jeder Praxis nahezu eine Konstante ist, müssen wir versuchen, unsere Leistungsfähigkeit dadurch zu erhöhen, daß wir eine Zeitschraube drehen [10].

2.8.2 Eisenhower-Matrix und ALPEN-Methode

Das nach dem italienischen Ökonomiewissenschaftler benannte *„Pareto-Prinzip"* besagt, daß sich in 20 % unserer Zeit 80 % der wesentlichen Ergebnisse erzielen lassen.

Wir Ärzte sollten daher unsere Aufgaben am besten nach der *Eisenhower-Matrix* einteilen und erledigen:

- Sog. *A-Aufgaben* (sehr dringlich, sehr wichtig) sollten sofort erledigt werden.
- *B-Aufgaben* (sehr wichtig, weniger dringlich) können terminiert bzw. kompetenten Mitarbeitern zugewiesen werden.
- Regelmäßig zu delegieren sind die *C-Aufgaben* (sehr dringlich, weniger wichtig),
- während alle wenig wichtigen und wenig *dringlichen Dinge (D)* ruhig dem Papierkorb anvertraut werden sollten, gemäß dem Prinzip: „Alles, was nicht auf einer DIN-A4-Seite dargestellt werden kann, ist weder durchdacht noch schlüssig."

Für unsere Arbeit könnte sich auch die *„ALPEN-Methode"* anbieten, um unsere Aufgaben zu strukturieren und in Dringlichkeitsstufen aufzuteilen:

A Aufschreiben von Aufgaben,
L Länge abschätzen,
P Pufferzeiten einplanen,
E Entscheidungen über Prioritäten und Delegationsmöglichkeiten treffen,
N Nachkontrolle.

Längstens seit Einstein feststellte, daß unsere Zeit durch eine Perfektion der Mittel und Konfusion der Ziele geprägt sei, sollte eine wohldurchdachte Zieldefinition eigentlich selbstverständlich sein. Nicht was wir tun, ist in erster Linie wichtig, sondern wozu wir es tun.

Arbeitsmotto:
Nicht alle Dinge richtig tun, sondern stets die richtigen Dinge tun!

2.8.3 Situatives Führen und Delegieren

In jeder Arztpraxis sollte es an kompetenten Mitarbeiterinnen nicht fehlen, so daß nach dem *Prinzip des situativen Führens* viele Aufgaben *delegiert* (vgl. C 1.1.6) werden können. Hierfür lassen sich bestimmte Regeln in Form eines Check-up vorgeben:

- Was? (Inhalt)
- Wer? (Person)
- Warum? (Motivation, Ziel)
- Wie? (Umfang, Detail)
- Bis wann? (Termin)

Auch der gezielte Einsatz bestimmter Organisationsmittel kann sich zeitsparend auswirken [19]:

- Patienteninfos (vgl. B 1.2.2),
- Laboreinlegeblätter,
- Laufzettel (s. Abb. A 2.26),
- Abrechnungshilfen am jeweiligen Arbeitsplatz (sinnvolle Ziffernkombinationen),
- Adressen- und Telefonregister,

- Checklisten (vgl. A 2.5.2 und A 2.6.2.1, Übersicht 14, 15, 19), Handlungsanweisungen,
- Dokumentationshilfen (vgl. A 2.2.4.2).

Einige dieser *Organisationsmittel* sind sicherlich nicht für die 60-m²-Praxis mit nur einer Helferin empfehlenswert, eine Praxis jedoch mit 150 m, 1600 Scheinen, einem breiten Leistungsspektrum, das in mehreren Räumen erbracht wird, oder bei einer Gemeinschaftspraxis sind dagegen solche Organisationsmittel im Rahmen der Ablauforganisation nicht mehr wegzudenken.

2.8.4 Typische Zeitdiebe

Typische Zeitdiebe in der Arztpraxis sind beispielsweise: Telefon, bestimmte Patienten (vgl. C 2.2.3), einzelne Pharmareferenten, bestimmte Dokumentations- und Verwaltungsarbeiten. Wer kennt sie nicht, jene *Zeitdiebe*, die sich – meist zwischen Tür und Angel – mit dem vermeintlich rationalen Angebot: „Kann ich Sie mal nur eine Sekunde sprechen?" oder „Nur ein Wort!" wie ein Computervirus in den Zeitplan des Arztes einstehlen und diesen dann von innen heraus zerstören?

Hier schützen nur eisenharte Zeitabsprachen, die mit der Genauigkeit einer Quarzuhr eingehalten und dann notfalls auch mit Nachdruck oder gar mit einer gewissen Barschheit eingefordert werden müssen:

„Gerne, ich habe aber jetzt für Sie nur exakte 2 Minuten (5 Minuten, 15 Minuten) Zeit und keine einzige Minute länger!"

Dabei sieht der Arzt demonstrativ auf die Uhr. Kurz vor Ablauf der Zeit ein erneuter Blick:

„Wir müssen jetzt leider unser Gespräch unterbrechen. Die Zeit ist um. Vielleicht setzen wir ein andermal, dann aber ohne Zeitdruck, unser Gespräch fort."

Oder ähnlich. Jedermann wird für ein so offenes Wort, das den Zeitprofi verrät, Verständnis, vielleicht sogar Respekt haben [10].

Mangelhafte Zeitdisziplin des Arztes führt dazu, ständig etwas aufzuschieben oder zu vergessen. Ebenso falsch ist der Anspruch, zu vieles auf einmal tun zu wollen, woran oft die Unfähigkeit schuld ist, „nein" zusagen.

Tip:
Lassen Sie sich nicht durch im Vorübergehen niedlich vorgetragene Patientenbitten leimen: „Herr Doktor, haben Sie eine Sekunde Zeit?" Sagen Sie bestimmt: „Nein, leider jetzt nicht, aber dann und dann!" oder: „Gerne, allerdings nur 2 Minuten, 5 Minuten, 15 Minuten."

Ein Achtstundentag besteht aus 96mal 5 Minuten, d. h. 5 Minuten entsprechen 1% dieses Achtstundentages. Wie oft lassen sich solche 5 Minuten einsparen? Lautet die Antwort „nur einmal pro Tag", so resultieren hieraus bereits 3 Tage mehr Urlaub pro Jahr!

Zeitmanagementtest

1 = stimmt vollkommen
2 = stimmt weitgehend
3 = stimmt ein wenig
4 = stimmt gar nicht

		1 2 3 4
1	Meine Pünktlickeit ist vorbildlich	☐ ☐ ☐ ☐
2	Wenn mich jemand bittet, etwas für ihn zu erledigen, kann ich schlecht „nein" sagen	☐ ☐ ☐ ☐
3	Ich überlege mir täglich, welche Aufgaben ich delegieren kann	☐ ☐ ☐ ☐
4	Ich fühle mich morgens nach dem Aufstehen schon müde und zerschlagen	☐ ☐ ☐ ☐
5	Vor lauter Arbeit weiß ich oft nicht, womit ich beginnen soll	☐ ☐ ☐ ☐
6	Ich lasse mir zu oft gegen meinen Willen von anderen Arbeit aufbürden	☐ ☐ ☐ ☐
7	Ich erfahre von wichtigen Dingen oft zu spät	☐ ☐ ☐ ☐
8	Ich lasse mich durch die Tagesroutine häufig von wichtigen Dingen abhalten	☐ ☐ ☐ ☐
9	Wenn ich meinen Arbeitsplatz (Büro) verlasse, ist mein Schreibtisch aufgeräumt	☐ ☐ ☐ ☐
10	Ich bin ein Meister im Delegieren	☐ ☐ ☐ ☐
11	In gewissen Situationen fällt es mir schwer, „nein" zu sagen	☐ ☐ ☐ ☐
12	Unangenehme Telefonate zögere ich gerne hinaus	☐ ☐ ☐ ☐
13	Ich muß mich häufig für meine Vergeßlichkeit entschuldigen	☐ ☐ ☐ ☐
14	Ich werde oft mit einer Arbeit nicht fertig, weil mir etwas dazwischen kommt	☐ ☐ ☐ ☐
15	Ich bringe eine angefangene Arbeit möglichst zügig zu Ende	☐ ☐ ☐ ☐
16	Ich prüfe bei jeder neuen Aufgabe, ob sie auch ein anderer für mich erledigen kann	☐ ☐ ☐ ☐
17	Es kommt vor, daß ich nicht weiß, was im Moment am wichtigsten ist	☐ ☐ ☐ ☐
18	Ich bin häufig gereizt, weil ich von meiner Arbeit überlastet bin	☐ ☐ ☐ ☐
19	Ich mache mir Monats-, Wochen- und Tagespläne	☐ ☐ ☐ ☐
20	Manchmal beginne ich mehrere Arbeiten gleichzeitig	☐ ☐ ☐ ☐
21	Ich beginne häufig eine Arbeit, ohne sie zu Ende zu führen	☐ ☐ ☐ ☐
22	Ich finde immer wieder Personen, die für mich einen Teil meiner Arbeit erledigen	☐ ☐ ☐ ☐
23	Auf meinem Schreibtisch herrscht eine heillose Unordnung	☐ ☐ ☐ ☐
24	Ich erledige eine Arbeit nach der anderen entsprechend ihrer Wichtigkeit	☐ ☐ ☐ ☐
25	Auch im Privatleben bin ich pünktlich	☐ ☐ ☐ ☐
26	Die Zeit rinnt mir durch die Finger	☐ ☐ ☐ ☐
27	Bei mir bleiben begonnene Arbeiten häufig liegen	☐ ☐ ☐ ☐
28	Zu Besprechungen (Sitzungen...) erscheine ich immer in letzter Minute	☐ ☐ ☐ ☐

		1 2 3 4
29	Ich mache mir täglich einen Plan meines Tagesablaufs	☐ ☐ ☐ ☐
30	Ich habe den Eindruck, die Zeit läuft mir davon	☐ ☐ ☐ ☐
31	Unangenehme Arbeiten bleiben bei mir erst einmal liegen	☐ ☐ ☐ ☐
32	Ich komme oft schon morgens gestreßt an meinen Arbeitsplatz	☐ ☐ ☐ ☐
33	Ich nehme mir täglich ausreichend Zeit für die Planung meiner Arbeit	☐ ☐ ☐ ☐
34	Ich bin über alle beruflichen Vorgänge auf dem laufenden	☐ ☐ ☐ ☐
35	Es gibt eine Reihe unangenehmer Aufgaben, die ich längst hätte erledigen müssen	☐ ☐ ☐ ☐
36	Oft bin ich einfach unzureichend informiert	☐ ☐ ☐ ☐
37	Manchmal frage ich mich, wie ich alle anfallenden Arbeiten bewältigen soll	☐ ☐ ☐ ☐
38	Mein beruflicher Einsatz verschafft mir bei meinen Kunden, Kollegen usw.eine hohes Maß an Anerkennung	☐ ☐ ☐ ☐
39	An meinem Arbeitsplatz ist eine „gewachsene" Unordnung, in der nur ich mich zurechtfinde	☐ ☐ ☐ ☐
40	Ich kann anderen nur schlecht eine Bitte abschlagen	☐ ☐ ☐ ☐
41	Ich komme zu Verabredungen eher zu früh als zu spät	☐ ☐ ☐ ☐
42	Ich habe Probleme, mir meine Zeit richtig einzuteilen	☐ ☐ ☐ ☐
43	Es passiert mir manchmal, daß ich wichtige Dinge vergesse	☐ ☐ ☐ ☐
44	Ich untergliedere meine Planung in lang-, mittel- und kurzfristige Aufgabenerledigung	☐ ☐ ☐ ☐
45	In der allgemeinen Hektik geschieht es häufig, daß mir eine wichtige Information verloren geht	☐ ☐ ☐ ☐
46	Was ich angefangen habe, schließe ich nach Möglichkeit sofort ab	☐ ☐ ☐ ☐
47	Ich fühle mich oft gestreßt	☐ ☐ ☐ ☐
48	Es kommt manchmal vor, daß ich einen Rückruf vergesse	☐ ☐ ☐ ☐
49	Ich muß häufig noch Arbeiten erledigen, die ich eigentlich für den Vortag eingeplant hatte	☐ ☐ ☐ ☐
50	Bei meinen Mitarbeitern werde ich wegen meiner beruflichen Leistung sehr geschätzt	☐ ☐ ☐ ☐
51	Ich neige dazu, für meine Arbeiten einen zu knappen Zeitraum zu bemessen	☐ ☐ ☐ ☐
52	Ich neige dazu, „lästige" Arbeiten aufzuschieben	☐ ☐ ☐ ☐
53	Ich habe schon Termine vergessen	☐ ☐ ☐ ☐
54	Ich habe oft Mühe, Unterlagen zu finden	☐ ☐ ☐ ☐

Abb. A 2.36. Ein Zeitmanagementtest mit 54 Fragen, ursprünglich zur Computerauswertung durch die Gesellschaft für psychologische Forschung und Beratung (GEFOB), München, vorgesehen [39], der auch für Ärzte geeignet ist. Der Test eignet sich auch für Ärzte zur eigenen Überprüfung des Umgangs mit der Ressource Zeit

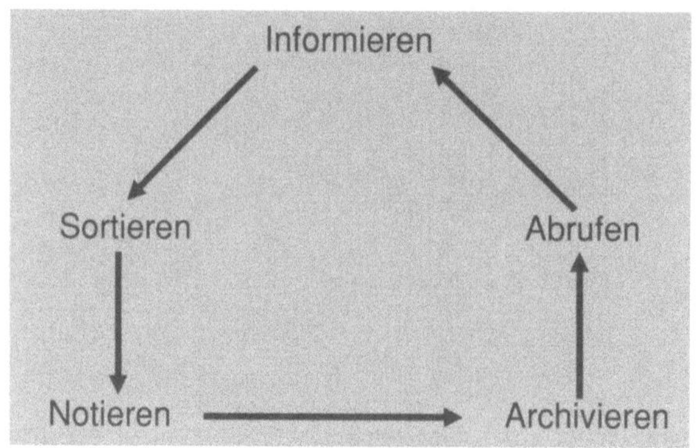

Abb. A 2.37. Regelkreis des Organisationsprinzips

Professioneller mit der eigenen Zeit umzugehen bedeutet zwar ein Mehr an Organisation, vermeidet aber ein Zuviel an oftmals chaotischer Improvisation. Schon Seneca wußte dies, als er sagte: „Wir haben nicht zu sehr zuwenig Zeit, sondern eher zuviel Zeit, die wir nicht nutzen."

In einer stillen Stunde sollte sich einmal der Praxisinhaber ganz konkrete Gedanken über seinen Umgang mit seinen Zeitressourcen anhand eines Schemas machen (s. Übersicht A 2.18). Empfehlenswert ist es auch, die eigene „Einstellung zur Zeit" anhand eines bestimmten Zeitmanagementtests abzuklopfen (Abb. A 2.36).

Ein Zeitprofi handelt stets nach dem Regelkreis des Organisationsprinzips (Abb. A 2.37).

Formuliert man aus den voranstehenden Überlegungen die *Prinzipien des Zeitmanagements*, so ergeben sich folgende Regeln [40]:

- Kontrollieren Sie, wofür Sie Ihre Zeit verwenden!
- Delegieren Sie soweit wie möglich! (C 1.1.6)
- Planen Sie jeden nächsten Tag bereits am Vorabend!
- Schaffen Sie sich Freiräume ohne Störmöglichkeiten!
- Setzen Sie eindeutige Prioritäten! („Das Wichtige vor dem Dringlichen!")
- Portionieren Sie größere Aufgaben!
- Nutzen Sie Leerzeiten für andere Aktivitäten!
- Schaffen Sie sich Zeitblöcke!
- Erledigen Sie Schwerpunktaufgaben früh!
- Entlasten Sie Ihr Gedächtnis (z. B. Merkzettel, Phonodiktat als „Gedankentank" – vgl. A 2.8.6)!
- Lassen Sie unwichtige Dinge unerledigt!
- Entwickeln Sie Ihren eigenen Arbeitsstil!
- Beziehen Sie Leistungshochs gezielt mit ein!
- Zügeln Sie Ehrgeiz und Perfektionismus!
- Denken Sie auch im größten Streß „paradox": „Ich habe immer Zeit!"!
- Bleiben Sie bei alledem flexibel!

Merke:
Zeitpläne sind nicht dazu da, um prinzipiell eingehalten zu werden, sondern um Ziele zu verwirklichen.

Und bei alledem: Lassen Sie niemals in sich das Gefühl aufkommen, Sie werden mit Ihrer Arbeit nicht mehr fertig.

2.8.5 Strukturiertes Lesen

Trotz aller Fortschritte in der elektronischen Informationsvermittlung wird auch auf absehbare Zeit hinaus die *medizinische Fachzeitschrift* für den Arzt ein erstrangiges Fortbildungsmedium darstellen. Schier unüberschaubar mag für den einzelnen das Angebot an medizinischen Printmedien wie Zeitschriften, Broschüren, Büchern oder sonstigen Druckschriften erscheinen. Die zunehmende Informationsüberflutung auch im medizinischen Bereich zwingt zu strukturiertem Lesen, da unsere natürliche Speicherkapazität für Neuigkeiten bekanntermaßen begrenzt ist.

Tip:
Die Lesegeschwindigkeit läßt sich innerhalb von 2 h verdoppeln, wenn man sich vom größten Lesehandicap, dem stummen Mitsprechen, befreit.
Innerhalb von nur 3 Monaten läßt sich das Lesetempo verdreifachen, wenn weitere Lesehandicaps wie Buchstabieren, Wort-für-Wort-Lesen, zeilenbegleitende Bewegungen, Doppelt- oder Dreifachlesen, häufiges Fixieren, hastiges oder undifferenziertes Lesen vermieden und das „periphere Sehen" trainiert werden [13].

Merke:
Schnelles Lesen steigert die Konzentrationsfähigkeit, stärkt das Auffassungsvermögen und verbessert das Gedächtnis [13].

Zunächst ist eine entsprechende *Grobselektion* erforderlich (Welche Fachzeitschrift ist für meine Berufsgruppe Pflichtlektüre? Was ist sonst noch lesenswert? Was gehört in den Papierkorb?). Danach erfolgt das sog. *Querlesen*, mit dem man sich einen gewissen Überblick verschafft. Nur jene Informationen, die interessant genug erscheinen, passieren die *Feinselektion* und werden für das Detaillesen vorgesehen.

Merke:
Bekämpfen Sie die explodierende Informationsflut (nicht nur in den Printmedien!) durch Selektion und Reduktion!

Beiträge, auf die man wegen ihrer prinzipiellen Bedeutung immer wieder zurückgreifen möchte, werden anschließend katalogisiert und vorschlagsweise in einer Hängeregistratur archiviert. Darüber hinaus (oder daneben) besteht die Möglichkeit, bestimmte Textpassagen per Diktiergerät (vgl. A 2.8.6) herauszufiltern und sie einem entsprechenden Themenbereich zuzuordnen.

Der Leseprofi zeichnet sich also durch eine systematische Informationsaufarbeitung und eine kontinuierliche Selektion sowie eine griffbeeite *Archivierung* aus.

> **Merke:**
> Das wenigste, was man liest, kann man gebrauchen; aber das meiste, was man braucht, hat man bereits gelesen.

2.8.6 Phonodiktat

Kleine und leistungsfähige Diktiersysteme gehören heute in jenen Arztpraxen längst zum bürotechnischen Standard, in denen der Arzt nicht bereit ist, selbst seine ganze Korrespondenz mit der Schreibmaschine herunterzutippen.

Es ist erstaunlich, wieviele niedergelassene Ärzte ihren ganzen Ehrgeiz in ein möglichst perfektes Computersystem hineinstecken und nahezu unentwegt mit der „Maus" herumfummeln oder mit zwei ungeübten Fingern ihre Texte in die Tastatur hineinhacken, anstatt sich entspannt, ungebunden und effektiv eines beachtlichen Teils ihrer Aufgaben per Phonodiktat zu entledigen.

Viele Ärzte scheuen sich davor oder haben es ganz einfach noch nicht versucht, die engagiertesten Helferinnen auch als „Privatsekretärin" im Unternehmen Arztpraxis heranzuziehen.

Ein kleiner Beitrag zum Streßabbau (vgl. A 2.8.7) kann die Helferin dadurch leisten, daß sie für den Arzt in einem Ablagekorb die zu bearbeitende Korrespondenz in vorsortierter Form mit einem aufnahmebereiten Diktiergerät zusammenstellt (Abb. A 2.38).

2.8.6.1 Gerätesysteme

Zwei wichtige Gerätegruppen lassen sich je nach ihrem speziellen Verwendungszweck unterscheiden:

- Taschendiktiergeräte,
- stationäre Diktier- und Wiedergabegeräte.

Für den Arzt stellen die „Taschendiktierer" wohl die interessanteste Gruppe dar. Diese kleinen, leichten (rund 250 g) und ausreichend robust gebauten Diktiergeräte finden überall ihren Platz: im Arztkittel, in der Besuchstasche, am Schreibtisch, im Auto. Als Wiedergabegeräte für den Schreibplatz eignen sich diese Minis allerdings meist nur bedingt.

Wer seine Briefe und Praxiskorrespondenz mittels Phonodiktat erledigt, wird um die Anschaffung eines stationären Wiedergabegerätes nicht herum kommen. Vor allem beim Abspielen der Tonträger sind diese Geräte unschlagbar in ihrem Bedienungskomfort (z. B. Ohrhörer mit Fußschalter für Stop–Vorlauf–Rücklauf, Markierungsindexstreifen, bequemes und schnelles Löschen der Tonträger).

2.8.6.2 Gedankentank

Aber auch der oft weitgehend allein arbeitende Arzt mit nur kleiner Praxis wird so ein „*elektronisches Notizbuch*" oder seinen „*Gedankentank*" zu schät-

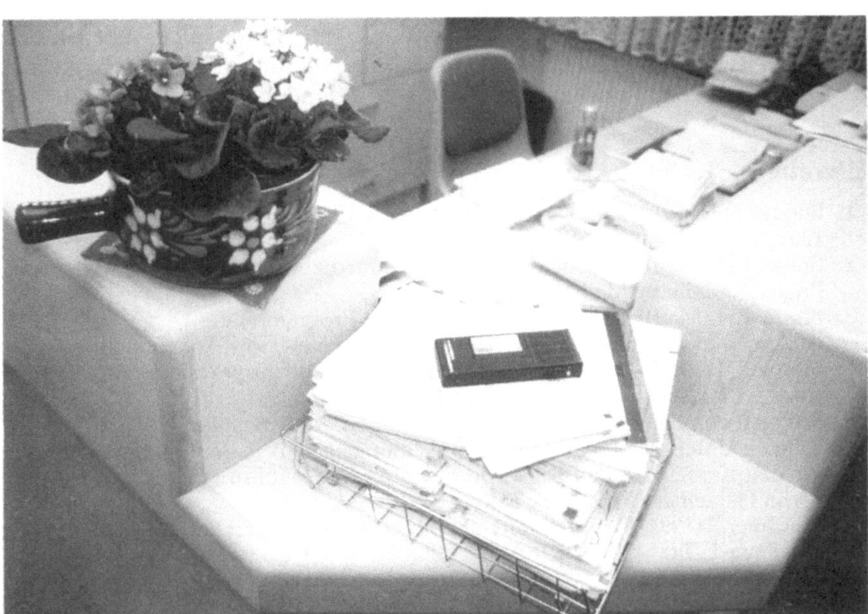

Abb. A 2.38. Diktierhorror durch Phonodiktat erträglich gemacht: Vorbereitung von aktueller Kartei und Altkartei in zu erledigender Reihenfolge der Dringlichkeit durch die Arzthelferin. Im Hintergrund die bereits für den nächsten Tag vorsortierten Karten für die bestellten Patienten

zen wissen, wenn er unterwegs oder nach Feierabend schnell mal ein paar Worte zur Erinnerung seinem Diktiergerät anvertraut: „Wegen Herrn Maier mit der Klinik Rücksprache nehmen", „Morgen bitte mich daran erinnern, daß ich meinen Steuerberater anrufe", „In meiner Hausbesuchstasche wieder Krankenhauseinweisungsformulare ergänzen und Ampullenbestand durchsehen", „Mein Praxisauto springt schlecht an, bitte passenden Termin für Kundendienst mit meiner Werkstätte ausmachen" (vgl. 2.8.5) [25].

Gerade bei Hausbesuchsfahrten hat sich das mobile Diktiergerät als wertvoller „Befehlsempfänger" bewährt: so kann der Arzt rasch bei der Weiterfahrt zum nächsten Patienten beispielsweise die angefallenen Gebührenordnungsnummern, den Blutdruckwert, die Medikation oder den im Hausbesuchsbuch (vgl. A 2.1.2) vorzutragenden nächsten Termin festhalten. Und warum sollte nicht auch mal ein netter Gruß oder einige lobende Worte auf dem Diktatweg das Ohr der Helferin erreichen, etwa: „Übrigens, war wieder super, wie fehlerfrei Du die letzten Arztbriefe geschrieben hattest."

So wird er beispielsweise am nächsten Tag während der laufenden Sprechstunde, längst nachdem er sich nicht mehr daran erinnert, durch die Helferin unter Vorlage der Karteikarte mit dem Stationsarzt des Krankenhauses verbunden, um wegen Herrn Maier Rücksprache zu nehmen; ein Klebemerkzettel am Schreibtisch erinnert ihn daran, den Steuerberater heute anzurufen; er kann sicher sein, daß die Formulare in der Hausbesuchstasche wieder ergänzt und der Ampullenbestand durchgesehen ist und – im

Idealfall – erinnert ihn die Helferin am Vorabend daran, daß er morgen mit dem Zweitwagen seine Hausbesuche fahren soll, da der Praxiswagen um 8.00 Uhr früh vom Vertragshändler zum Kundendienst abgeholt wird.

Literatur

1. Bender H (1989) Die Delegation ärztlicher Leistungen. Allgemeinarzt 11: 1195–1201
2. Braun RN (1986) Lehrbuch der Allgemeinmedizin. Theorie, Fachsprache und Praxis. Kirchheim, Mainz
3. Braun RN, Mader FH, Danninger H (1990) Programmierte Diagnostik in der Allgemeinmedizin. Springer, Berlin Heidelberg New York Tokyo
4. Brenner G (1989) Was kostet Sie Ihre Praxis? Leistungsspektrum – Arbeitsbelastung – Praxiskosten. Allgemeinarzt 11: 170–179
5. Brüggemann E (1989) Delegierbare Leistungen. Allgemeinarzt 11: 1202
6. Brüggemann E, Mader FH (1994) Abrechnungstechnik in Bildern. Das Kursbuch für den Kassenarzt und seine Mitarbeiterin. Praxisführung. 3. Aufl. Springer, Berlin Heidelberg New York Tokyo
7. Daschner F (1984) Desinfektion mit Sprays. Allgemeinarzt 6: 1309–1310
8. Daschner F, Frank U (1989) Aids-Patienten in der Hausarztpraxis. Allgemeinarzt 11: 1204–1211
9. Dettenkofer M, Scherrer M, Daschner F (1993) Abfall in der Allgemeinpraxis. Vermeidung und Entsorgung. Allgemeinarzt 15: 557–561
10. Drews M, Kölling W, Mader FH (1992) Arztpraxis 2000. Zeitmanagement. Allgemeinarzt 14: 1448–1461
11. Ernst B (1987) In: Brendan-Schmittmann-Stiftung: Die Arzthelferin und ihr Berufsalltag. NAV, Köln
12. Frielingsdorf G (1988) Praxistips. Praxiswert, Praxiskauf, Praxisverkauf, Kooperation, Krankheit, Tod, gerichtliche und außergerichtliche Auseinandersetzung. Medical Tribune, Wiesbaden
13. Gademann C (1992) Ich habe immer Zeit. Zeitökologie. Ariston, Genf München
14. Grethe H, Grosse G, Junghanns G, Köhler C (1990) Allgemeinmedizin, 2. Aufl. VEB Volk und Gesundheit, Berlin
15. Gries HA (1984) Versicherungsmagazin. Leitfaden für Ärzte im Umgang mit Versicherern und Versicherungen. Kirchheim, Mainz
16. Gross GF (1988) Praxisideenbuch. Ideen und Systeme für die professionelle Organisation und Führung der Arztpraxis, 4. Aufl. Ecomed, Landsberg
17. Hadjio R (1993) Altersvorsorge: Gut geplant ist halb gespart. Arzt und Wirtschaft: 28–33
18. Hirschl M (1993) Stellenwert von Flächendesinfektion und Reinigung in der ärztlichen Praxis. forum dr. med. 11: 44–46
19. Kölling W (1992) Praxisführung. Gehen Sie in die Offensive! Arzt und Wirtschaft 12: 18–24
20. Landolt-Theus P, Danninger H, Braun RN (1994) Kasugraphie. Benennung der Fälle in der Allgemeinpraxis, 2. Aufl. Kirchheim, Mainz
21. Lang HU (1989) Buchführung und Belegpflege. Allgemeinarzt 11: 232–233
22. Laufs A (1993) Arztrecht, 5. Aufl. C. H. Beck'sche Verlagsbuchhandlung, München
23. Lüth P (1981) Vor der ersten Sprechstunde. Daten, Erfahrungen und Empfehlungen zur Niederlassung in freier Praxis. Medical Tribune, Wiesbaden
24. Mader FH (1970) Weltkongreß für Gruppenmedizin, Berlin
25. Mader FH (1978) Kommunikationssysteme. In: Haidekker A (Hrsg) Management in der Arztpraxis, 1. Nachl. Moderne Industrie, München
26. Mader FH (1979) Arzttasche und Notfallkoffer. In: Haidekker A (Hrsg) Management in der Arztpraxis, 2. Nachl. Moderne Industrie, München

27. Mader FH (1980) Der Anmelde- und Verwaltungsbereich. In: Haidekker A (Hrsg) Management in der Arztpraxis, 3. Nachl. Moderne Industrie, München
28. Mader FH (1980) Bestell- und Wartesysteme. In: Haidekker A (Hrsg) Management in der Arztpraxis, 3. Nachl. Moderne Industrie, München
29. Mader FH (1987) Medizingeräteverordnung. Das müssen Sie in Ihrer Praxis sofort tun! Allgemeinarzt 9: 617–628
30. Mader FH (1992) Fotodokumentation in der Allgemeinpraxis. Allgemeinarzt 14: 1220–1231
31. Mader FH (1992) Welcher Arbeitsvertrag für die Arzthelferin? Allgemeinarzt 14:1535–1539
32. Mader FH (1992) Zwischen Hausbesuchen und High-tech. Struktur und Leistungsspektrum einer Allgemeinpraxis. FDA-Exklusivumfrage. Allgemeinarzt 14: 484–500, 611–626
33. Mader FH (1993) In: Brenner G, Menth-Hackenberg C (Hrsg) Empfehlungen zur rationellen Ausstattung der Arztpraxis, 4. Aufl. Deutscher Ärzte-Verlag, Köln
34. Mader FH, Bawidamann G (1995) Alphabetischer ICD-Schlüssel für den Hausarzt (ICD-10), 2. Aufl. Kirchheim, Mainz
35. Mader FH, Weißgerber H (1995) Allgemeinmedizin und Praxis. Anleitung in Diagnostik und Therapie. Mit Fragen zur Facharztprüfung, 2. Aufl. Springer, Berlin Heidelberg New York Tokyo
36. Maier K (1991) Warum Zeitmanagement notwendig ist, oder: Wo geht Ihre Zeit hin? Praxisgründung 3: 22–30
37. Maschner WF (1990) Geldanlagetips für Anfänger und Fortgeschrittene. Die Zukunftssicherung des Kassenarztes. Kirchheim, Mainz
38. Nentwig MW (1994) Juramed. Recht des Arztes. Loseblattsammlung mit Ergänzungslieferung. Kirchheim, Mainz
39. Quast C von (1992) Bleibt Ihnen genügend Zeit zum Leben? Testen Sie Ihren Umgang mit der Zeit. Allgemeinarzt 14: 1462–1469
40. Seelos H-J (1978) Patienten-Ablaufsteuerung (patient-scheduling). Der Weg zu kürzeren Wartezeiten. Haag & Herchen, Frankfurt am Main
41. Seiwert LJ (1992) mehr Zeit für das Wesentliche. Besseres Zeitmanagement, 13. Aufl. Moderne Industrie, Landsberg
42. Steein E (1978) Rationalisierte Arztpraxis. Urban & Schwarzenberg, München Wien Baltimore
43. Stemmermann W (1993) Der Arzt und sein Team. Die erfolgreiche Mitarbeiterführung in der Praxis. Springer, Berlin Heidelberg New York Tokyo
44. Wahle K (1993) Die EDV in der Arztpraxis. Einstieg, Möglichkeiten und Grenzen. Allgemeinarzt 15: 370–381
45. Werk R (Hrsg) Arztpraxis-Management. Zuckschwerdt, München
46. Zahn V (1993) Umweltschutz in der Allgemeinpraxis. Allgemeinarzt 15: 552–554
47. Zarro RA, Blum P (1991) Den richtigen Draht finden. mvg-Verlag, München

Krankheit, Unfall oder gar Tod sind *Schicksalsschläge*, die natürlicherweise auch einen Kassenarzt plötzlich und unvorbereitet treffen können. Da das „Wirtschaftsunternehmen Arztpraxis" nur so lange Ertrag bringt, wie der Praxisinhaber persönlich in der Praxis anwesend ist, sind solche Ereignisse nicht nur persönliche Tragödien, sondern auch finanzielle Katastrophen für den Arzt und seine Familie.

Deshalb ist es unbedingt notwendig (v. a. auch bei Neugründung – vgl. A 1.1.1 –, die in der Regel mit der Aufnahme erheblicher Schulden verbunden ist), für einen solchen „Fall der Fälle" vorauszuplanen.

3.1 Gnadenquartal

Bei plötzlichem Praxisausfall durch *schwere Krankheit oder Tod* darf eine Praxis i. allg. maximal ein Vierteljahr mit einem Vertreter weitergeführt werden (sog. *„Gnadenquartal"*), dann muß eine endgültige Entscheidung über das weitere Schicksal der Praxis getroffen sein (Praxisübergabe an einen Kollegen oder Praxisschließung).

Die Berufsordnung der deutschen Ärzte vom 1.1.1994 sieht vor, daß die Praxis eines verstorbenen Arztes „zugunsten seiner Witwe oder eines unterhaltsberechtigten Angehörigen in der Regel bis zur Dauer von 3 Monaten nach dem Ende des Kalendervierteljahres durch einen anderen Arzt fortgesetzt wird. Die Beschäftigung eines ärztlichen Mitarbeiters setzt die Leitung der Praxis durch den niedergelassenen Arzt voraus. Sie ist der Ärztekammer anzuzeigen (§ 21).

Es darf also bei Ausfall des Praxisinhabers keine Zeit verlorengehen. Der Ehepartner muß genau wissen, was er in einem solchen Fall zu veranlassen hat. Zeit ist Geld. Jeder verstrichene Tag, an dem die Praxis nicht besetzt ist, mindert den eventuellen Verkaufswert.

Für solche Notfälle ist es unerläßlich, eine *Notfallmappe* für Unfall, Krankheit und Tod (Übersicht A 3.1) gemeinsam mit dem Ehepartner anzulegen.

3.2 Testament

Das *Testament* muß handgeschrieben sein und sollte unbedingt mit dem (Ehe- bzw. Lebens)partner und einem Notar erarbeitet werden, damit nach dem plötzlichen Tod des Praxisinhabers die Erbschaftsverhältnisse zwischen den Ehe- bzw. Lebenspartnern, aber auch zwischen diesen und den Kindern geklärt sind.

> **Übersicht A 3.1.** Möglicher Inhalt einer Notfallmappe für Unfall, Krankheit und
>
> — Anschrift und Telefonnummer der zuständigen KV, um den Praxisausfall zu melden und vielleicht einen Vertreter zu bekommen, der die Praxis vorübergehend weiterführt oder ganz übernimmt,
> — Anschrift und Telefonnummer des zuständigen Fachverbandes, der ebenfalls in solchen Fällen Hilfe anbieten kann,
> — Name und Anschrift des Steuerberaters und Rechtsanwaltes, die bei einer Praxisübernahme die steuerlichen und juristischen Aspekte der Vertragsgestaltung übernehmen,
> — Kopien von KV-Abrechnungen der letzten Quartale, aus denen der ideelle Wert der Praxis ermittelt werden kann,
> — Kopien von Einkommensteuererklärungen der letzten Jahre,
> — Verzeichnis sämtlicher Bankkonten, Kreditverpflichtungen, Vermögenswerte, Sparbücher usw. (Vollmacht für den Ehepartner muß beiliegen),
> — laufende und aktuelle Praxisversicherungen und -verträge (einschließlich einer Übersicht über sämtliche Praxiskosten wie Miete, Strom, Heizung),
> — Kopien von sämtlichen Privatversicherungen auf aktuellem Stand,
> — Kopien der Arbeitsverträge und aktuellen Lohnabrechnungen des Personals (damit solche Verträge bei Praxisschließung gekündigt, bei Praxisübernahme – vgl. A 1.1.2.2 – von einem Nachfolger übernommen werden können),
> — eine aktuelle, jedes Jahr neu zu erstellende Inventarliste der Praxis zur Berechnung des materiellen Praxiswertes,

---

Merke:
Den Ernstfall planen! Notfallmappe anlegen!

Gemeinschaftliche Testamente können nur von Ehegatten errichtet werden (§ 2265 BGB). Die Besonderheit eines solchen Testaments besteht darin, daß die Ehegatten Erbeinsetzungen, Vermächtnisse und Auflagen „wechselbezüglich" treffen können, d. h. daß die beiderseitigen Verfügungen in der Weise voneinander abhängig sein sollen, daß sie zusammen stehen und fallen. Der typische Fall ist, daß sich die Ehegatten gegenseitig zu Erben einsetzen und die gemeinschaftlichen Kinder als Erben des Längstlebenden von ihnen berufen (sog. *Berliner Testament*) [2].

Es kann gute Gründe dafür geben, wesentliche Teile des Vermögens zu Lebzeiten im Wege der *vorweggenommenen Erbfolge* zu übertragen, z. B. das Hausgrundstück, eine Eigentumswohnung oder die Praxis. Dies geschieht meist durch eine Schenkung, d. h. ohne jede Gegenleistung [86].

Das sog. *„öffentliche Testament"* sollte – wegen der erheblichen Nachteile des privatschriftlichen Testamentes – von jedem Testierenden als Regelform der Erstellung eines Testamentes angesehen werden [1].

Merke:
Im Testament verfügt der Erblasser regelmäßig von Todes wegen über sein gesamtes Vermögen, also
- über das wirtschaftliche Ergebnis seiner Lebensarbeit (Grundbesitz, bewegliches Vermögen etc.) sowie
- über das während seines Lebens (z. B. von seinen Eltern) ererbte Vermögen.

Grundsätzlich können 3 Formen des „öffentlichen Testamentes"[36] gewählt werden, indem der Testierende

- dem Notar seinen letzten Willen mündlich erklärt oder
- dem Notar eine Schrift mit der Erklärung übergibt, daß diese seinen letzten Willen enthält.

Dabei kann die Schrift

- offen oder verschlossen übergeben werden. Sie muß vom Testierenden selbst – anders als beim *eigenhändigen Testament* – nicht eigenhändig geschrieben sein [1].

> „Mensch, was du tust, bedenk' das End,
> Das wird die höchst' Weisheit genennt."
> Hans Sachs, Schuhmacher und Poet, 1494–1576)

---

[36] Wenn Juristen von einem „öffentlichen" Testament sprechen, bezieht sich die Bezeichnung „öffentlich" ausschließlich auf die Form und die Person des Urkundsbeamten (Notars); der Inhalt selbst ist nicht öffentlich bekannt. Ausführlich zum Thema „Das öffentliche Testament" in Nentwig WM (1993) Erben und Vererben. Kirchheim, Mainz.

Marketing

B

Ende der 80er Jahre war der Begriff in jedes Arztes Mundes, heute kann man ihn kaum noch hören: *Praxismarketing.* War in den 60er Jahren das kalte Design der „Schleiflackpraxis" angesagt, so liegt heute die Marktnischenpraxis (vgl. A 2.9.3) mit Ökotheke (Abb. B 0.1), Biostühlen, nostalgischen Wartezimmern (Abb. B 0.2) und Samstagssprechstunde im Trend.

Gewandelt haben sich in all den vielen Jahren zuvor zwar die ebenso vielen Praxisstrategien. Nicht gewandelt hat sich jedoch das Beratungsspektrum der Praxis und da wiederum speziell der hausärztlichen: Fieber, Husten, Kreuzschmerzen. Nicht der aprilfrische Kittel einer Arzthelferin oder die psychodelische Hintergrundmusik führen den Patienten wieder und wieder auch mit schwerwiegenden Beratungsproblemen in „seine Praxis, sondern nur *Qualität und Qualifikation des Praxisinhabers* (vgl. 2.7.3).

> **Merke:**
> Die fachliche Qualifikation und die ärztliche Qualität des Praxisinhabers sind immer noch das solideste Fundament für das Unternehmen Arztpraxis.

Kein von Praxisfremden von außen aufgesetztes Marketing, gefordert ist heute Professionalisierung von innen heraus: Arzt und Helferin, die ihr Handwerk beherrschen und mit Geduld und Charme den mündigen Patienten als Herausforderung annehmen. Das ist die beste Selbstdarstellung einer jeden Praxis.

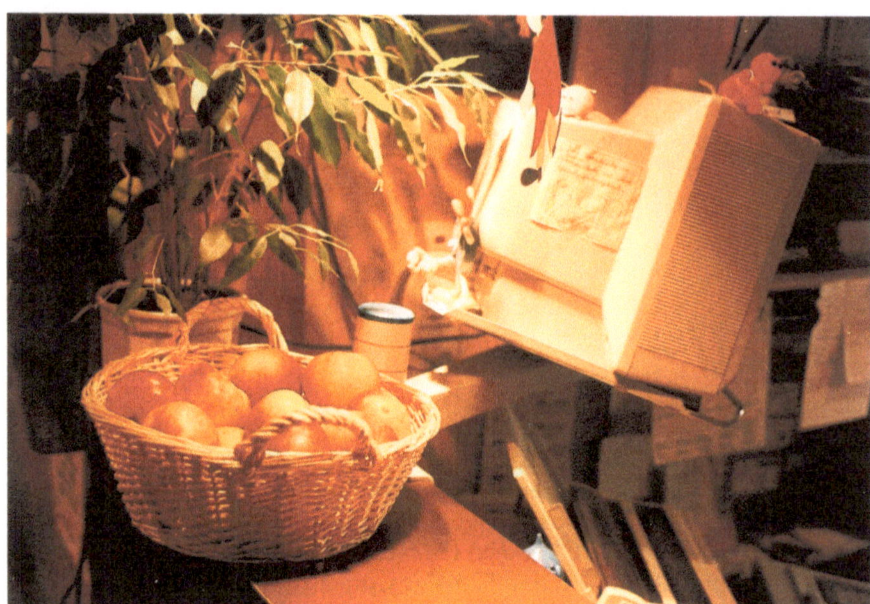

Abb. B 0.1. „Ökotheke" im Computerzeitalter. Beispiel einer Anmeldetheke mit einem Korb frischer Äpfel für die eintretenden Patienten (internistische Praxis)

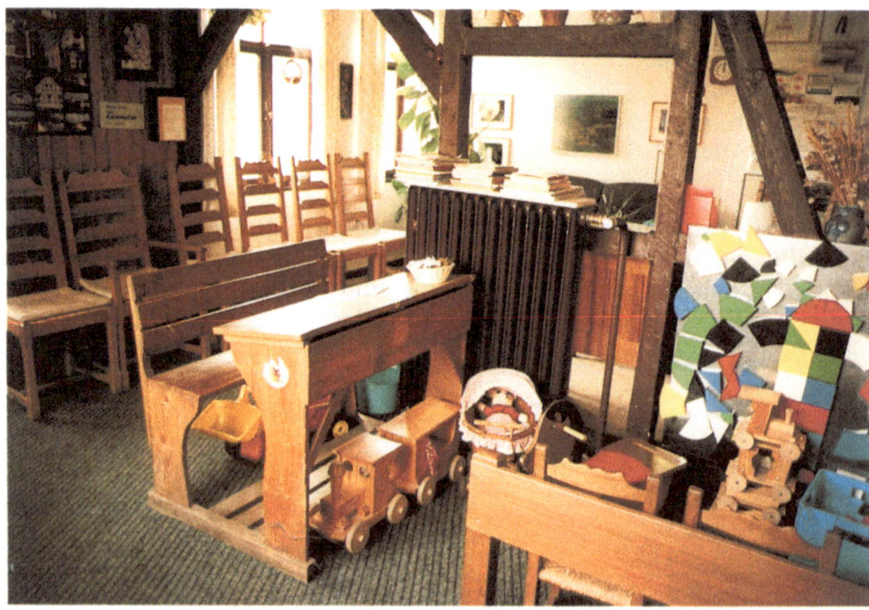

Abb. B 0.2. Originelle Lösung: Nostalgisches Wartezimmer für Groß und Klein in einem liebevoll restaurierten Fachwertkhaus. Die alte Schulbank des Praxisinhabers, stabiles Spielzeug und ein behaglicher Teppichboden geben der Praxis trotz der beengten Sitzverhältnisse ein unverwechselbares Flair (Allgemeinpraxis)

„Can I help you?"
ist die Zauberformel in jedem amerikanischen Unternehmen, von den Airlines bis zum Supermarket. Warum sollte sich das „Unternehmen Arztpraxis" nicht ebenfalls durch eine Vielfalt an Hilfestellungen und Annehmlichkeiten für den Patienten in seiner Eigenschaft als Kunde anbieten? Ein solcher *Patientenservice* ist wesentliche Voraussetzung für die *Patientenbindung* (vgl. B 2) und letztlich das *Patientenimage* (vgl. B 3).

1.1 Annehmlichkeiten

Wenn schließlich dem Patienten beim Verlassen der Praxis noch die Adresse der diensthabenden Apotheke genannt oder ihm bei plötzlich einsetzendem Regen ein Schirm aus der Kollektion vergessener Utensilien für den Heimweg ausgeliehen wird, dann können Arzt und Helferinnen sicher sein, daß der Patient den Aufenthalt in der Praxis als einigermaßen angenehm empfunden hat und diese Praxis möglicherweise auch deswegen wieder aufsuchen wird.

1.1.1 Praxisambiente

Jede Arztpraxis sollte (gleich von Anfang an) so gestaltet sein, daß der Patient seinen Aufenthalt in der Praxis – v. a. auch, wenn sich manchmal Wartezeiten nicht vermeiden lassen (vgl. A 2.1.1) – als angenehm empfindet. Trotz aller erforderlichen Funktionalität sollte die *Praxisatmosphäre* Wohnlichkeit und Behaglichkeit ausstrahlen, damit sich ein neuer Patient gleich beim Erstkontakt an die Praxis gebunden fühlt, gerne wiederkommt und „seine" Praxis weiterempfiehlt. Dieser Ersteindruck sowie die Summe unzähliger vieler kleiner weiterer Eindrücke im Laufe der verschiedenen späteren Arzt-Patienten-Kontakte trägt dazu bei, was der Patient unter dem Begriff „Praxisambiente" verstehen könnte.

Dieses Ambiente gilt es zunächst einmal erst zu schaffen und – wenn es ankommt – sich ihm langfristig verbunden zu fühlen. Dabei wird man sich am ehesten (und am sichersten!) auf seinen eigenen Geschmack verlassen oder sich seinem Lebenspartner anvertrauen.

Merke:
Grundsätzlich sollte jede Praxis ihre eigene, unverwechselbare Handschrift tragen und ihren eigenen „Geruch" (vgl. A 2.4.4.3) ausstrahlen.

1.1.1.1 Funktionalität

Da gerade der Ersteindruck darüber entscheidet, ob ein neuer Stammpatient für die Praxis gewonnen wurde, oder ob es bei dem einmaligen Besuch bleibt, ist es wichtig, daß der Arzt selbst die *Funktionalität* seiner Praxis in regelmäßigen Abständen mit den Augen eines Patienten kritisch durchmustert. Dazu eignet sich am besten die Beschaulichkeit eines Wochenendtages, wo der Arzt – weitab von jedem Streß und Sich-beobachtet-Fühlen – in die Rolle des Patienten schlüpft und eine *Praxisbegehung* (vgl. B 1.1.1.2 und B 3.1) durchführt:

- Könnte es nicht unten an der Haustür mal ein neues und moderneres Praxisschild sein, das aufmerken läßt? Unbedingt sollte die (wieder eingeführte) Facharztbezeichnung auf dem Schild stehen!
- Wäre nicht ein mit Sand gefüllter Blumenkübel eine Aufforderung an Raucher, ihre Zigarettenkippen vor der Praxis hygienisch zu entsorgen?
- Läßt sich nicht ein dämmerungsgesteuerter Lichtschalter im Außenbereich anbringen, der bei Anbrechen der Dunkelheit oder bei nebligem Nieselwetter automatisch den Eingang beleuchtet? Eine solche Komfortschaltung könnte übrigens auch „ungebetene Gäste" am Wochenende und in Urlaubszeiten vertreiben.
- Läßt sich das Treppenhaus nicht heller beleuchten, so daß auch Sehbehinderte sich besser zurechtfinden?
- Würde der Vermieter zustimmen, wenn die Treppenstufen mit Leuchtstreifen versehen, ein Handlauf für geh- und sehbehinderte Patienten draußen vor dem Eingang oder gar eine kleine Rampe für Rollstuhlfahrer und Kinderwagen angebracht würden?
- Wackelt die Türklinke zum Praxiseingang nicht wie ein Kuhschwanz und müßte endlich einmal nachgestellt werden?
- Was ist mit der Garderobe: Gibt es ein Schild „Für Garderobe keine Haftung?" Gibt es bunte – und v. a. tief hängende – eigene Kindergarderobehaken, die sofort signalisieren, daß man auch an die Kleinen und Kleinsten gedacht hat (Abb. B 1.1)? Wo stellen überhaupt Mütter ihren Kinderwagen ab? Gibt es Schirmständer, eine Hutablage?
- Sollte nicht das flammende Schild „Ohne Versichertenscheckkarte keine Rezepte und Überweisungen!" vielleicht um eine strategische Linie zurückverlegt werden?
- Wie steht's mit Bildern im Praxiseingangsbereich? Aber bitte keine miesen Pappdrucke aus Pharmafirmenkollektionen! Was spricht gegen Hydrokulturen, Pflanzarrangements oder Ziermöbelstücke, die schon beim Eintreten Individualität und Atmosphäre signalisieren?

Eine solche Praxisbegehung ließe sich bestimmt noch lange fortsetzen (Sprechzimmer, Verbandsraum, Bestrahlungskabinen – und dann noch die Patiententoiletten [vgl. B 1.1.2]!) – der Arzt würde nicht aus dem Staunen kommen, wasihm alles bislang unter dem Druck der vollen Sprechstunde überhaupt nicht aufgefallen ist.

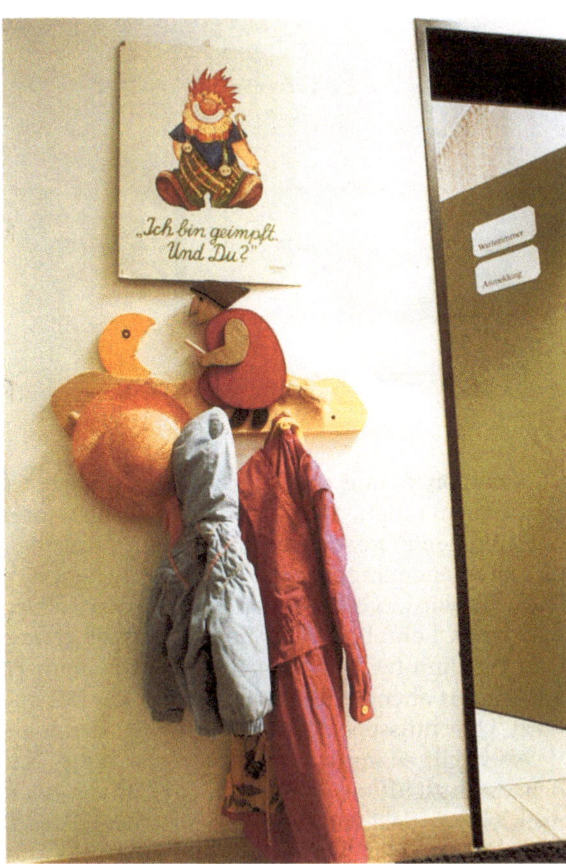

Abb. B 1.1. Die bunte Kindergarderobe unter dem lustigen Impfplakat: hier wird bereits im Flur darauf hingewiesen, daß Kinder willkommen sind und fachkundig versorgt werden (Allgemeinpraxis)

Merke:
Jede *funktionelle* Lösung ist patientengerecht und signalisiert die Professionalität des Arztes.

1.1.1.2 Sauberkeit und Ordnung

„Zeige mir Wartezimmer und Toilette deiner Praxis und ich sage dir, wie die Patienten über dich reden!" könnte man in Abwandlung des bekannten Sprichwortes sagen. Was liegt im Wartezimmer nicht alles im argen? Zerfledderte und verstreute Zeitschriften, Kinderspielzeug (wenn überhaupt) zerstört und abgegriffen oder ungepflegte Vorhänge mit abgerissener Aufhängung.

Und dann die Toiletten: der Lichtschalter schwer zu finden, schlecht entlüftbar, fehlende Toilettenbürste oder Ersatzrollen (vgl. A 1.1.7.4).

Warum sollte nicht – wie es in der Spitzengastronomie längst üblich ist – eine bestimmte Helferin zwei- bis dreimal am Tag einen *Wartezimmer- und Toilettencheck* vornehmen – und natürlich auch gleich die erforderliche Ordnung und Sauberkeit wiederherstellen?

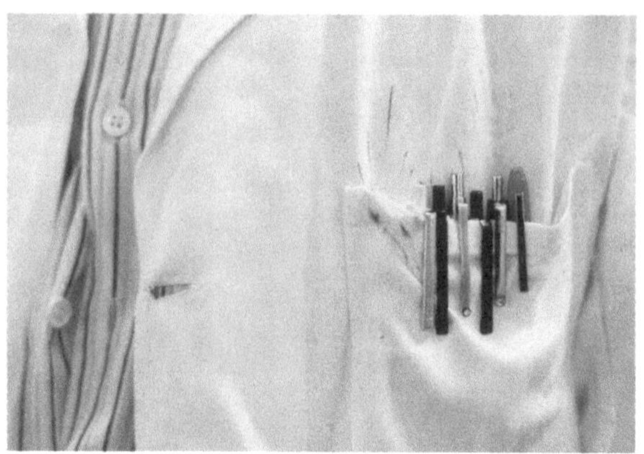

Abb. B 1.2. Arztkittel –
Spiegelbild der Arztper-
sönlichkeit?

Nicht oft genug muß der Arzt den jungen Damen immer wieder ins Bewußtsein reden, daß es durchaus auch zu ihren Aufgaben gehört, kleinere durch den Praxisbetrieb bedingte Unordnungen gleich ins Lot zu bringen und Hygienemängel selbst sofort zu beheben. Wenn ein Spinnwebennetz entdeckt wird, das im Treppenhaus von der Decke hängt, wenn der Landwirt einen Lehmballen ins Sprechzimmer getragen hat oder wenn die Toilette beschmutzt verlassen wurde: in keinem Fall dürfen die Helferinnen warten, bis abends die Putzfrau „eh" kommt und „das schon wegmachen" wird. Hier müssen sogleich Hand bzw. Besen angelegt werden.

Auch gilt es immer wieder auf die „gute" Luft ind er Praxis zu achten, d. h. rasch zu lüften, wenn in einem Zimmer ein Kind erbrochen hatte, wenn nach einem Belastungs-EKG der Schweiß des Probanden im Ergometrieraum hängt oder wenn im vollbesetzten Wartezimmer gar die Luft zum Schneiden ist.

Ordnung und Sauberkeit sollte schließlich auch die Kleidung des Arztes selbst ausstrahlen (vgl. B 2.1.1), ganz gleich ob er Konfektions- oder Berufskleidung lieber trägt. Der Kittel muß nicht jeden Tag „aprilfrisch" ausschauen, allerdings die Vorstellung des Patienten von Hygiene und Ordnung nicht unbedingt konterkarieren (Abb. B 1.2). Ein schlechtes Licht wirft es auf die Helferinnen, wenn sie ihren Chef bevorzugt montags durch die Praxis mit einem frischen Kittel eilen lassen, an dem hinten die Gürtelschließe herunterhängt oder dem vorne noch ein Knopf aus der Wäscherei fehlt.

Die Helferinnen sollten im übrigen durchaus ermutigt werden, von sich aus dem Arzt auch während der laufenden Sprechstunde einen neuen Kittel anzubieten, wenn sie den Eindruck haben, daß die Arbeitskleidung derangiert ist.

Eine wichtige Rolle beim Erkennen von Mängeln an der Einrichtung spielt die Reinigungskraft (vgl. A 1.1.6.13): ein wackelnder Tisch, ein defekter Rolladen, ein Fehler am Teppich fällt ihr häufig zuerst auf. Das kann zur Schadensbegrenzung führen [1].

1.1.1.3 Kurzweil

Wie man dem untätig wartenden Patienten die Zeit am besten vertreiben kann, darüber läßt sich vortrefflich diskutieren. Das allerbeste wäre, es entstünden erst gar keine Wartezeiten.

Es gibt Praxen, da scheint *Hintergrundmusik* sich zu bewähren. Bevor jedoch eine Musikanlage im Wartezimmer neu installiert wird, sollten die Patienten in einer mehrwöchigen Handzettelaktion (vgl. B 3.1) befragt werden, ob sie überhaupt eine solche Berieselung wünschen.

Bei der Musikauswahl müssen Unterschiede gemacht werden, ob in der Vormittagssprechstunde v. a. Rentner und Hausfrauen oder in der Nachmittagssprechstunde Schüler, Jugendliche und Berufstätige im Wartezimmer sitzen. Es ist kaum möglich, eine Musik zu finden, die alle Patienten gleichermaßen positiv berührt, beruhigt oder die gar einen therapeutischen Einfluß ausübt.

In Werbemittelkatalogen werden gerne handliche *Geduldspiele* aus Metall oder Plastik angeboten (Kosten ca. 0,50 DM pro Spiel), die man bei vollem Wartezimmer und längerer Wartezeit einmal austeilen kann. Puzzelnde Patienten verbreiten Ruhe, Danebensitzende schauen interessiert zu.

1.1.1.4 Rund ums Wartezimmer

Verschiedentlich schon wurde auf den besonderen Stellenwert des Wartezimmers hingewiesen (vgl. A 1.1.7.2, A 2.1.1.3, B 1.1.1.1–1.1.1.3, Abb. 75). Da gerade dieser Raum behaglich und wohnlich gestaltet sein sollte, stellt sich die kritische Frage, ob man ihn tatsächlich mit einer Flut von belehrendem *Informationsmaterial* überziehen und als Plakatwand für standes-, berufs- oder gar parteipolitische Parolen entfremden sollte.

Irgendwie ist es unfair, den wehrlosen (v. a. aber mit Beschwerden dasitzenden) Patienten mit solchen Parolen zu überrumpeln, wie „Zeigen Sie dem Gesundheitsminister die Rote Karte!" oder „Nein zur Ausländerfeindlichkeit!" (Abb. B 1.3), selbst wenn das alles gut gemeint sein mag. Lassen Sie das tagespolitische Geschäft draußen vor Ihrer Praxis ablaufen.

Merke:
Machen Sie Ihr Wartezimmer zu einem Refugium der Ruhe und der Konzentration auf die Beschwerden des Patienten!

Aushänge, Poster, wichtige Hinweise usw. können an einer speziell eingerichteten „Infoecke" etwa am Praxisempfang oder in anderen Räumen (Abb. B 1.4) den Patienten oft durchaus wertvolle Informationen vermitteln.

Das Wartezimmer sollte *einheitliche und bequeme Sitzgelegenheiten* bieten mit ausreichendem Abstand zum Nebenmann. Stoßleisten an der Wand in Höhe der Rückenlehne (s. Abb. B 1.9) oder ein Wandabstandsbrettchen am Boden lassen dem Patienten genügend Luft, sich bequem zurückzulehnen, ohne dabei die Wand abzuscheuern.

Aus Mal- und Bastelwettbewerben *von Kindern stammende Kunstwerke* (Abb. B 1.5) signalisieren den Wartenden, daß der Praxisinhaber sich be-

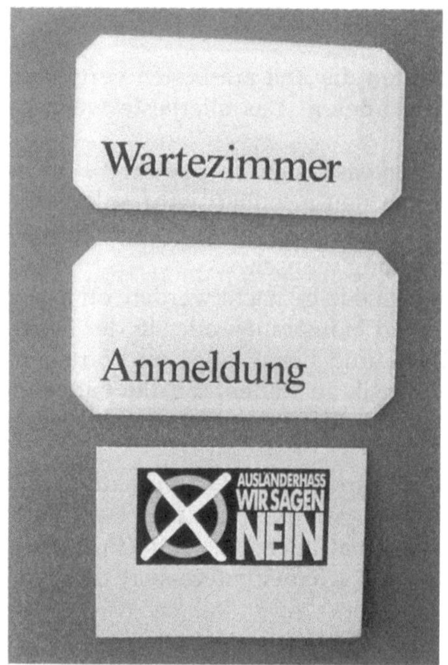

Abb. B 1.3. Politische Parolen, auch wenn sie sicher gut gemeint sind, gehören nicht in die Arztpraxis

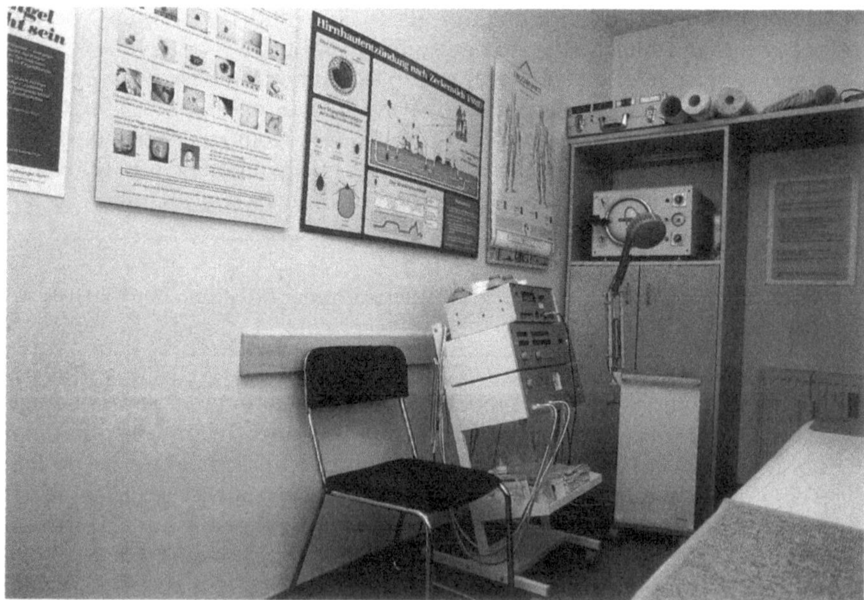

Abb. B 1.4. Beispiel für sinnvolle medizinische Laieninformationen, die als aufgezogene Plakate im Raum für elektrophysikalische Therapie hängen (internistische Praxis)

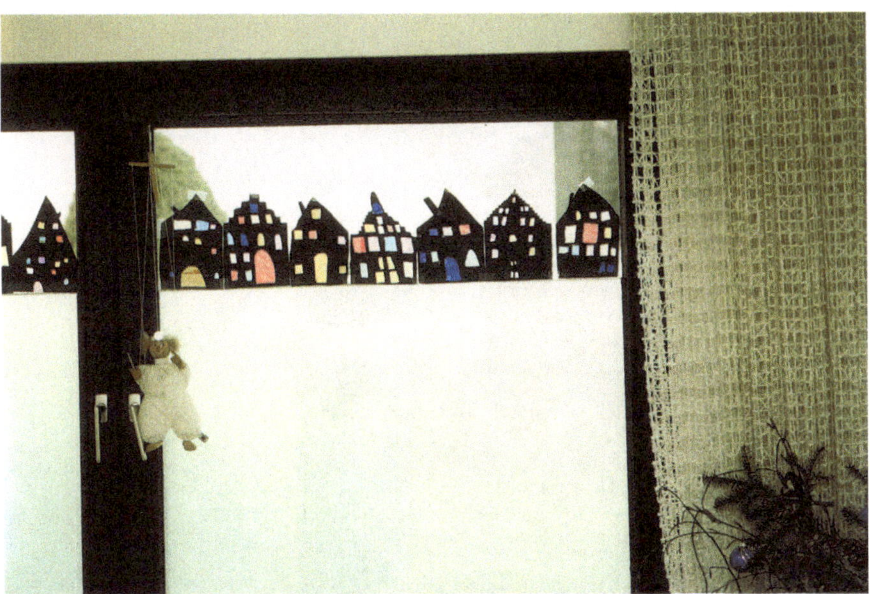

Abb. B 1.5. Farbige Bastelarbeiten zur Weihnachtszeit von Schulkindern im Wartezimmer

stimmt nicht nur auf die Versorgung von Senioren versteht, obendrein gewinnt der Raum dadurch an fröhlicher Atmosphäre.

Gerade Mütter mit kleinen und kranken Kindern sind oft einem besonderen Wartezimmerstreß ausgesetzt (übrigens die „erwachsenen" Mitwartenden ebenso – vgl. A 2.1.1). Hier empfiehlt sich, eine fortlaufend in Schuß zu haltende *Spielecke* einzurichten. Besonders bewährt haben sich große, fest gepolsterte *Stoff- und Reittiere* (Abb. B 1.6), eine Wandtafel für Kreideanschrift oder Bücher: jedenfalls alles Gegenstände, die auch bei intensiver Nutzung kaum Lärm verursachen. *Kleine Stühle und Tischchen* vervollständigen die kindgerechte Ausstattung in einem gemischt genutzten Wartezimmer (Erwachsene und Kinder).

Wartezimmer, die ausschließlich für Kinder gedacht sind (in Kinderarztpraxen) können sich vielleicht den Luxus von ganzen Hauszelten, Klettergerüsten und Rutschen oder von ganzen *Spiellandschaften* leisten.

Kleinspielzeug wie Legobausteine, Schubautos etc. empfiehlt sich nicht fürs Wartezimmer, da die einzelnen Teile rasch verlorengehen oder defekt werden. Dagegen ist es eine beliebte „Belohnung" für kleinkinder an der Empfangstheke (Abb. B 1.7).

Der Praxisinhaber sollte sich übrigens nicht scheuen, sich selbst mit seinen Hobbys in der Wartezone einzubringen; so kann beispielsweise eine Vitrine mit ausgestellten Sportpreisen oder Jagdtrophäen auf den ärztlichen Schwerpunkt Sportmedizin oder das private Hobby Jagd hinweisen und unausgesprochenermaßen Vertraulichkeit dem Patienten signalisieren („Ein Doktor wie du und ich zum Anfassen") (Abb. B 1.8). Aber auch die

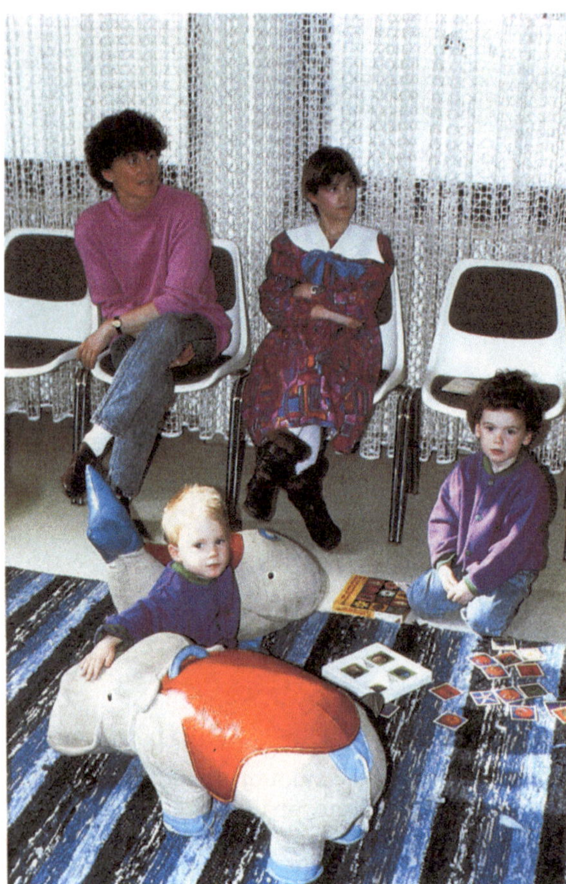

Abb. B 1.6. Weitgehend „geräuschlose" und robuste Stofftiere aus Jute und Leder sind für Kinder der Mittelpunkt des Wartezimmers

Freizeit- und Bastelschöpfungen der Patienten können in verschiedenster Form zur Schau gestellt werden (Übersicht B 1.1).

1.1.1.5 Lärm in der Praxis

Auf mögliche Lärmquellen im Wartezimmer der Praxis wurde bereits hingewiesen (vgl. B 1.1.1.4). Natürlich gibt es auch geräuschvolle Patienten (v. a. plärrende und herumrennende Kinder) (vgl. A 2.1.1.3), die nicht unerheblich zum Lärm in der Praxis beitragen können.

Der Praxisinhaber sollte während der Sprechstundenzeit einmal bewußt zusammen mit einer Helferin – möglichst unbemerkt – den Lärmpegel seiner Praxis beobachten. In einer ruhigen Stunde werden dann gemeinsame Überlegungen angestellt und evtl. Maßnahmen besprochen wie:

- Neue Türschlösser und Türdichtungen fällig?
- Holzbausteine und lärmerzeugende Spielsachen aus der Kinderecke im Wartezimmer entfernen?
- Außenfenster während der Sprechstunde generell schließen?

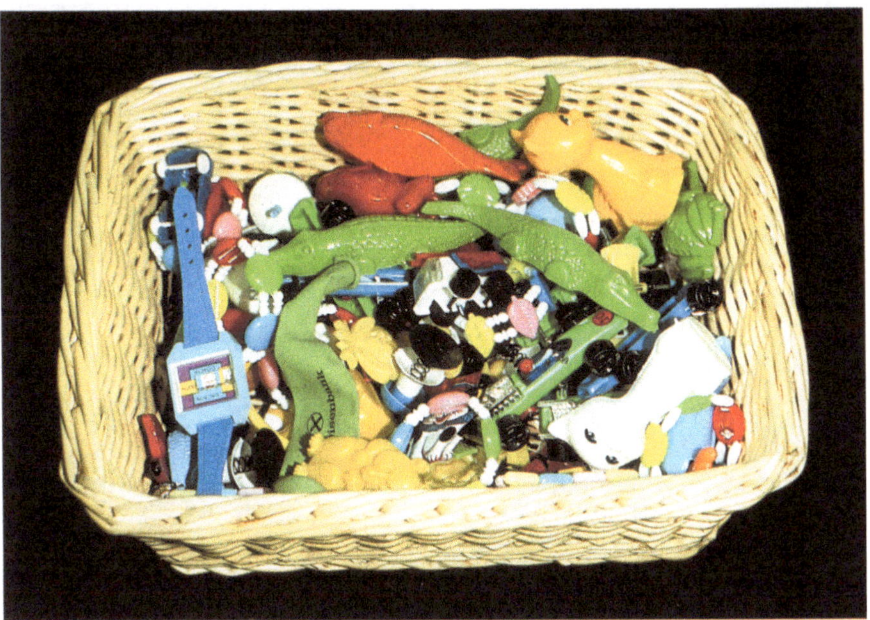

Abb. B 1.7. Körbchen mit möglichst „griffigem" Kleinspielzeug an der Anmeldetheke als Alternative zu Bonbons und Gummibärchen (Kinderarztpraxis). Achtung: Auch Kleinkinder sind qualitätsbewußt!

- Hochflorige Teppichböden verlegen?
- Schalldichtigkeit der Türen zum benachbarten Behandlungszimmer verbessern?
- Evtl. als musikalischen Hintergrund professionell zugeschnittene funktionelle Musik einspielen? (Achtung: Solche „coole Musik" kann oft die

---

Übersicht B 1.1. Möglichkeiten der Wartezimmergestaltung

- Fotowand, auf der die Patienten ihre Urlaubsfotos ausstellen können,
- Bilderrahmen mit den Porträtfotos und Namen sämtlicher Praxismitglieder (vgl. B 2.10, a, b in B 2.3),
- Ausstellung von Kinderbildern, die von den kleinen Patienten gemalt wurden,
- Schmuckarbeiten von Frauenkreisen, entsprechend den wechselnden Jahreszeiten (Osterblumen, Kirschblüten, Tannenzweig),
- Beachtung der kirchlichen Feste (Ostern, Erntedankfest, Weihnachten),
- Miniausstellung von Hobbys und Liebhabereien der Patienten (Malerei, Töpferei, Trockensträuße, Makramée, Batik, Miniaturschiffbau, Buddelschiffe, Stickereien usw.; über solche Ausstellungen entstehen unter den Patienten Diskussionen; die Kommunikation und letztlich die Bindung des Patienten an die Praxis werden gefördert,
- Ausstellung von Spezialitäten aus verschiedenen Urlaubsregionen (Schwarzwaldpuppe, bizarre Weinwurzel, Keramik, Kunstgewerbeartikel, Muscheln, Steine, Korallen, Früchte).

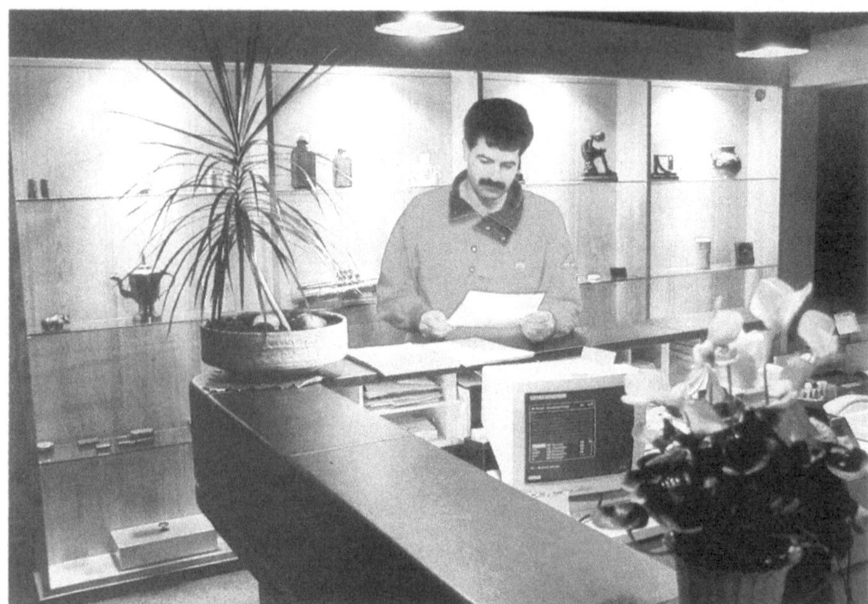

Abb. B 1.8. „Nachtdesign" einer Glasvitrine mit verschiedenen Liebhaberstücken des Praxisinhabers im Bereich der offenen Anmeldetheke (Allgemeinpraxis)

anonyme Wartezimmeratmosphäre entkrampen, wirkt jedoch andererseits als penetranter und potenzierende Störfaktor z.B. bei lauten Gesprächen oder plärrenden Kindern).

1.2 Informationen und Hilfen

Ein wesentlicher Teil des Serivce besteht darin, daß die Praxis (also Arzt und Helferinnen) dem Patienten außerhalb der ärztlichen Behandlung rasch und gezielt in vielfältiger Weise bei der Erledigung all jener Fragen behilflich ist, die nur mittelbar mit seinem direkten Konsultationsanlaß zu tun haben.

1.2.1 Unerlaubte und erlaubte Werbung

Nach § 25 der Berufsordnung für die deutschen Ärzte (*Deutsches Ärzteblatt* [1994] 91: 53–58) ist „dem Arzt jegliche Werbung für sich oder andere Ärzte untersagt". Hiernach ist es *standesunwürdig,*

- öffentliche Danksagungen oder anpreisende Veröffentlichungen zu veranlassen oder zuzulassen,
- Therapieformen durch Veröffentlichungen derart darzustellen, daß für die eigene Person und Praxis geworben wird,
- auf dem Praxisschild eine Weiterbildung anzuzeigen, wenn der Arzt diese gar nicht besitzt oder in ihr nicht tätig ist.

Der Arzt muß ferner dafür Sorge tragen, daß Zeitungsartikel oder Bildberichte mit werbendem Charakter für seine Person oder seine Praxis nicht unter seinem Namen und seiner Anschrift veröffentlicht werden. Ein Verstoß gegen das ärztliche Werbeverbot kann berufsrechtliche Maßnahmen und allenfalls solche nach dem Gesetz gegen den unlauteren Wettbewerb nach sichen ziehen.

Eisernes Gesetz:
- Ärztliches Werbeverbot streng beachten!
- Keine öffentliche Werbung für Person und Praxis!
- Keine irreführende Werbung!
- Keine Herausstellung von Therapieerfolgen!
- Kein Anpreisen des Praxisleistungsspektrums!

Was Praxisankündigungen in der Zeitung betrifft, sei auf A 1.1.9.2 verwiesen!

Ärzte dürfen sich in für die Öffentlichkeit bestimmte Informationsmedien eintragen lassen, wenn diese folgenden Anforderungen gerecht werden:

- sie müssen allen Ärzten zu denselben Bedingungen und gleichermaßen mit einem kostenfreien Grundeintrag offenstehen;
- die Eintragungen müssen sich auf ankündigungsfähige Bezeichnungen beschränken;
- in dem Verzeichnis unter seinen für die Eintragung der Ärzte vorgesehenen Teilen dürfen ausschließlich Ärzte aufgenommen werden (§ 33 Berufsordnung).

Erlaubt dagegen sind also Eintragungen in *amtlichen Verzeichnissen* [Fernsprechbuch, Branchenverzeichnis („Gelbe Seiten"), Ärzteadreßbücher der Kassenärztlichen Vereinigung, Verzeichnisse der Ärztekammern, Verzeichnis der Krankenkassen und Gesundheitsämter], jedoch nicht in Sonderverzeichnissen mit werbendem Charakter (z.B. Branchenverzeichnis bei Telefaxteilnahme).

Die Berufsordnung für die deutschen Ärzte sieht in einigen wenigen §§ einzelne zulässige Ausnahmen von dem Grundsatz des generellen Werbeverbotes:

- § 26 Information unter den Ärzten,
- § 27 berufliches Wirken in der Öffentlichkeit,
- § 28 Patienteninformation,
- § 33 Anzeigen und Verzeichnisse,
- § 34 Praxisschilder,
- § 36 Ankündigung auf Briefbögen etc.

Goldene Regel:
Im Zweifelsfall die Rechtsabteilung der Ärztekammer befragen, um nervenzehrenden Ärger zu vermeiden.

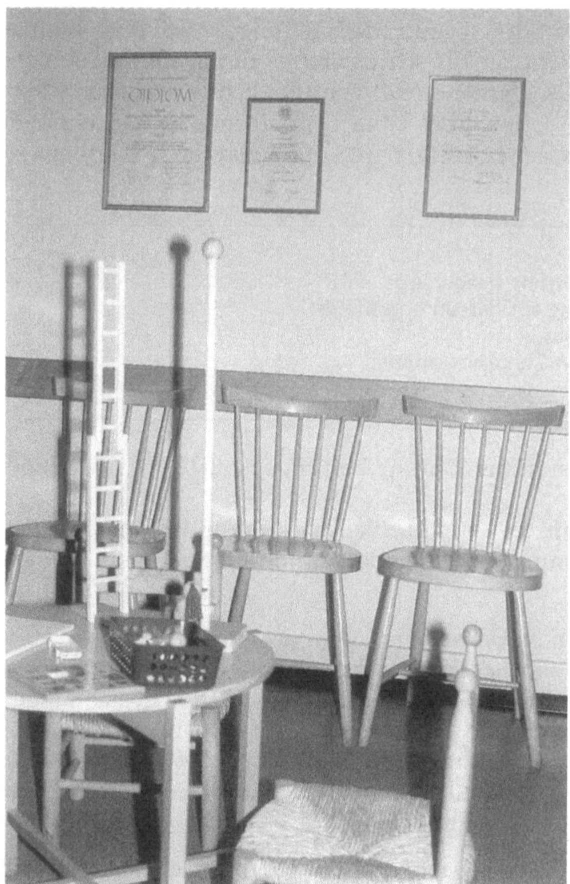

Abb. B 1.9. Verschiedene Urkunden und Fortbildungsnachweise als „Marketinginstrumente". Stoßleisten auf Höhe der Rücklehnen der Wartezimmerstühle verhindern eine Beschädigung der Wand. Hier das Wartezimmer einer Schweizer Allgemeinpraxis

Als „unzulässige Werbung außerhalb von Fachkreisen" bezeichnet das Oberlandesgericht München (AZ.: 6 U 3617/90) das Auslegen von Patienteninformationen (vgl. B 1.2.2) in der Arztpraxis.

Angesichts der äußerst restriktiven Werbemöglichkeiten des Arztes wird der zunehmend häufiger anzutreffende Aushang von verschiedenen Urkunden und Bescheinigungen des Praxisinhabers (z.B. Approbations-, Promotions- und Facharzturkunde, diverse Qualitäts- und Qualifikationsnachweise sowie Fortbildungsbestätigungen) an Bedeutung gewinnen (Abb. B 1.9). Der Arzt sollte jedoch diese Zertifikate nicht im Wartezimmer, sondern möglichst in seinem Sprechzimmer aufhängen.

1.2.2 Praxisinfo

Voraussetzung für jede patientenfreundliche und servicebetonte Praxis ist eine optimale professionelle Organisation. Dazu gehört es auch, die Spielregeln festzulegen, an die sich Patienten, Arzthelferinnen und der Arzt selbst zu halten haben.

> **Übersicht B 1.2.** Informationen, die in einer Praxisinformationsschrift enthalten sein können und i. allg. nicht gegen das ärztliche Standesrecht verstoßen
>
> — Name des Arztes, Anschrift der Praxis, Telefonnummer (einschl. Privatnummer für Rufbereitschaft außerhalb der Sprechstunde), Fach- und Zusatzbezeichnungen des Praxisinhabers,
> — Hinweis auf Möglichkeiten zum Parken und Abstellen von Fahrrädern oder Kinderwagen, ggf. Anfahrtskizze,
> — Hinweis auf öffentliche Verkehrsmittel,
> — Ankündigung der Sprechstundenzeiten, ggf. Hinweis auf Sondersprechzeiten für bestimmte Diagnostik und Therapie,
> — Praxisöffnungszeiten (nicht identisch mit Sprechstunde!),
> — Modalitäten der Terminvereinbarung,
> — Modalität für Bestellung von Rezepten, Überweisungen, Attesten usw.,
> — Regelung des Notfalldienstes am Wochenende und an Sonn- und Feiertagen,
> — Modalitäten der Hausbesuchsanforderung,
> — besondere Hinweise des Praxisinhabers.

Die einzelnen Punkte können als *Praxisinformationsschrift („Praxisinfo")* zusammengefaßt und dem Patienten mit der Empfehlung ausgehändigt werden, diese Zeilen zu Hause neben dem Telefon zu deponieren.

Eine solche Schrift muß rein sachlich-informativ sein und darf die strengen, von der Berufsordnung vorgegebenen Gesetze bezüglich unerlaubter Werbung (vgl. B 1.2.1) nicht verletzen. Die Berufsordnung für die deutschen Ärzte vom 1. 1. 1994 hält in § 28 „Patienteninformation" wörtlich fest:

„Sachliche Informationen medizinischen Inhalts und organisatorische Hinweise zur Patientenbehandlung sind in den Praxisräumen des Arztes zur Unterrichtung der Patienten zulässig, wenn eine werbende Herausstellung des Arztes und seiner Leistungen unterbleibt."

Schriftliches Informationsmaterial darf nur in konkreten Fällen vom Arzt im Sinne zusätzlicher Patientenaufklärung ausgehändigt werden, nicht aber frei zugänglich in der Praxis ausliegen oder für bestimmte Produkte bzw. Therapien werben (OLG München, AZ.: 6 U 3617/90).

Bestimmte Informationen sollten sich in jedem Praxisinfo wiederfinden (Übersicht B 1.2). Es ist letztlich die Kunst des Praxisinhabers, mit einer solchen originell aufgemachten Praxisinformationsschrift den (zugegebenermaßen äußerst schmalen) rechtlichen Raum geschickt, seriös und unaufdringlich auszufüllen, den die Berufsordnung läßt.

Wird der ganze „Speiseplan" einer Praxis angeboten (z.B. endoskopische, sonographische, proktologische, phlebologische Diagnostik bzw. Therapie), so liegt der Verdacht der *Werbung* (vgl. B 1.2.1) recht nahe. Diese läßt sich in Einzelfällen dadurch entkräften, daß solche Schriften den Aufdruck enthalten:

„Ausschließlich für die persönliche Information des Patienten Herrn/Frau XY. Nicht zur Weitergabe bestimmt!"

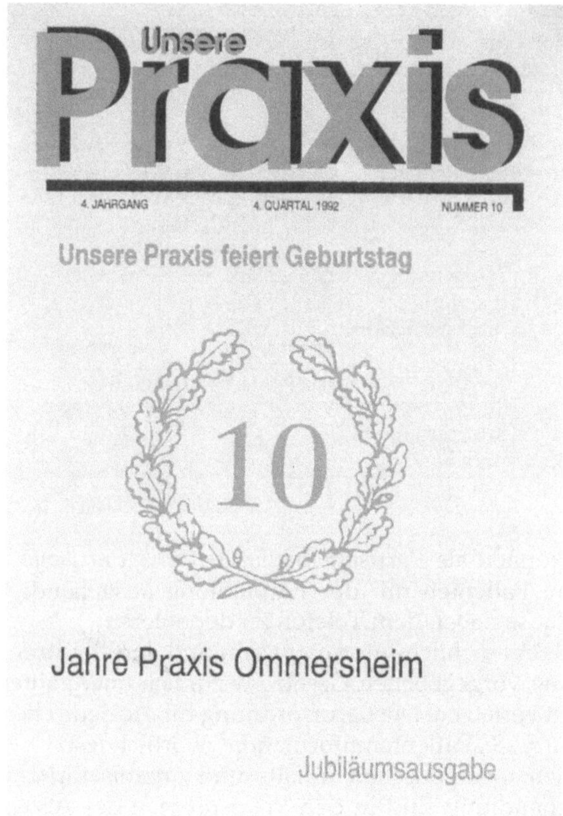

Abb. B 1.10. Titelseite der Jubiläumsausgabe einer Praxiszeitschrift zur direkten persönlichen Abgabe an den Patienten (fachübergreifende Praxisgemeinschaft)

1.2.3 Praxiszeitschrift

Wer den zeitlichen und redaktionellen Aufwand nicht scheut und Freude am „Medizinjournalismus" hat, der soll seine *eigene Praxiszeitschrift* herausgeben. Mit einem solchen Druckstück dürfte der Doktor sicherlich konkurrenzlos im weiten Umkreis sein. Quartalsweise oder zweimal im Jahr kommuniziert dabei das gesamte Praxisteam mit seinen Patienten.

Zunächst gilt es, bei den Patienten herauszufinden, welche Themen gefragt sein könnten. Dann geht's an den Titel und die Titelseite (Abb. B 1.10). Folgende Rubriken lassen sich denken

- Junioren- und Seniorenseite,
- Die Seite für das Kind,
- Schmunzel- und Zitatenecke,
- Servicerubrik (z.B. Nagelpflege, Schlafeinmaleins, Befreiung von der Rezeptgebühr).

Die einzelnen Beiträge werden (selbstverständlich mit Quelle versehen) meist aus den regionalen Zeitungen oder den medizinischen Zeitschriften entnommen. Es empfiehlt sich, daß der Arzt hierfür einen Literaturtrog anlegt, um bei „Redaktionsschluß" aus dem vollen schöpfen zu können.

Für eine Praxis mit 1500 Patienten je Quartal reicht bei halbjährlicher Erscheinungsweise erfahrungsgemäß eine Auflage von 300 Stück. Kostenpunkt für 8 Seiten (einfarbig, Umschlag Zierfarbe) im Kleindruckverfahren einschließlich Drahtheftung und Beschnitt inkl. MWSt rund 600 DM insgesamt (also 2 DM je Exemplar).

Selbstverständlich sind die Druck- oder Kopierkosten (Beleg im Kopierladen geben lassen! Aus Verschleißgründen möglichst nicht den eigenen Kopierer verwenden!) steuerlich absetzbar.

Die Praxiszeitschrift wird persönlich durch den Arzt oder die Helferin an jene Patienten abgegeben, die man als „interessiert" einschätzt. Das Blatt sollte nicht anonym im Wartezimmer herumliegen und dort zerfleddern.

1.2.4 Patientenmerkblätter

Es gibt Informationen für Patienten, die der Arzt jeden Tag dutzendemale wie von einem Tonband abspielen muß. Solche Hinweise können in Form kleiner *Merkblätter* zusammengestellt und dem Patienten persönlich oder durch die Arzthelferin ausgehändigt werden (auch mehrsprachige Ausführungen!). Nachfolgend einige Beispiele:

Beispiel 1
Informationen für besorgte Eltern bei Masern-, Scharlach- oder Windpockenepidemie:

– Dauer der Ansteckung,
– wann Zulassung zum Schulbesuch,
– Verhalten (Mitbehandlung?) der Familienangehörigen,
– Frage der Isolierung,
– annähernde Dauer der Erkrankung,
– mögliche Komplikationen.

Beispiel 2
Erstversorgung von Prellungen, Verstauchungen, Wespenstichen, Mückenstichen, Verbrennungen, Nasenbluten, Hexenschuß.

Beispiel 3
Welche Medikamente gehören in eine Hausapotheke?

Beispiel 4
Inhalt einer Reiseapotheke.
Auch die von der pharmazeutischen Industrie für die verschiedensten Erkrankungen herausgegebenen Informations- und Merkblätter können (stets mit Praxisstempel versehen) dem Patienten gezielt ausgehändigt werden.

Beispiel 5
Mit jedem Rezept über die Erstverordnung eines Antihypertensivums wird eine kleine Hypertoniebroschüre übergeben, mit jedem Rezept über eine Venensalbe bei Thrombophlebitis werden zugleich auch Verhaltenstips bei Krampfaderleiden übermittelt usw.

Die Patienten nehmen einen solchen Praxisservice i. allg. gut an, frischen gleichzeitig ihr Wissen über die Krankheit auf und sind neu motiviert, ihre Krankheit aktiv zu bewältigen.

1.2.5 Sondersprechstunden

Sondersprechstunden anzukündigen und abzuhalten ist eine wichtige Maßnahme, um bestimmte Patientengruppen gezielt anzusprechen und an die Praxis zu binden. Die Mundpropaganda wird dadurch der Praxis neue Patienten zuführen.

Ein ausreichendes Angebot an *Nachmittags- und Abendsprechstunden für Berufstätige und Schüler* sollte in jeder Praxis eine Selbstverständlichkeit sein. Hierbei müssen die Arzthelferinnen bereits bei der Terminvergabe (vgl. A 2.1 und A 2.1.2) darauf achten, daß diese Zeiten nur von jenen Patienten genutzt werden, die aufgrund ihrer beruflichen, sozialen oder familiären Situation (auf dem Lande auch wegen der mangelnden Verkehrsverbindungen) die üblichen Vormittagssprechstunden nicht wahrnehmen können.

Spezielle Sondersprechstunden, beispielsweise für *Vorsorgeuntersuchungen* (Frauen, Männer, Mütter), für *Früherkennungsuntersuchungen* von Kindern oder *Gesundenuntersuchungen* („*Check up*") an bestimmten Wochentagen abzuhalten, ist eine Möglichkeit, nicht nur die laufende Sprechstunde von diesen zeitlich gut terminierbaren Leistungen zu entlasten, sondern auch (z.B. im Rahmen eines Patienteninfos [vgl. B 1.2.2]) auf das besondere Leistungsspektrum hinzuweisen und die Patienten für solche Präventivleistungen zu gewinnen.

Weitere Sondersprechstunden lassen sich denken für

- proktologische und phlebologische Behandlungen,
- Sexualberatung bei Kindern und Jugendlichen,
- autogenes Training, sonstige übende Verfahren,
- Gesprächstherapie,
- Jugendarbeitsschutzuntersuchungen,
- Feuerwehruntersuchungen für die Berufsgenossenschaft,
- Diabetikergruppenschulung (vgl. B 3.3.2 und B 3.3.3, Abb. B 3.4).

Das konkrete Angebot an Sondersprechstunden wird sich aus der persönlichen Neigung sowie der ärztlichen Qualifikation des Praxisinhabers und dem Leistungsspektrum (vgl. B 3.2) seiner Praxis ergeben. Bezüglich der Vorschriften der Berufsordnung im Hinblick auf mögliche Werbung sei auf B 1.2.1 verwiesen.

1.2.6 Organisation von Fremdterminen

Eine weiterführende Diagnostik und Therapie bei bestimmten Erkrankungen ist oftmals nur durch besonders spezialisierte Kollegen oder in den Ambulanzen der Kliniken möglich. Für die Förderung der Patientenbindung kann es manchmal sinnvoll sein, entsprechende Termine durch die Arzthelferin selbst gleich in Gegenwart des Patienten zu vereinbaren. Viele Patienten können sich überfordert fühlen, wenn ihnen lediglich ein Über-

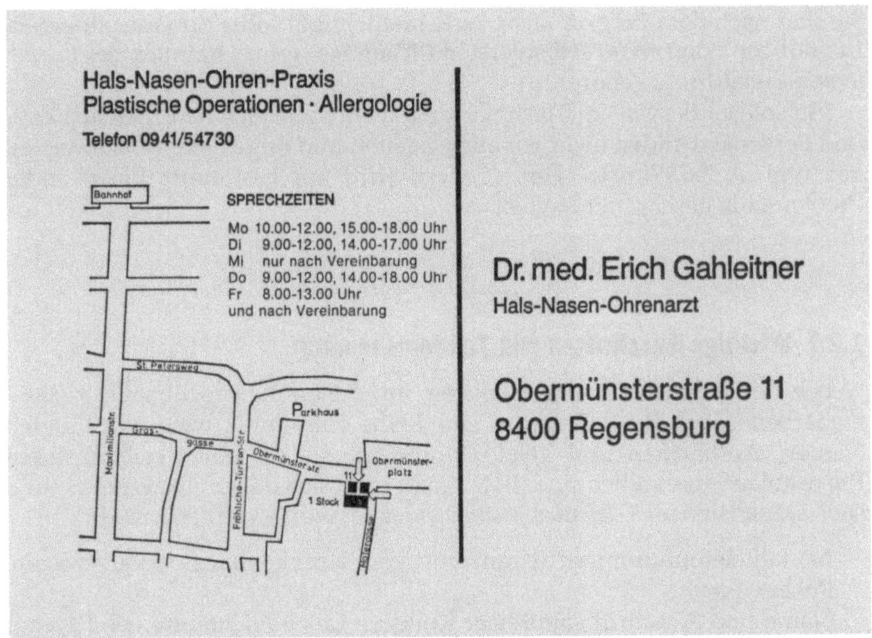

Abb. B 1.11. Originelle Lösung einer HNO-Praxis: Kuvert für Arztinformationen und Visitenkarte in einem

weisungsschein in die Hand gedrückt wird z.B. mit der Aufforderung, sich doch bald einmal die Schilddrüse szintigrafieren zu lassen.

Der Patient sollte daher *genaue Instruktionen* erhalten, wann er mit welchem Untersuchungsziel bei welchem Spezialisten (und möglicherweise auch wo) erscheinen soll. Bei häufiger Zusammenarbeit mit bestimmten Fachärzten oder Kliniken ist es nützlich, dem Patienten eine Visitenkarte sowie eine kurze Lagebeschreibung des Untersuchungsortes mitzugeben. Die Spezialisten greifen immer wieder dankbar die Anregung des Hausarztes auf, ihm solche Visitenkarten mit Anfahrtskizzen (Abb. B 1.11) zur Verfügung zu stellen; eine bessere Zuarbeit könnte ihnen gar nicht widerfahren.

Die Visitenkarten der Spezialisten lassen sich in einem Pultordner mit Klarsichttaschen oder inn einem eigenen Holzkästchen unterbringen. EDV-Anwender können sich natürlich für solche Ablagemöglichkeiten die Standfläche auf der Anmeldetheke sparen und den Patienten im Bedarfsfall eine eigene Adressenempfehlung ausdrucken. Freilich sollte auch für den „Spezialistenpool" eine sorgfältige Pflege der Software aus Gründen der Aktualisierung (z.B. häufig sich ändernde Sprechstunden oder Telefonnummern!) vorgenommen werden.

Die allgemeine *vorbereitende Aufklärung* über die Art der Untersuchung oder Behandlung, über die dafür nötige Vorbereitung, beispielsweise da sollten Sie nüchtern hingehen und mit 2 h Zeit rechnen", und über die möglichen Gefahren und Risiken („lassen Sie sich mit dem Auto hinfahren,

Sie sind nach dem Eingriff nicht verkehrstüchtig") sollte für eine patientenfreundliche Praxis zum selbstverständlichen Service im Rahmen der *Fremd-
terminvereinbarung* gehören.

Ein solcher Service im Terminarrangement kann sich natürlich aus Zeit-
und Personalgründen nicht auf alle gezielten und ungezielten Überweisungen (vgl. A 2.6.1) erstrecken, sondern wird auf bestimmte Einzel- oder
Problemfälle beschränkt bleiben.

1.2.7 Wichtige Anschriften und Telefonnummern

Neben den Adressen der Spezialisten, mit denen man regelmäßig zusammenarbeitet (vgl. B 1.2.6) gibt es eine Reihe von immer wieder benötigten
Namen, Anschriften und Telefonnummern, die für einen reibungslosen
Praxisablauf unerläßlich sind. Jede Praxis muß sich daher ein aktuelles (und
stets aktualisiertes) *Telefonverzeichnis* anlegen, worin vermerkt sind

— Notfalltelefonnummern (Krankenwagen, Krankenhaus, Notarztwagen,
  Polizei usw.).
— Name und Anschrift sämtlicher Kollegen (auch Nichtärzte wie Psychologen, Schulberater), mit denen eine enge Zusammenarbeit in Diagnostik und Therapie erfolgt.
— Name und Anschrift sämtlicher Krankenhäuser, Polikliniken und Ambulanzen, zu denen Patienten für spezielle Diagnostik- und Therapie-
  verfahren überwiesen werden.
— Mehrere Taxiunternehmen.

Daneben ist es sinnvoll und hat sich in der Praxis bewährt, einen *alphabeti-
schen Ordner* mit weiteren Anschriften und Telefonnummern anzulegen,
etwa

— Sozialstation,
— karitative Einrichtungen,
— Selbsthilfegruppen für verschiedene Krankheiten,
— u. a. bestimmte Kurorte, Rehabilitationseinrichtungen, Sanatorien.

Auch die Anschriften sämtlicher Firmen,die Praxisbedarf und Praxisver-
brauchsmaterial (vgl. A 2.5.1) liefern, sollten in einem solchen Ordner gesammelt werden, wobei in Einzelfällen ein Musterstückchen des betreffenden Materials (z.B. Kompressionsbinde, Liegenkrepp) hinzugefügt werden
kann.

Ein solches „Schlaues Buch" (vgl. A 2.5.10) sollte ferner den Hinweis
enthalten, welche Firma für die Reparatur, Wartung bzw. Instandsetzung
von plötzlich ausgefallenen Medizingeräten zuständig ist.

Diese Listen und Verzeichnisse werden in der Praxis an einem bestimmten und genau festgelegten Ort deponiert, damit sie jederzeit für jedes
Mitglied im Praxisteam vefügbar sind.

1.3 Service kontra Servilität

Praxismarketing sollte auch in Zeiten des steigenden Konkurrenzdruckes und sinkender Scheinzahl nicht heißen, sich dem Patienten in devot-gebückter Haltung zu nähern oder mit Methoden von Supermarktschreierei oder serviler Versandhausmentalität („Der Kunde ist König") um Klienten zu buhlen.

Praxismarketing für den Kassenarzt bedeutet, die Praxis originell, attraktiv und patientenfreundlich zu gestalten, so daß die langjährigen Patienten überhaupt nicht auf die Idee kommen, den neuen Kollegen an der Ecke „auszuprobieren", und daß allein durch Mundpropaganda neue Patienten ohne noch feste Hausarztbindung motiviert werden, diese und keine andere Praxis aufzusuchen.

Goldene Regel für erfolgreiche Praxisführung:
Service ja! – Servilität nein!
Professionalität ja! – Patientenabhängigkeit nein!
Flexibilität ja! – Nachgiebigkeit nein!
Selbstvertrauen ja! – Duckmäusertum nein!
Rückgrat ja! – Erpreßbarkeit nein!

„Es recht zu machen jedermann, ist eine Kunst, die keiner kann!"

Merke:
Wer sich für den Patienten verbiegt, bekommt nach kurzer Zeit Rückenschmerzen. Jeder Patient hat den Arzt, den er verdient, aber jeder Arzt hat auch die Patientenklientel, die er verdient.

Zur „Praxishygiene" gehört auch, daß sich der Arzt zu gegebener Zeit rasch von einem Patienten trennt („innere Prophylaxe"; vgl. C 2.2.3.2).

Beispiel:
Während der Abendsprechstunde wird eine attraktive, junge Frau durch die Helferin ins Sprechzimmer geleitet. Der Arzt sieht an der neu angelegten Karteikarte, daß es sich um eine zugezogene Patientin handelt, die von den Helferinnen am Schalter routinemäßig gefragt wurde (bevor eine solche Karte angelegt wird), ob sie beabsichtige, auch künftig diesen Arzt als Hausarzt zu haben. Offensichtlich wurde die Frage also bejaht. Die Frau, bekleidet mit einem Trenchcoat, bleibt im Raum stehen, obwohl der Arzt sie höflich auffordert, sich doch Zeit zu nehmen, den Mantel abzulegen und sich hinzusetzen. Der Arzt dann: „Was darf ich für Sie tun?" Die Frau: „Ich brauche nur ein Rezept über . . ." Der Arzt: „Wollen Sie wirklich nicht Platz nehmen und mir zunächst sagen, was Ihnen eigentlich fehlt?" Die Frau (weiter stehenbleibend): „Ich habe bereits gesagt, ich brauche nur ein Rezept über . . ." Daraufhin erhebt sich der Arzt, entnimmt den Krankenschein aus der neu angelegten Karteikarte und gibt ihn der Patientin zurück: „Sie brauchen offensichtlich etwas. Ich brauche aber auch etwas. Sie brauchen ein Rezept. Und ich brauche meine Ruhe. Sehen Sie, hier haben Sie wieder Ihren Krankenschein zurück. Ich habe nichts eingetragen. *Sie* haben freie Arztwahl und *ich* freie Patientenwahl. Hier gibt es viele Ärzte in unserem Bezirk, mit denen Sie sicher besser klarkommen." „Das können Sie

doch nicht mit mir machen!" „Und ob!" sagte der Arzt und geleitete die protestierende Dame durchs volle Wartezimmer nach außen.

Eineinhalb Jahre später gehörte die junge Frau wieder zum festen Stamm der Praxis. Die Spielregeln wurden akzeptiert. Kein Wort fiel mehr von beiden Seiten über den Vorfall von damals.

Goldene Regel:
Freie Arztwahl durch den Patienten beinhaltet auch freie Patientenwahl durch den Arzt.

Erfahrungsgemäß besteht Anlaß für den Arzt, sich jährlich von 2–3 tyrannischen oder unverschämten Patienten zu trennen. Die Hälfte von ihnen kommt übrigens bemerkenswerterweise nach Jahren wieder in die Praxis zurück. Das Gros der Patienten ist jedoch kooperativ und „pflegeleicht".

Literatur

1. Stemmermann W (1993) Der Arzt und sein Team. Die erfolgreiche Mitarbeiterführung in der Praxis. Springer, Berlin Heidelberg New York Tokyo

„Opas Praxis" oder aber „coole Schleiflackpraxis" – solche Attribute hat eine Praxis rasch weg, wenn der Arzt und sein Team nicht sorgfältig und fortlaufend ihre Wirkung nach außen verfolgen und kontrollieren.

Was läßt sich mit einfachen Mitteln und, ohne marktschreierisch zu wirken, an *Praxisimage* aufbauen, was kommt gut an?

Natürlich besitzt ein tüchtiger und guter Arzt immer noch die größte Attraktivität für eine Praxis. Aber auch die Helferinnen bestimmen in hohem Maße deren Image. Dabei ist zu bedenken, daß die Begegnung zwischen den Helferinnen und den Patienten auch außerhalb der Praxis stattfindet, z.B. im persönlichen Umfeld, im Ortsteil und in Vereinen.

> **Merke:**
> Die Helferinnen sind in ihrem Umfeld Multiplikatoren für das Bild der Praxis [4].

2.1 Styling, Outfit und Design

Immer mehr Aufmerksamkeit scheint ein unverwechselbares, individuelles *Praxisdesign* zu gewinnen. Das kann bei der Grundfarbe der Teppichböden beginnen und sich im Farbkontrast der Türblätter fortsetzen. Durch die ganze Praxis zieht sich eine einheitliche Beschriftung aller Räume, die dem Patienten das Zurechtfinden erleichtert. Das kann aber auch eine durchgestylte Berufskleidung von Arzt und Mitarbeitern mit einheitlich gestaltetem Kittelanstecker (vgl. B 2.3, s. Abb. 88) sein und das mag wieder aufgegriffen werden durch einen typischen Farbaufdruck am Kuvert, den Briefbögen oder Formularen. Der Phantasie und dem Geschmack sind keine Grenzen (und Kosten!) gesetzt (Abb. B 2.1), damit die Praxis sich den Patienten „wie aus einem Guß" präsentiert (s. auch Abb. 83).

Zunehmender Beliebtheit erfreuen sich individuell gestaltete, kleine Piktogramme als Briefpapiereindruck oder Stempelaufdruck, die einen hohen Wiedererkennungswert der jeweiligen Praxis ermöglichen (Abb. B 2.2).

Einheitlich bedrucktes Briefpapier und bedruckte Kuverts mit demselben Schriftbild signalisieren, daß hier professionell gearbeitet wird. Alte Praxisbriefbögen mit dem Namen des Vorgängers oder ehemaligen Partners sollten grundsätzlich nicht benutzt werden.

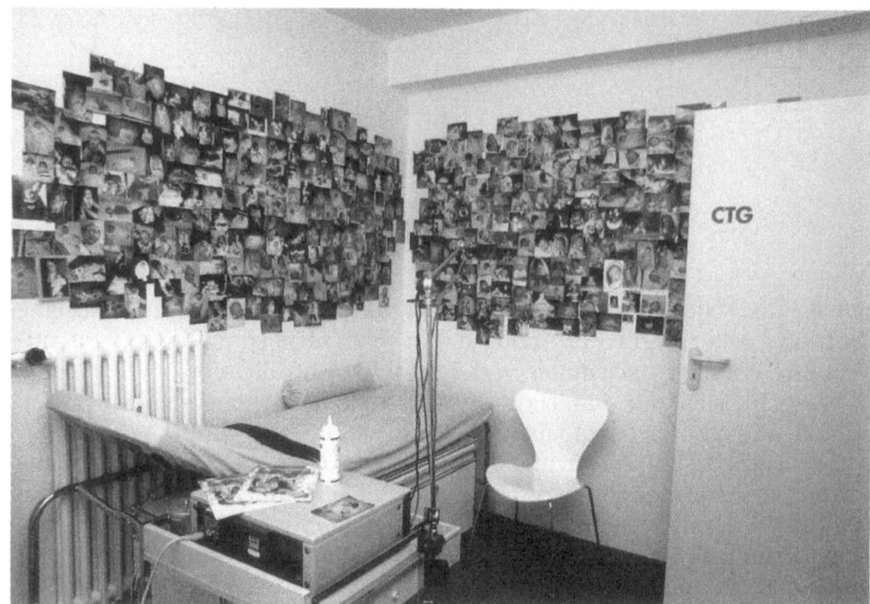

Abb. B 2.1. Unzähliges Babyfotos im Ultraschalluntersuchungszimmer verfehlen sicherlich nicht ihren Eindruck auf die Schwangere (gynäkologische Gemeinschaftspraxis)

Informationsschriften (vgl. B 1.1.2), Praxiszeitungen (vgl. B 1.1.3), Merkblätter (vgl. B 1.1.4), Privatrezepte, Zettel mit Wiederbestellterminen verlassen die Praxis nie ohne *Aufdruck des Praxisstempels*.

Merke:
Die Gestaltung der Praxis sollte einheitlich und wie aus einem Guß sein.

Das Outfit der Praxis wird sich letztlich auch in einigen kleineren, aber durchaus pfiffig gelösten Ideen zeigen, die unmittelbar die Patientenversorgung betreffen, etwa bunte Pflaster für Kinder als „Trostpflaster", bunte Mullbinden und Kunststoffgipse oder aber eine schmissig aufgemalte „Sonne" oder ein „Indianer", wenn das Kind seinen Unterarm „tapfer" für den Aufdruck eines Tine-Teststempels hingehalten hatte (Abb. B 2.3).

Zur *Professionalität* einer Arztpraxis gehört beispielsweise auch, selbst bei Bagatellverletzungen keine einfachen braunen Pflaster (wie sie jeder Patient ja selbst zu Hause hat) über die Wunde zu kleben, sondern einen Miniverband anzulegen.

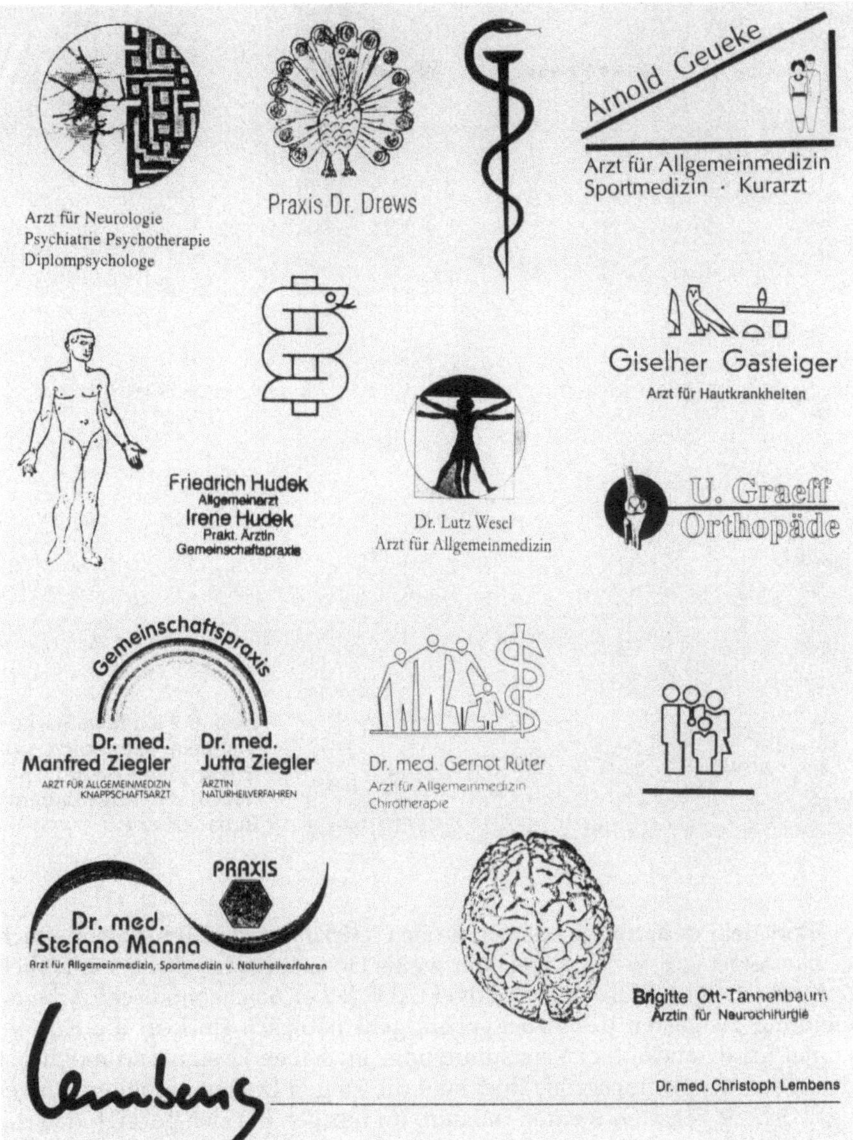

Abb. B 2.2. Piktogramme und kein Ende: als Praxislogo werden sie immer einfallsreicher und auffallender, sie garantieren hohen Wiedererkennungswert der jeweiligen Praxis. Die einst so beliebte „Äskulapschlange" ist inzwischen eine Rarität

2.1.1 Kleidung

Auch Kleidung, Äußeres, ja das ganze Auftreten überhaupt von Helferinnen *und* Arzt („*Outfit*") können as Image einer Praxis erheblich (positiv wie negativ) prägen (vgl. B 1.1.1.2).

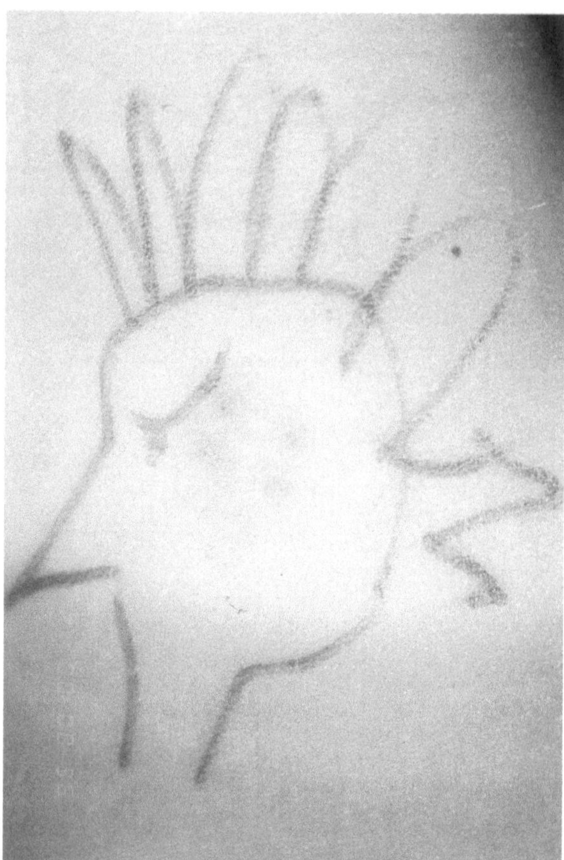

Abb. B 2.3. Praxismarketing beim Kinderarzt: positiver Tine-Test am Unterarm mit aufgemaltem Indianerkopf

Flott sieht es natürlich aus, wenn die Helferinnenriege schick einheitlich gewandet ist (z.B. weiße Kittel oder weiße Hosen plus möglichst einheitlich farbigem T-Shirt, Bluse oder Pullover (Abb. B 2.4). Solche modische Arbeitskleidung zu Lasten des Arbeitgebers geht natürlich stark in die Kosten, zumal Ersatzstücke (bei Verschmutzung) im selben Design und möglichst derselben Konfektionsgröße (hier sind die jungen Damen besonders pingelig) vorrätig gehalten werden müssen. Im übrigen hat sich gezeigt, daß die Freude an einem solchen durchgestylten Auftritt nicht ewig währt und bald das eine, bald das andere Mädchen aus der Riege der Uniformität ausschert.

Es muß aber nicht nur das indezent geschminkte Gesicht einer Helferin sein, das den Patienten erstaunen oder gar zurückschrecken läßt, es können auch die vielen klappernden Moderinge am Handgelenk der Ärztin oder die schwere Golduhr am Handgelenk des Arztes sein, die insgeheim den Patienten fragen lassen: „Was muß der heute wieder an mir verdienen?"

Natürlich können und wollen die Autoren ihren Kolegen keine Vorgaben machen, wie diese sich kleiden und geben. Wer aber von uns Ärzten darauf besteht „Ich bin wie ich bin", der muß damit rechnen, daß mancher Patient seine Vorzüge erst auf den zweiten Blick erkennt – vorausgesetzt der

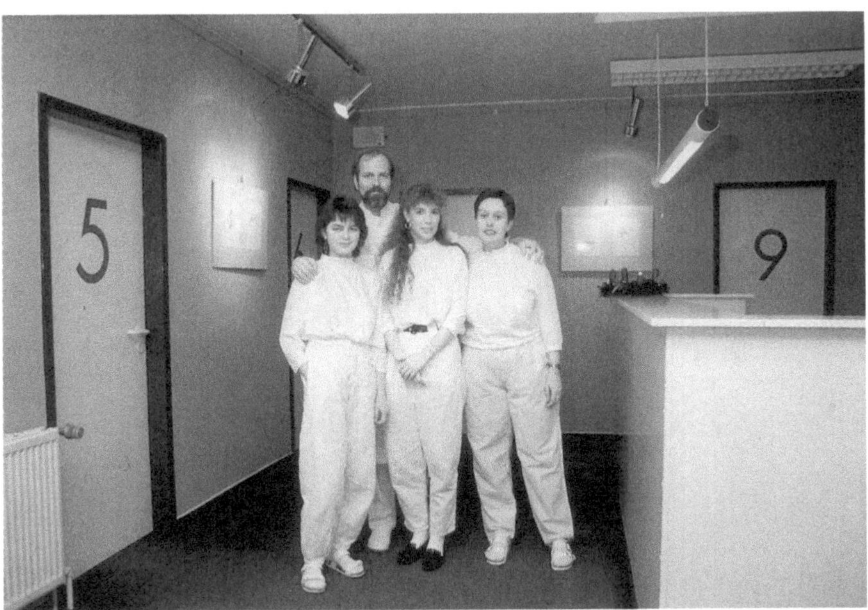

Abb. B 2.4. Chic in dress: die einheitlich gekleidete Helferinnenriege. Originell die großzügig beschrifteten Türen zu den Behandlungszimmern (Allgemeinpraxis)

Klient hat sich überhaupt die Mühe für einen solchen zweiten Blick gemacht und ist nicht gleich nach dem ersten Eindruck weggeblieben.

2.1.2 Praxisrenovierung

Was in vielen Mietverträgen eigentlich eine Selbstverständlichkeit ist (nämlich die Renovierung der Wohnung in 3- bis 5jährigen Intervallen), gilt leider nicht immer für die Praxisräume. Diesen haftet oft ein „Hauch von Ewigkeit" an. Klarheit über die Renovierungsbedürftigkeit verschafft man sich am besten im Rahmen einer Praxisbegehung (vgl. B 1.1.1.1, B 1.1.1.2, B 3.1).

Spätestens nach 5 Jahren sollte der Arzt den Mut zu einer *Praxisrenovierung* (Abb. B 2.5) haben. Für das Wartezimmer allerdings ist am besten alljährlich frische Tünche angezeigt. Neue und frische Farben (es muß nicht immer grau, beige, braun sein!) verleihen der Praxis einen lebendigen und aktuellen Anstrich ebenso wie bunte Fußbodenleisten oder auch einmal eine gewagte Farbzusammenstellung.

Der Arzt muß sich auch von seinen sperrmüllreifen Stühlen trennen! Ein paar neue Sitzgelegenheiten, eine andere Stuhlanordnung im Wartezimmer (vgl. A 1.1.7.2), evtl. aufgelockert durch Hydrokultur oder Raumaufteiler verhelfen der Praxis plötzlich zu einem völlig anderen Aussehen und vermitteln eine Atmosphäre von Wohlbehagen und Modernität.

Die Patienten registrieren und würdigen durchaus solche Renovierungen. Eine Praxis darf ruhig einmal auch durch Umgestaltung im Gespräch bleiben.

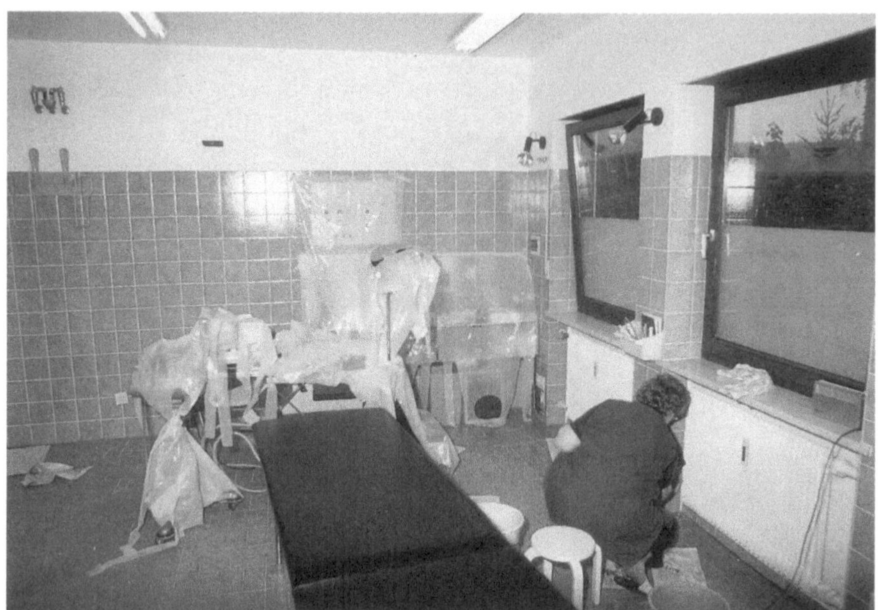

Abb. B 2.5. Gründliche Praxisüberholung möglichst alle paar Jahre (allgemeinärztliche Gemeinschaftspraxis)

Wenn die Praxisräume in einem Miet- oder Mehrfmilienhaus gelegen sind, sollte bereits vor dem Anmieten der Räume mit dem Vermieter abgeklärt werden, daß ein „repräsentativer Zugang" (also ohne abgeblätterte Treppenhauswände, rostige Treppengeländer usw. – vgl. B 1.1.1.2) vertraglich zugesichert wird (vgl. A 1.1.8).

Goldene Regel:
Der gute Eingang einer Superpraxis darf nicht durch einen „parasozialen" Eindruck zerstört werden.

2.2 Vertraulichkeit und Störfaktoren

Vertraulichkeit und Verschwiegenheit des Arztes und seiner Mitarbeiter (vgl. A 2.2.6) sind die Grundvoraussetzung für jede Arzt-Patienten-Begegnung. Der Patient würde grenzenlos enttäuscht sein und unverzeihbar der Praxis den Rücken kehren, wenn er sich in diesem Vertrauen nur ansatzweise getäuscht sähe.

Störfaktoren, die oftmals den Patienten (aber auch den Arzt!) einfach nur „nerven" – oder den Patienten allmählich ganz aus der Praxis treiben, gibt es in vielfältiger Weise.

2.2.1 Diskretion

Welcher Arzt würde sie nicht kennen oder zumindest sie sich nicht vorstellen können, diese oder ähnliche Situationen:

Da verläßt ein Patient mit gefülltem Urinspitzglas die Toilette und drückt sich verlegen an den im Flur Wartenden vorbei in Richtung Labor (s. Abb. A 1.28).

Da kommt der Aufruf aus der Sprechanlage ins volle Wartezimmer: „Frau Schulze, ins Untersuchungszimmer 4." Die brünette junge Dame erhebt sich, die Spekulationen im Wartezimmer setzen ein ...

Da ist die Helferin (und zugleich Patientin) des Arztes, die vor ihren Mitarbeitern dem Arzt rasch zuwirft: „Herr Doktor, es ist heute wieder dasselbe." Und der Arzt salopp zurück: „Mädchen, dann laß Dir eben nochmals eine andere Pille geben."

Da stürmt die Arztfrau ohne anzuklopfen ins besetzte Sprechzimmer: „Liebling, ich hab noch 2 Karten für die Oper bekommen. Gehen wir anschließend noch zum Essen?"
Natürlich allesamt überspitzt dargestellte Situationen. Aber ehrlich, wo ist ähnliches noch nie vorgekommen? Meist ist es nur Gedankenlosigkeit, die im Laufe der Jahre einiges an *Sensibilität für Diskretion* nimmt.

Jeder in der Praxis hat Anspruch auf Vertraulichkeit (s. Abb. A 1.21). Der erste in der Warteschlange am Schalter ebenso wie der laut dem Arzt in den Hörer seine Beschwerden brüllende Patient (während ein anderer Kranker im Sprechzimmer danebensitzt und zwangsläufig mithören muß), aber ebenso auch die Sprechstundenhilfe wie der Arzt selbst.

Regeln für Diskretion:
1. Seien Sie noch diskreter!
2. Vermeiden Sie das „Tribunal" der umherstehenden Patientenzeugen!
3. Vermeiden Sie Peinlichkeiten!
4. Neutralisieren Sie offensichtlich indiskrete Situationen sofort („Darf ich Sie ein wenig zur Seite bitten?"; vgl. A 2.2.6).

2.2.2 Verschwiegenheit

Die *Verpflichtung zur Verschwiegenheit* (ausführlich in A 2.2.6) ergibt sich schon aus dem Hippokratischen Eid. Sie ist eigens in der Berufsordnung für die deutschen Ärzte vom 1. 1. 1994 in § 3 festgelegt.

Der Arzt sollte aber auch als Arbeitgeber darauf achten, daß seine Mitarbeiter (einschließlich Reinemachefrau!) in bestimmten Abständen auf die Pflicht zur Verschwiegenheit hingewiesen werden. Zudem ist es empfehlenswert, in den Arbeitsverträgen (vgl. A 1.1.6.7) einen entsprechenden Passus aufzunehmen.

2.2.3 Störfaktor Patient?

Die Arzthelferinnen am Empfangsschalter sid vielbeschäftigte Angestellte, die zur Bewältigung der täglichen Arbeit eigentlich ein halbes Dutzend Hände gebrauchen könnten: Rezepte müssen entgegengenommen und fertiggestellt werden, die Karten der Patienten werden herausgesucht, beschriftet und wieder wegsortiert, das Telefon klingelt, der Arzt will über Sprechanlage eine sofortige Aufgabe erledigt wissen, Blut- und Urinbefunde müssen sortiert und eingetragen werden – und dann taucht zu allem Überfluß auch noch ein Patient am Schalter auf!

Am besten sollte in diesem Fall der *„Störfaktor Patient"* gar nicht beachtet werden, nur nicht stören lassen, erst einmal die angefangenen Arbeiten zu Ende führen – oder?

Diese Einstellung gilt als Todsünde in jeder Praxis und wird mit Sicherheit die Patienten vergraulen.

Eiserne Regel:
Der Patient stört nie!

Wann immer ein Patient in der Praxis erscheint, ist er der Mittelpunkt des Arzthelferinnenuniversums und Mittelpunkt des Praxisinteresses. Gerade Schwerbehinderte registrieren besonders empfindsam (und dankbar), wie sehr die „Helferin" durch diskrete Aufmerksamkeit (z.B. beim An- und Auskleiden) behilflich ist (Abb. B 2.6).

Übrigens sollte sich auch jeder Arzt selbst überlegen, wie lange es normalerweise dauert, bis der Patient mit ihm in direkten Kontakt kommt, und wie lange der Patient bereits vorher in Berührung mit seinen Mitarbeiterinnen war. Solche Situationen lassen sich am besten im Rollenspiel während

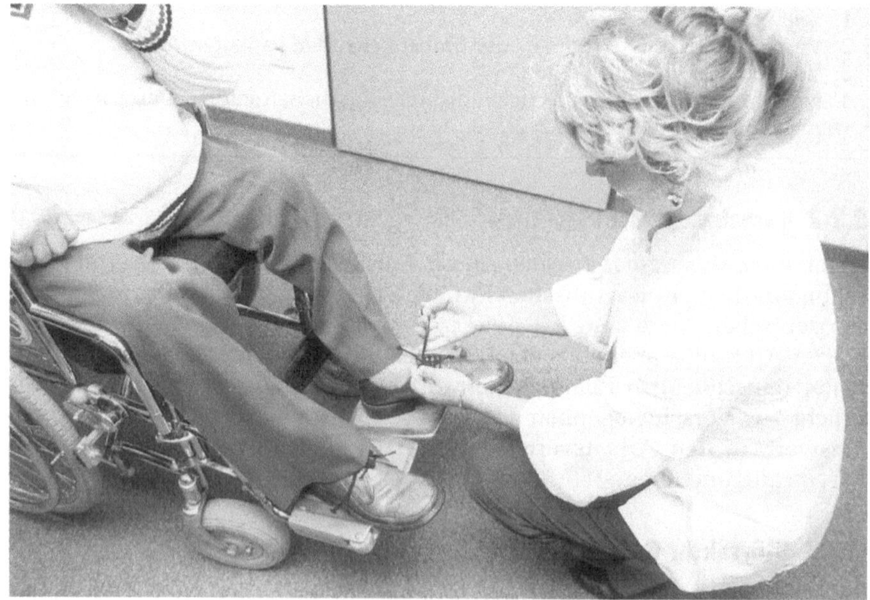

Abb. 2.6. Behilflich bei Behinderten: eigentlich eine Selbstverständlichkeit, in der Arztpraxis wäre mangelnde Aufmerksamkeit unverzeihlich

einer „Schlauen Stunde" exemplarisch nachvollziehen. W. Stemmermann hat in seinem Buch *Der Arzt und sein Team* [4] 4 typische Situationen festgehalten:

Situation 1

Ein Patient kommt erstmals in die Sprechstunde. Er geht zur Anmeldetheke. Zwei Patienten sitzen in der Nähe auf Stühlen. Eine Helferin sitzt hinter der Theke, und obwohl sie den Neuankömmling unzweifelhaft bemerkt hat, reagiert sie überhaupt nicht. Vielmehr unterhält sie sich am Telefon über den letzten Urlaub. Sie sitzt halb abgewandt zur Theke, wippt auf dem Bürostuhl hin und her und schlüpft immer wieder aus einem Schuh halb heraus und wieder herein. Nach 3 Minuten beendet sie das Gespräch und wendet sich dem Patienten zu, ihn dabei erstmals anschauend.

Beurteilung: Gründlicher kann der Ersteindruck nicht danebengehen. Es wird schon einer besonders guten Beurteilung der Leistung des Arztes bedürfen, um den Patienten an die Praxis zu binden. Oft weiß der Arzt gar nichts von derartigen Verhaltensweisen seiner Mitarbeiterinnen.

Vorschlag: Wenn Sie den Verdacht haben, daß in diesem personellen Bereich große Schwachstellen sind, befragen Sie persönlich Bekannte über ihre Erfahrungen in der Praxis.

Situation 2

Der gleiche Neuankömmling. Die Helferin telefoniert wieder. Sie schaut sofort den Patienten an. Sie sagt dann am Telefon: „Wir sprechen uns noch später, ich habe zu tun" und hängt ein. Dann wendet sie sich wieder dem Patienten zu (Abb. B 2.7).

Beurteilung: Ein Empfang, der auf den Patienten einen ganz normalen Eindruck machen wird.

Situation 3

Eine Patientin kommt zur Anmeldung. Sie war schon mehrmals da. Sie legt den Krankenschein auf die Theke. In diesem Augenblick wird die Helferin in ein Sprechzimmer gerufen und geht sofort dorthin.

Beurteilung: Kein schwerer Fehler. Der Patientin ist der Grund des Weggehens der Helferin durchaus plausibel. Geschickter wäre es, mit einem kurzen Blick zur Patientin zu sagen: „Nehmen Sie bitte einen Augenblick Platz, ich komme gleich wieder."

Situation 4

Eine Patientin kommt um 10.00 Uhr an die Theke und meldet sich an. Sie sagt: „Ich bin Frau Gerda M. und bin für heute früh bestellt." Die Helferin schaut in der Liste nach und stellt fest, Frau M. war bereits für 9.00 Uhr bestellt.

Sie sagt: „Frau M., Sie waren leider schon um 9 Uhr bestellt. Es kann also

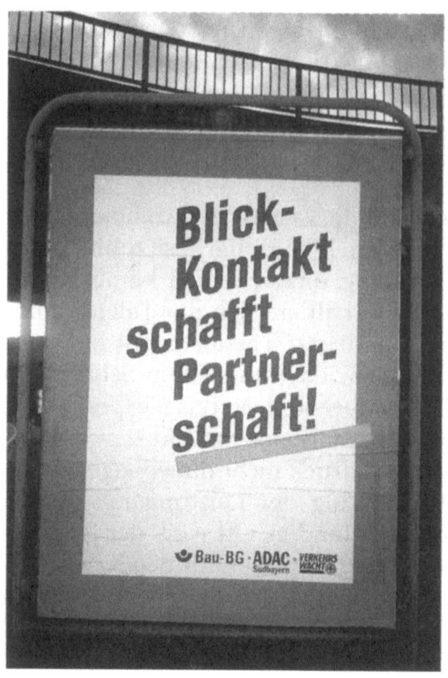

Abb. B 2.7. Blickkontakt: Was als Motto für den Straßenverkehr dient, sollte für den „Partner Patient" selbstverständlich sein

möglicherweise zu einer Wartezeit kommen." Sie schaut dabei die Patientin an und sagt: „Nehmen Sie bitte im Wartezimmer Platz, ich werde schauen, was sich machen läßt."

Beurteilung: Tadelloses Verhalten. Die Patientin wurde in freundlicher Form aufmerksam gemacht, daß ihr Zuspätkommen für eine Wartezeit verantwortlich sein kann.

Einen Patienten darf also nie das Gefühl beschleichen, daß er ungelegen komme oder gar ein Störfaktor sei. Vielmehr muß er von Arzt und Helferinnen darin bestärkt werden, daß man den ganzen Tag über auf seinen Besuch in der Praxis gewartet und sich gefreut habe (Abb. B 2.8). Dies gilt ganz besonders für Kranke, die nach einer (stationären) Genesung wieder die Praxis aufsuchen (Abb. B 2.8).

Allerdings gibt es auch echte Störfaktoren (s. unten), die man bewußt erkennen und nach Möglichkeit abstellen muß.

2.2.4 Störfaktor Telefon

Einer der größten Störfaktoren (und v. a. Stressoren!) in jeder Praxis ist das Telefon, besonders wenn man „gerade beschäftigt" ist. Und wann ist man das nicht? Ob es altmodisch-schrill klingelt oder modisch-elektronisch tütet – das einlaufende Telefonsignal kann jedes Gespräch, jede Untersuchung, jeden Arzt-Patienten-Kontakt urplötzlich unterbrechen.

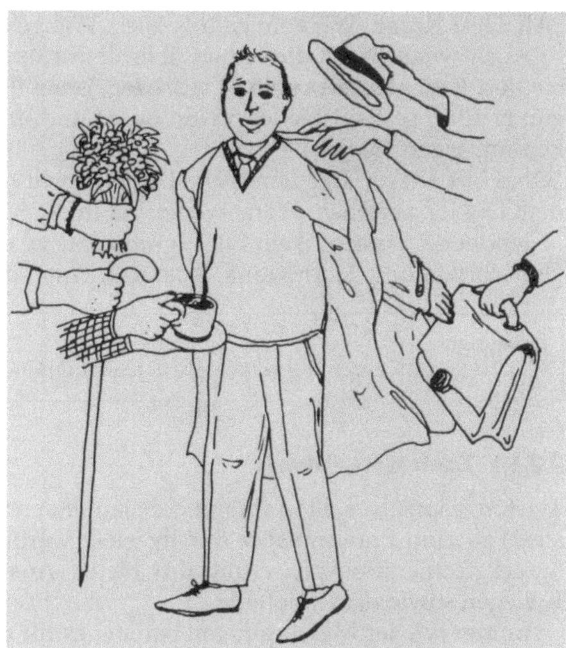

Abb. B 2.8. Freudig und lieb wird der Kranke nach seiner Genesung begrüßt (Nach [1])

> **Merke:**
> Die besondere Problematik des Telefonanrufs für Mitarbeiterinnen und Arzt – wenn sie im Augenblick des Anrufs beschäftigt sind – ist der unmittelbare Zugriff auf die eigene Person und die erforderliche sofortige Umstellung: der Konzentrationswechsel z.B. vom eben behandelten Patienten auf die völlig andere Problematik des Anrufers [4].

War die telefonische Verbindung in den Nachkriegsjahren zum Arzt noch die Ausnahme, so ist das Telefon heute Segen und Fluch zugleich: rasch können lebensnotwendige Verbindungen hergestellt werden, andererseits wirkt das pausenlose Klingeln oft nervtötend. Bis zu 80 Telefongespräche gehen an einer Vormittagssprechstunde in einer größeren Allgemeinpraxis ein (20 Anrufe hinaus). Die Patienten rufen zu jeder für sie in Frage kommenden Zeit an, lassen sich Termine geben oder wollen nur eine Kleinigkeit durchgeben. Jeder Anruf muß jedoch mit derselben *Routine und Höflichkeit* entgegengenommen werden, die man von einer guten Praxis erwartet.

Unser Vorschlag: Wünschen Sie dem Gesprächspartner erst dann einen guten Tag, wenn er sich vorgestellt hat. Denn nur, wenn Sie Ihrem Gruß den Namen des Anrufers hinzufügen, wird das „Guten Tag" zum freundlichen Wunsch:

„Praxis Dr. Gesundmacher."
„Mein Name ist Günter Krank, ich möchte . . ."
„Guten Tag, Herr Krank. Wie können wir Ihnen helfen?"
Erkennen Sie den Namen des Patienten oder seine Stimme, sollten Sie das unbedingt mitteilen:

„Ah, Herr Krank. Wir kennen uns doch. Wie geht es Ihnen?"

Auch wenn Ihnen die Arbeit über dem Kopf zusammenschlägt, lassen Sie den Patienten erst einmal ausreden, ohne ihn zu unterbrechen. Erstw enn er fünf, sechs Sätze losgeworden ist und immer noch nicht zur Sache kommt, sagen Sie ihm:

„Oh, Herr Krank. Das hört sich aber gar nicht gut an. Ich werde es sofort dem Doktor mitteilen. Wann wollen Sie in die Sprechstunde kommen?"

Findet der Anrufer kein Ende, greifen Sie zu einer Kriegslist:

„Entschuldigung, Herr Krank. Aber jetzt läutet der Doktor – ein Notfall."

Achtung:
Nur zu leicht werden die versprochenen telefonischen Rückrufe vergessen!

2.2.4.1 Telefonsprechstunde

Telefongespräche sollten während de laufenden Sprechstund nur im äußersten Fall zum Praxisinhaber durchgestellt werden, damit die Intimität der Sprechzimmeratmosphäre gewahrt bleibt. Ausnahmen sind Anrufe von Kollegen sowie akute Notfälle.

Immer wieder Mißvergnügen bereitet es für den Angerufenen, wenn er durch seine Helferin von der laufenden Arbeit aufgescheucht und zum Telefon gebeten wird, da der Kollege soundso am Draht sei. Dann aber folgt eine schier endlos lange Pause, bis sich der Anrufer endlich an den Draht bequemt. Ein solches Telefonverhalten ist unfein und unkollegial. Der Anrufer will ja schließlich etwas.

Tips für einlaufende Telefongespräche von Kollegen:
- Der Anrufer bleibt selbst solange in der Leitung, bis der Angerufene das Gespräch aufbaut.
- Einlaufende Telefongespräche von Kollegen werden dem angerufenen Arzt grundsätzlich an einen mithörsicheren Apparat (z.B. im Nebenzimmer oder Sozialraum – vgl. A 1.1.7.3) durchgestellt.

Nach Beendigung der offiziellen Sprechstunde kann eine halbe Stunde als *Telefonsprechstunde* eingerichtet werden – in dieser Zeit lassen sich aufgelaufene Telefonate in Ruhe beantworten, Laborergebnisse mit Patienten durchsprechen, medizinische Ratschläge erteilen und Fragen klären.

2.2.4.2 Telefonregeln in der Anmeldung

Telefonistinnenarbeit ist Schwerstarbeit. Das wird jedes „Fräulein im Amt" bestätigen. Daher sind viele Praxen gut beraten, an die Anmeldung nicht den jüngsten (und ungeschicktesten) Lehrling für die ankommenden Telefongespräche hinzusetzen, sondern eine *versierte Kraft* („Dame"), die durchaus nicht gelernte Arzthelferin zu sein braucht. Sie hat darüber hinaus oftmals auch mehr Autorität, herrisch oder unberechtigt vorgebrachte Patientenanliegen mit dem nötigen Nachdruck zurückzuweisen oder zu kanalisieren. Das alles aber „eingehüllt in eine nicht zu erschütternde Freundlichkeit", wie es W. Stemmermann in seinem hervorragenden Buch *Der Arzt und sein Team* [4] formuliert hat.

Die Helferin hat einlaufende Telefongespräche anzunehmen mit:

„Praxis Dr. Meier. Guten Tag!"
„Gemeinschaftspraxis Dr. Hinz und Kunz. Grüß Gott!"

In vielen Praxen wird noch der Name der den Anruf entgegennehmenden Helferin am Ende der Begrüßungsformel dazugesagt (vgl. B 2.3), was allerdings nicht immer zu mehr Klarheit und manchmal eher zu einer zu umständlichen Ansage führt.

Grundsätzlich sollte jedoch die Durchsage der Erkennungsformel mit etwas Schwung gemacht werden und nicht mit einer Stimme, die von vornherein Streß, Überarbeitung, Desinteresse oder Abwehr verrät.

Muß das Telefongespräch getrennt werden (z.B. weil man eine Karteikarte sucht oder an den Arzt durchstellt), kann aber andererseits dem Patienten nicht sofort weitergeholfen werden, so muß ihm unbedingt ein Zwischenbescheid gegeben werden, damit er sich nicht „ausgehundert" in der Leitung vorkomme (vgl. B 3.4.1), etwa:

„Hören Sie? Wir suchen noch nach Ihren Unterlagen. Warten Sie bitte noch ein bißchen."
oder
„Frau Meier, Herr Doktor operiert gerade. Würde es Ihnen etwas ausmachen, wenn Sie kurz vor Mittag nochmal anrufen? Da ist es sicher ruhiger."

Das Telefon muß während der Sprechstundenzeit *grundsätzlich besetzt* sein. Es darf nicht vorkommen, daß der Patient endlos klingelt (vgl. B 3.4.1.1), bevor sich eine Helferin meldet. Das bedeutet, daß die Helferin am Telefon nur dann ihren Platz verlassen darf, wenn sichergestellt ist, daß eine andere Kraft an ihrer Stelle zur Entgegennahme von Telefonaten bereit ist.

Merke:
Auch beim Telefongespräch „betritt" der Patient gewissermaßen die Praxis [4].

Noch etwas: *Private Telefongespräche während der Dienstzeit* sollten für Helferinnen die absolute Ausnahme sein! Es ist für den am Schalter wartenden Patienten unzumutbar, mitansehen zu müssen, wie die Helferin lachend ein Privatgespräch mit einem Bekannten führt und dabei ganz „cool" den Patienten übergeht. Das ist schlechtester Stil!

Der Arzt sollte ruhig einmal einer sich unbeobachtet fühlenden Helferin beim Telefonieren zuhören:

- Wie klingt die Stimme am Telefon?
- Ist sie schrill, flapsig, unpersönlich, unverbindlich, geschäftsmäßig, desinteressiert?
- Oder klingt die Stimme vielmehr freundlich, einschmeichelnd, weich, verständnisvoll, persönlich, auf den Patienten eingehend?

> **Merke:**
> Der Patient sollte allein schon durch den Klang der Stimme am Telefon halb
> gesund werden.

Daß jeder Patient möglichst mit seinem Namen angesprochen werden muß,
soll immer wieder erwähnt werden:

„Guten Tag, Herr Schimanski, was kann ich für Sie tun?"
„Frau Grafe-Westernbusch, das tue ich doch gerne!"
„Wann möchten Sie kommen, Herr Untermeier?"
„Wie kann ich Ihnen sonst behilflich sein, Frau Süßkind?"
„Auf Wiedersehen, Frau Meisterberg."

> **Goldene Regel:**
> Eine Arzthelferin, die sich keine Namen und Gesichter merken kann, ist fehl in
> ihrem Beruf.

Das Telefonieren kann auch durch folgende (vermeidbare) Fehler erschwert
werden, die sich i. allg. jedoch gut abgewöhnen lassen:

- es wurde nicht in die Muschel gesprochen,
- die Helferin hat zu schnell gesprochen,
- die Helferin hat den Patienten nicht ausreden lassen,
- eigene schlechte Aussprache,
- nicht ausreichendes Verständnis der deutschen Sprache [4].

2.2.4.3 Der richtige Draht – 10 Tips und 4 Situationen

Nachfolgend sind einige Tips zusammengestellt, die aus einschlägigen,
meist amerikanischen Büchern für Industriemanager ausgewählt wurden,
aber auch für das Telefonieren in der Arztpraxis Gültigkeit haben können
[2, 3, 5, 6].

1. Ihre Körpersprache spiegelt Ihre Gedanken und Gefühle wider. Non-
   verbale Informationen wie Gesten oder der Gesichtsausdruck übertragen sich über das Telefon ebenso wie Worte.
2. Ein Lächeln am Telefon ist hörbar!
3. Hören Sie Ihrem Telefonpartner aktiv und aufmerksam zu!
4. Stellen Sie eine Beziehung zu Ihrem Gesprächspartner her, indem Sie
   seine Sprache sprechen!
5. Haben Sie Geduld!
6. Selbst wenn Sie nur wenig Zeit haben, widmen Sie dem Gesprächspartner 100 % Ihrer Aufmerksamkeit!
7. Sprechen Sie am Telefon so, als hätten Sie unbegrenzt Zeit, selbst wenn
   Sie unter Druck stehen. Sollte es sich um einen Notfall handeln, dann
   sagen Sie es!

8. Vermeiden Sie es, ein Telefonsnob zu sein. Fragen Sie jeden Gesprächsteilnehmer nach seinem Namen, selbst wenn Sie ihn kennen. Das ist persönlicher und höflicher, obendrein ist es notwendig, um Fehlinformationen zu vermeiden.

9. Eine der häufigsten Telefonsünden ist das Gespräch ohne die erforderlichen Unterlagen. Bestehen Sie als Arzt darauf, daß Ihnen die Helferin erst dann ein Telefongespräch durchstellt, wenn z.B. die betreffende Karteikarte vorliegt!

10. Die Kunst des Telefonierens zu erlernen, ist ein allmählicher Vorgang, kein plötzliches Ereignis.

2.2.5 Störfaktor Helferin und Arzt

Die Helferin sollte bei Anwesenheit eines Patienten grundsätzlich *nicht unaufgefordert das Sprechzimmer betreten*, schon gar nicht, um ein Rezept unterschreiben zu lassen für eine Patientin, die „ganz dringend zum Bus muß". Dasselbe gilt natürlich für den nichtärztlichen in der Praxis mitarbeitenden (Ehe)partner.

Falls sich ein dringliches Anliegen an den Arzt ergibt, ist dies auch ohne Betreten des Sprechzimmers durch ein kleines akustisches Signal (einmaliges Telefonklingeln) oder über die Sprechanlage möglich.

Auch der Arzt sollte sich selbstkritisch prüfen, inwieweit er für Ablauf, Atmosphäre und Harmonie in seiner Praxis zum Störfaktor werden kann. Nervosität, Hektik, Sprunghaftigkeit, Gereiztheit, schlechte Laune oder ständiges Sich-Einmischen und ein Rollenverständnis als allgegenwärtige, allwissende und allmächtige „Superkontrollinstanz" sind Störfaktoren, die erheblichen Einfluß auf das *Praxisklima* nehmen können. Hier muß der Arzt lernen, sich durch *Selbstkritik* und *Selbstdisziplin* zurückzunehmen.

Goldene Erkenntnis:
Diskretion, Unaufdringlichkeit, Selbstbeherrschung, Disziplin – gleichermaßen beim Arzt wie bei den Helferinnen – wirksame Mittel gegen Störfaktoren in einer Praxis.

2.3 Das Praxisteam

Erste Anlaufstelle für jeden Patienten in einer Praxis und damit wichtiger Ansprechpartner sind die Arzthelferinnen (vgl. B 2.2.3). Damit der Patient in ihnen neben dem Arzt eine weitere *Bezugsperson* für Fragen, Probleme und Anliegen findet, müssen die Damen aus der Anonymität eines Praxisteams herausgeholt und jedem Patienten auch vom Namen her bekannt sein.

Daß sich die Arzthelferinnen am Telefon mit ihrem Namen melden (vgl. B 2.2.4.2), etwa

„Praxis Dr. Durchblick, (Elke) Müller. Guten Morgen!",

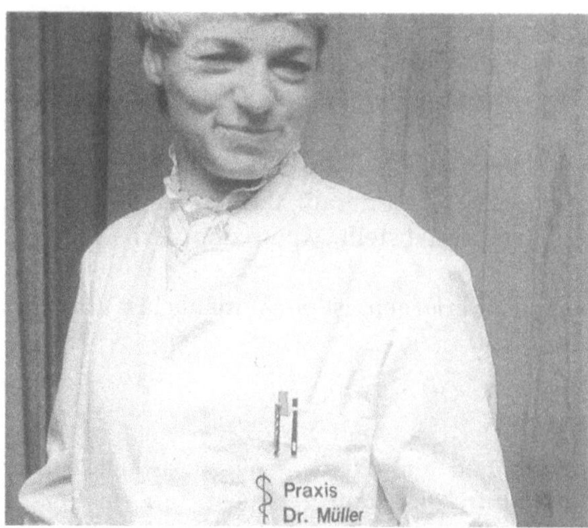

Abb. B 2.9. Der Name der „Perle" (eingestickt oder auf einem auswechselbaren Schildchen) am Kittel sollte zum Kommunikationsstandard einer jeden Praxis gehören

wäre vielleicht ein erster Schritt in diese Richtung. Da jedoch viele Patienten große Mühe haben, die Namen der Arzthelferinnen am Telefon mit den entsprechenden Gesichtern und Persönlichkeiten in der Praxis in Einklang zu bringen, sind einheitliche Namensschilder an den Kitteln der Arzthelferinnen (vgl. B 2.1) (Abb. B 2.9) eine gute Möglichkeit, sich dem ankommenden Patienten auf einen Blick vorzustellen.

Da solche Namensschilder jedoch auch einen Hauch von Geschäftsmäßigkeit wie in Supermärkten oder Hotels verbreiten können und zudem durch die kleine Schrift oftmals noch unleserlich sind, gibt es eine weitere, sehr viel persönlichere Form, die einzelne dem Patienten vorzustellen: Die Fotos sämtlicher Arzthelferinnen (möglichst originelle, frische Bilder!) werden mit Namen und Dauer der Praxiszugehörigkeit versehen in einen Bilderrahmen angeordnet und im Wartezimmer oder neben dem Empfang ausgehändigt (vgl. B 1.1.1.4) (Abb. B 2.10 a, b). Auf diese Art können sich wartende Patienten in aller Ruhe die Namen und Gesichter der verschiedenen Helferinnen ansehen. Dies hat noch einen weiteren Vorteil: Wird eine Arzthelferin eingestellt, können sich die Patienten sehr schnell Namen und Gesichter der „Neuen" einprägen.

Tip:
Praxisteam vorstellen:
- Namensschilder am Kittel tragen.
- Fotos mit Wartezimmer aushängen.

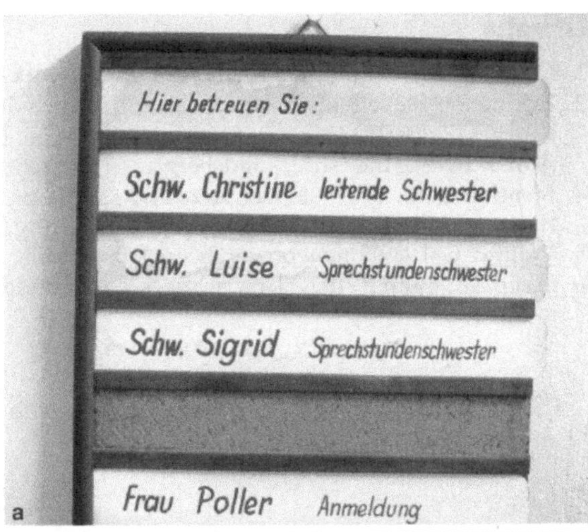

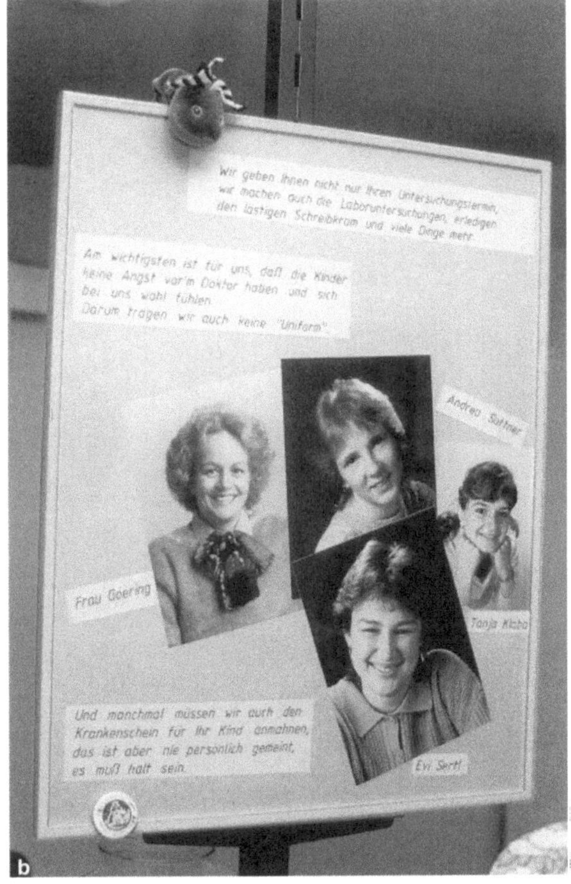

Abb. B 2.10 a, b. Ob mit oder ohne Foto (**a** allgemeinmedizinische Poliklinik, **b** Kinderarztpraxis): die Vorstellung des Praxisteams in der Anmeldung dient dem raschen Kennenlernen und erweckt Vertraulichkeit

Literatur

1. Caeser A (o.J.) Spurensuche. Arzt und Patient im Gespräch. Farmasan, Karlsruhe
2. Döring P (1992) effektiv telefonieren. Moderne Industrie, Landsberg
3. Seiwert LJ (1992) Mehr Zeit für das Wesentliche. Besseres Zeitmanagement, 13. Aufl. Moderne Industrie, Landsberg
4. Stemmermann W (1993) Der Arzt und sein Team. Die erfolgreiche Mitarbeiterführung in der Praxis. Springer, Berlin Heidelberg New York Tokyo
5. Walther G (1989) Phonepower. Econ, Düsseldorf
6. Zarro RA, Blum P (1991) Den richtigen Draht finden. mvg-Verlag, München

Was letztlich die Bindung der Patienten an eine bestimmte Praxis ausmacht, wird sich wohl nie herausbekommen lassen. Es gibt sie tatsächlich noch ganz vereinzelt, jene rüstigen, über 80jährigen Kassenärzte, die ihre 150–200 Patienten ordentlich versorgen. Dabei gilt auch für jene Altersgruppe von Ärzten die Regel, daß die Masse der Patientenklientel ungefähr das Alter des Praxisinhabers hat. Leider wird übrigens das von Bürokraten gemachte Gesundheitsstrukturgesetz (GSG) die über 68jährigen Ärzte fortan von der vertragsärztlichen Versorgung ausschließen (vgl. A 1.1.2.2).

Wie könnte man zumindest doch ein wenig Kenntnis darüber gewinnen, wie die Praxis „ankommt" und wo es offensichtliche Schwachstellen gibt? Die Patientenbefragung ist vielleicht ein solcher Weg.

3.1 Patientenbefragung

Der Praxisinhaber sollte sich nicht scheuen, seine Patienten einmal per Handzettel um ihre *Meinung über die Praxis* zu bitten (Übersicht B 3.1).

Übersicht B 3.1. Beispiel für den Handzettel zu einer Patientenbefragung

Liebe Patientin, lieber Patient!
Wie gefällt Ihnen

— der Praxiseingangsbereich?
— der Empfang?
— das Wartezimmer (Möblierung, Pflanzen, Licht, Belüftung)?
— die Vorwartezone?
— das Sprechzimmer (steril, ungemütlich, originell, zweckmäßig)?
— die Praxisatmosphäre (hektisch, beruhigend, laut, dunkel, zugig geruchsinten-
   siv)?
— Betreuung durch die Arzthelferinnen?
— ärztliche Beratung?
— die Wartezeit (viel zu lang, gerade noch erträglich, praktisch keine Wartezeiten)?
— Was gefällt Ihnen an der Praxis nicht bzw. könnte besser sein?

Selbstverständlich ist diese Erhebung anonym. Werfen Sie bitte Ihre Antwort in den aufgestellten Praxisbriefkasten. Seien Sie versichert, wir nehmen jede Äußerung ernst!

Ihr Praxisteam

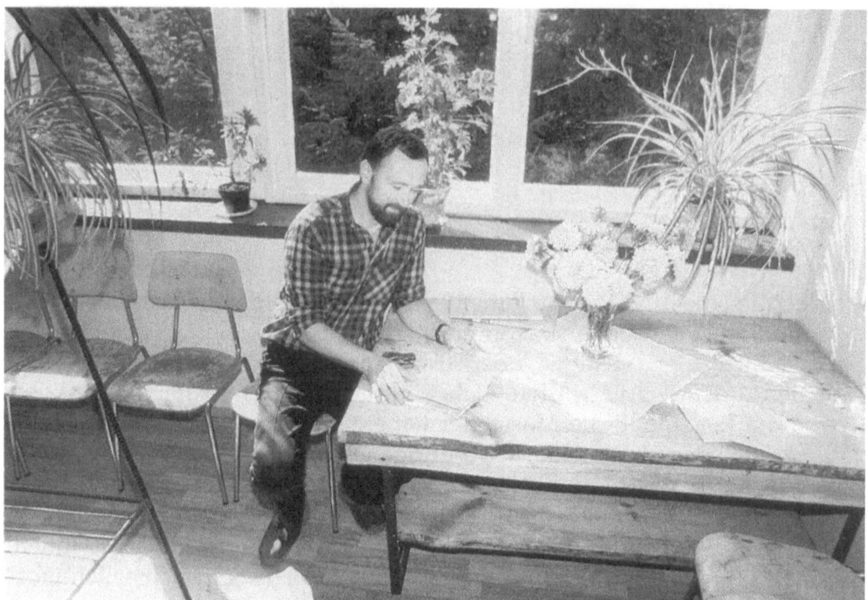

Abb. B 3.1. „Meckerbuch" zur Auslage im Wartezimmer. Die Patienten können hier ihre Wünsche, Anregungen oder Beschwerden eintragen (Polnische Landpraxis)

Bewährt hat sich in vielen Praxen auch ein sog. „Meckerbuch", das meist im Wartezimmer ausliegt und in das die Patienten ihre Anregungen, Wünsche oder Beschwerden mit oder ohne Namen eintragen können (Abb. B 3.1).

Eine weitere Möglichkeit, seine Praxis einer vielleicht extrem anmutenden Beurteilung zu unterziehen, ist die *Befragung eines Pharmareferenten* (mit dem man sich gut verstehen sollte und bei dem man kein „Herumtratschen" befürchten muß), etwa:

„Was fällt Ihnen spontan als positiv oder negativ auf, wenn Sie meine Praxis betreten?"

Jeder Praxisinhaber sollte sowieso in regelmäßigen Abständen (vielleicht sogar in Begleitung von Freunden, Verwandten oder des Ehepartners) in der Vorstellung, er selbst sei der Patient, durch seine eigene Praxis gehen (vgl. „Praxisbegehung" in B 1.1.1.1–1.1.1.2). Dabei fallen oft Dinge auf, an denen man im Sprechstundenalltag x-mal achtlos vorübergeht: abgestoßene Möbelstücke, Farbkratzer, fehlende oder defekte Kleiderbügel, Tapetenflekken, Unordnung, schiefhängende Bilder, Staubschichten auf den Grünpflanzen, defekte Glühbirnen. Solche Mängel können beim Rundgang gleich in ein Diktiergerät gesprochen (vgl. A 2.8.6) und in den folgenden Tagen von Arzt oder Helferinnen beseitigt werden.

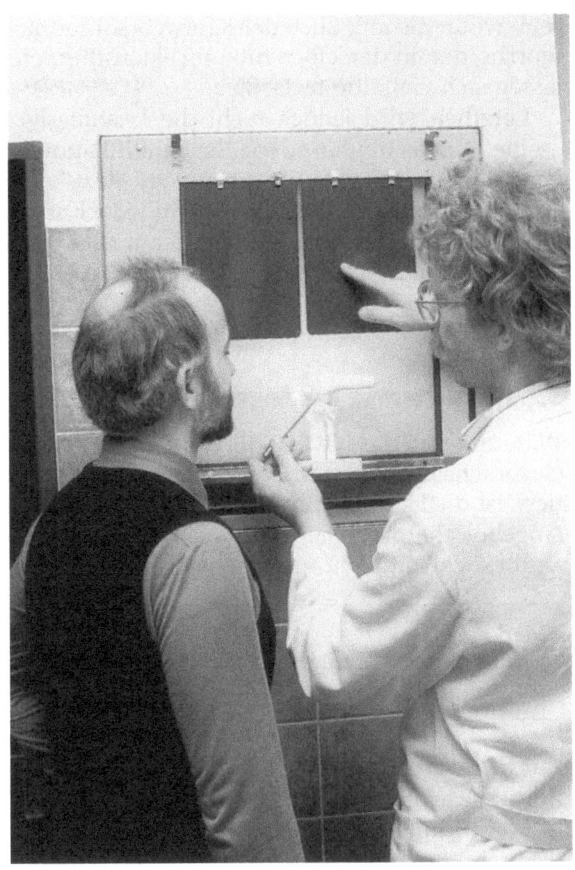

Abb. B 3.2. „Sprechende Medizin": die Akzeptanz eines Arztes hängt letztlich auch von seinem Geschick ab, den Patienten in geduldiger und für ihn nachvollziehbarer Weise über mögliche Zusammenhänge seiner Beschwerden aufzuklären

---

Tip:
Bewährte Mittel gegen Betriebsblindheit
– Patientenbefragung,
– Urteil des Pharmareferenten,
– regelmäßige Praxisbegehung.

3.2 Leistungsbreite der Praxis

Ein bestimmtes Leistungsangebot in Diagnostik und Therapie an sprechender und apparativer Medizin bindet speziell jene Patienten an die Praxis, die nicht zuletzt aus Gründen der Einfachheit und Bequemlichkeit *„alles aus einer Hand"* haben wollen und die dem „Doctorhopping" nichts abgewinnen können.

So werden es beispielsweise Mütter mit kleinen Kindern als angenehm empfinden, wenn der Hausarzt in derselben Sitzung nicht nur die Kleinen versorgt, sondern auch die Mutter in Sachen Empfängnisverhütung beraten und untersuchen kann. Ebenso kann es für den älteren Patienten praktisch sein, wenn die anläßlich der Krebsvorsorgeuntersuchung festgestellten Hämorrhoiden in derselben Sitzung sklerotherapiert werden. Solche Beispiele lassen sich vielfältig fortsetzen.

Letztlich wird jedoch nicht die *Leistungsbreite* allein den Patienten an „seine" Praxis binden sowie die Qualifikation und Qualität des Praxisinhabers; natürlich wird auch die „Droge Arzt" eine gewisse Rolle spielen. Der „mündige Patient" von heute sucht jedoch in seinem Arzt einen Partner in gesunden und kranken Tagen, der ihn in seinen geklagten Beschwerden ernst nimmt und der in geschickter Weise auf seine Beratungsprobleme eingeht (Abb. B 3.2).

3.2.1 Erweiterung des Angebotes

Während sich das Niveau der apparativen Ausrüstung sowie der speziellen Gesprächsleistungen in den Facharztpraxen weitgehend homogen präsentiert, ist die Hausarztpraxis derzeit noch durch ein höchst unterschiedliches Angebot charakterisiert, das sich zwischen nahezu ausschließlicher Hausarztbesuchstätigkeit und apparativem High-tech erstreckt (A 1.1.1.2).

> **Merke:**
> Nur Leistungen, die der Arzt aktiv seinen Patienten anbietet, werden auch beansprucht.

Zur *Erweiterung des Praxisspektrums* (vgl. A 2.7.3) bieten sich neu erworbene Zusatzbezeichnungen (z. B. Sportmedizin, Psychotherapie) ebenso an wie in Fortbildungskursen erworbene Kenntnisse und Fertigkeiten, beispielsweise in proktologischen und phlebologischen Untersuchungs- und Behandlungstechniken (vgl. Abb. B 1.9).

Auch *neue Geräte* (z. B. elektrophysikalische Therapie, Spirometrie, Audiometrie) amortisieren sich nur bei entsprechender Nachfrage. Manche Geräte werden sich allerdings wohl nie rechnen, da ihre Anschaffung zu teuer, die Auslastung zu gering und die Vergütung zu niedrig ist (z. B. Langzeit-EKG-Aufnahmegerät, Langzeitblutdruckmeßgerät). Dennoch sollte der Praxisinhaber sich zumindest einmal ganz wirtschaftlich-unorthodox überlegen, ob der Besitz und die Anwendung eines solchen Gerätes nicht etwa auch zum „*Praxisimage*" (vgl. B 2) beitragen und dadurch neue Kreise gewinnen und bisherige Patienten binden könnte („Was, Herr Doktor, das machen Sie in Ihrer Praxis auch?").

Sicherlich dürfte eine solche Überlegung recht konträr von den einzelnen Kollegen beantwortet werden. Der in die Zukunft schauende Arzt sollte jedoch einer solchen Diskussion zumindest nicht aus dem Wege gehen. Vielleicht ist ihm dabei eine einfach zu überschauende Tabelle hilfreich (Abb. B 3.3), in die er sein ganz spezifisches Wunschprofil als Lauflinie einzeichnet.

Leider sind es die Ärzte nicht gewohnt, Zielsetzungen konkret zu definieren, weder für den Praxisablauf (vgl. A 2), noch für sich selbst. Beispielsweise die Frage, zu welchem Zeitpunkt ein bestimmter Umsatz erwirtschaf-

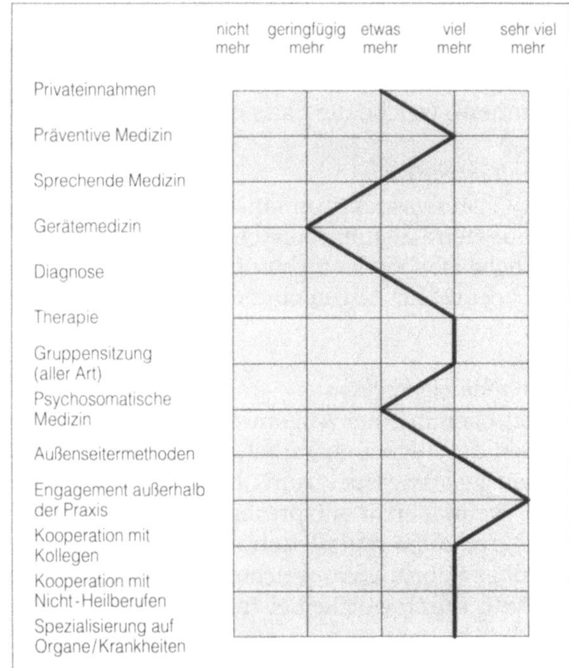

Abb. B 3.3. In welchen Bereichen möchte ich mich zukünftig mehr engagieren? Praxismarketing und Werbung im Rahmen des Werbeverbots. Beispiel für eine individuell gezeichnete Lauflinie (Nach [1])

tet werden muß oder die Frage: Will ich mehr Umsatz, mehr Selbstverwirklichung oder mehr Freizeit? Die Ziele und Auswirkungen seiner Tätigkeit, seines Umfeldes, ja seiner *Lebensplanung* sind ihm oftmals nicht bewußt. Daraus ein persönliches und individuelles Konzept zu erstellen, ist ein wichtiger Schritt [7].

3.2.2 Standard–Spektrum–Highlights nach Abrechnungsziffern

Trotz einer umfangreichen Pauschalierung bestimmter Leistungen im EBM ist die Gebührenordnung für die Vertragsärzte immer noch ein Einzelleistungsvergütungssystem.

Für den Hausarzt sind (ohne Laborleistungen) rund 300 Gebührenordnungsnummern relevant. Diese wurden durch den Fachverband Deutscher Allgemeinärzte (FDA) in Abhängigkeit von ihrer Schwierigkeit in der Erbringung und von der hierfür erforderlichen Fortbildung des Arztes eingeteilt in Leistungen, die zum Standard, zum Spektrum oder zu den Highlights einer Allgemeinpraxis gehören[37].

---

[37] Weber G (1993) Leistung und Gebühren. Katalog und Kommentar für die Allgemeinpraxis. Standard–Spektrum–Highlights. 10. Aufl. Kirchheim, Mainz. In diesem über 100000fach verbreiteten Standardwerk werden ausführlich jene Gebührenordnungsnummern einzeln und in Übersicht zusammengestellt, die als Standard, Spektrum oder Highlights einer Allgemeinpraxis gelten.

Definition Standard
Der Leistungsstandard einer Allgemeinpraxis umfaßt den Leistungsbereich in Diagnostik und Therapie jener allgemeinärztlichen Gebührenordnungsnummern, welche die Basis der hausärztlichen Tätigkeit darstellen.

Definition Spektrum
Das Leistungsspektrum einer Allgemeinpraxis umfaßt über den Standard hinaus den Leistungsbereich in Diagnostik und Therapie jener allgemeinärztlichen Gebührenordnungsnummern, die ein qualifiziert weitergebildeter Facharzt für Allgemeinmedizin in seiner Allgemeinpraxis erbringen sollte.

Definition Highlights
Leistungen in einer Allgemeinpraxis, die über die Gebührenordnungspositionen des allgemeinärztlichen Leistungsstandards und des allgemeinärztlichen Leistungsspektrums hinausgehen, können nur dann erbracht werden, wenn hierfür entsprechende Qualifikationsnachweise vorliegen.

Durch diese Aufgliederung kann der Hausarzt in einfacher Weise sich darüber informieren, welches Leistungsspektrum er in seiner Praxis anbietet bzw. durch welche Leistungen er es gezielt erweitern sollte.

3.3 Fortbildung für Patienten

Einvernehmen unter den Ärzten wird sicherlich darüber bestehen, daß der „sprechenden Medizin" langfristig ein größerer Stellenwert als bisher zukommt. Dabei wird die Patientenfortbildung durch den Arzt selbst oder durch seine geschulten Mitarbeiter besondere Bedeutung besitzen. Der Patient sieht in einer Arztpraxis heute nicht nur den Reparaturbetrieb, sondern erwartet auch mit Recht Rat und vielfältige Tips – speziell vom Hausarzt – für die unterschiedlichsten Situationen und Probleme in gesunden und kranken Tagen.

3.3.1 Praxisveranstaltungen

Es gibt eine Reihe von häufigen sog. „Alltagskrankheiten" in jeder Hausarztpraxis, deren Behandlung durch immer wiederkehrende Mißerfolgserlebnisse gleichermaßen für Patient und Arzt gekennzeichnet sind.

Da die medizinisch optimale Bewältigung solcher Krankheiten für die weitere Lebensqualität und -prognose des Patienten eine herausragende Rolle spielt, können diese abseits des normalen Routinesprechstundenalltags mit den entsprechend motivierten (!) Patienten erarbeitet, durchgesprochen und vielleicht einer befriedigenden Lösung zugeführt werden. Dies kann beispielsweise im Rahmen (abendlicher) *Praxisveranstaltungen* (vgl. C 2.1) geschehen (Übersicht B 3.2).

> **Übersicht B 3.2.** Beispiele für mögliche Themen für Patientenseminare in der eigenen Praxis
>
> - Diabetesberatung,
> - Adipositas und verschiedene Diäten,
> - Hyperlipidämie,
> - chronische Rückenschmerzen,
> - Raucher,
> - das (schul)schwierige Kind,
> - Venenerkrankungen,
> - Kreislaufschwäche / niedriger Blutdruck,
> - Hypertonie,
> - allergische Erkrankungen,
> - gesunde Ernährungsweise,
> - Impfungen (vgl. B 3.5),
> - Vorsorge bei Fernreisen.

3.3.1.1 Organisation

Damit solche Praxisveranstaltungen nicht nur einen medizinischen Erfolg für den Patienten, sondern gleichzeitig auch einen *Werbeeffekt für die Praxis* nach sich ziehen, bedürfen sie einer genauen und optimalen Vorbereitung.

Anschläge in der Prxis mit der Ankündigung der Seminare können das Interesse wecken; dennoch muß jeder betroffene Patient individuell und ganz persönlich auf eine solche Veranstaltung angsprochen werden. Daher ist es zunächst einmal wichtig, den geeigneten und interessierten Personenkreis für eine solche Veranstaltung herauszufiltern. Zusammen mit den Arzthelferinnen kann z. B. ein Quartal lang eine Liste jener Patienten zusammengestellt werden, die für die verschiedenen medizinischen Themenkreise in Frage kommen.

Die *persönliche Einladung* muß unbedingt auch den Hinweis für den Patienten enthalten, warum dieses Seminar ganz besonders und gerade für ihn wichtig und nützlich ist, welche Informationen, Fragen und Schwierigkeiten bei der Krankheitsbewältigung angesprochen werden sollten und welchen *persönlichen Nutzen* der Patient aus diesem Seminar ziehen kann. Selbstverständlich sind interessierte Angehörige ebenso herzlich eingeladen.

Das Interesse des einzelnen Patienten kann ferner geweckt werden, indem jeder Einladung der Hinweis beiliegt, daß die Teilnehmerzahl bewußt klein gehalten und auf einen interessierten Patientenkreis begrenzt ist. Die Zusage zur Teilnahme muß bindenden Charakter haben.

3.3.1.2 Durchführung

Da v. a. etwas einfacher strukturierte Patienten erfahrungsgemäß eine recht große Hemmschwelle haben, sich im Rahmen solcher Praxisveranstaltungen verbal zu äußern und Fragen zu stellen, kann bereits bei der schriftlichen Einladung ein Zettel beigelegt werden, auf dem der Teilnehmer Fragen und Anregungen notieren kann. Diese Zettel sollten möglichst vor Veranstaltungsbeginn in der Praxis abgegeben werden; dadurch erhält der

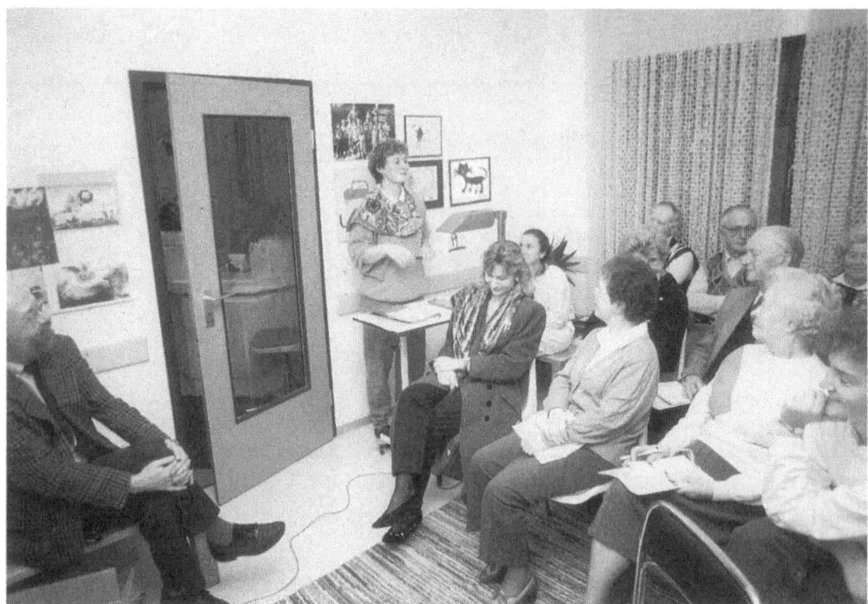

Abb. B 3.4. Diabetikerschulung im Wartezimmer durch eine Arzthelferin (stehend). Blick durch die verschließbare Glastür zur Anmeldetheke (Allgemeinpraxis)

Arzt erste Hinweise, wo seine Patienten „der Schuh drückt". Diese Informationen sind zugleich auch ein gutes Mittel, die Veranstaltung einzuleiten.

Zur Vorbereitung eines solchen Abends (oder Nachmittags z. B. bei *Diabetikerschulung* – Abb. B 3.4 – durch die Helferin, wenn der Arzt auf Hausbesuchen ist) gehört die Beschaffung von Anschauungsmaterial wie Bildern, Dias, Zeitungsausschnitten, wobei die pharmazeutische Industrie teilweise erstaunlich gute und didaktisch aufbereitete Unterlagen zur Verfügung stellen kann.

Daher sollte rechtzeitig der Kontakt zum betreffenden *Pharmareferenten* aufgenommen werden. Es kann auch sinnvoll sein, einen Gebietsreferenten der Firma einzuladen, der wiederum gerne z. B. eine *Diätassistentin* etc. mitbringt, und der aufgrund seiner Erfahrungen ebenfalls wichtige Impulse geben kann.

Unbedingt empfehlenswert ist es auch, einen „Vorzeigepatienten" der eigenen Praxis einzuladen, der sich mit seiner Krankheit seit langem aktiv auseinandergesetzt hat und im Einzelfall ein praxisbezogenes Wissen aufweist, von dem alle anderen Mitpatienten (und nicht selten auch der behandelnde Arzt) profitieren können.

Der Ablauf einer solchen Praxisveranstaltung sollte von vornherein zeitlich limitiert sein, damit die Aufmerksamkeit der Patienten unterschiedlicher Alters- und Sozialstrukturen nicht überfordert wird und die Information letztlich nicht wirkungslos „verpufft". Nach ein paar einleitenden Worten des Arztes als Leiter der Veranstalter muß durch eine *geschickte Gesprächsführung* erreicht werden, daß das Seminar nicht zu einem reinen

Arztmonolog ausartet, sondern vielmehr ein Arzt-Patienten-Dialog, besser noch ein *Patienten-Patienten-Dialog* unter vorsichtiger Anleitung des Arztes wird.

Da solche Patientenseminare für den Arzt mit einem erheblichen zeitlichen und organisatorischen Aufwand verbunden sind, sollte man prüfen, ob die Praxisschulungen mit einem befreundeten Kollegen im Wechsel angeboten werden können.

3.3.2 Selbsthilfegruppen

Wenn Praxisveranstaltungen zu bestimmten medizinischen Fragen regelmäßig stattfinden, wird sich möglicherweise ein interessierter „harter" Patientenkreis herauskristallisieren. Ideal wäre es, wenn sich solche Gruppen auch über die Praxisveranstaltung hinaus zu einem *Gedankenaustausch* über die Probleme ihrer Krankheitsbewältigung zusammenfinden, so daß aus dem ursprünglichen Praxisseminar Patientenzusammenschlüsse in Form von *Selbsthilfegruppen*, etwa nach dem Vorbild der Anonymen Alkoholiker (AA), erwachsen können.

Dies ist v. a. sinnvoll bei *Problemkreisen*, die erfahrungsgemäß häufig mit Rückfällen einhergehen (z. B. Adipositas, Depression, Nikotinabusus, Toxikomanie bei chronischen Schmerzen).

Für die Betroffenen bieten die Selbsthilfegruppen

- Informations- und Erfahrungsaustausch (Aufklärungsfunktion, Angstabbau, Regiekompetenz),
- psychoemotionale Unterstützung (gemeinsame Trauerarbeit, Vorbildfunktion, Gruppensolidarität),
- Überwindung sozialer Isolation,
- praktische Unterstützung und neue Sicherheit,
- Interessenvertretung.

Daneben sollte sich der Arzt bemühen, je nach Neigung bestimmte außerhalb seiner Praxis angesiedelte Selbsthilfegruppen mitzubetreuen. Ein gutes Beispiel dafür sind die *Koronarsportgruppen* oder die *Behindertensportler*. Bei der Betreuung von „fremden" Selbsthilfegruppen (z. B. Ileostomapatienten, Allergiker, Sprue-/Zöliakiegruppen) wird i. allg. eher die Vermittlung von spezialistischem Wissen des Arztes erwartet und weniger die mehr familiäre Arzt-Patienten-Atmosphäre geschätzt, wie sie sich normalerweise in den eigenen Räumen der Hausarztpraxis ausbreiten kann.

> **Goldene Regel für Praxisveranstaltungen und Selbsthilfegrupen:**
> Motivation des Patienten für eine aktive Lebensgestaltung trotz Krankheit!

Bei einem Großteil der Ärzte ist das Wissen über die Existenz und Arbeitsweise von Selbsthilfegruppen erstaunlicherweise noch gering, so daß entsprechende Formen der Zusammenarbeit noch wenig entwickelt sind.

Die Zusammenarbeit von Ärzten mit Selbsthilfegruppen bietet beiden Seiten eine Reihe von Vorteilen [2]:

Nutzen für Ärzte
- Wissenszuwachs und Kompetenzerweiterung,
- zeitliche Entlastung,
- psychische Entlastung,
- Verbesserung der Arzt-Patienten-Beziehung,
- Verbesserung der Compliance,
- Arzttreue.

Nutzen für Selbsthilfegruppen
- medizinische Information,
- praktische Unterstützung,
- Anerkennung und Akzeptanz,
- neue Gruppenmitglieder.

3.3.3 Gesünder leben

„Es wird in den nächsten 10 Jahren die zentrale Aufgabe der deutschen Kassenärzte sein, aus ihrem Krankheitenreservat auszubrechen ... Zu fordern ist, daß mindestens 40% des ärztlichen Einkommens der Zukunft aus dem Bereich der Lebensführungsberatung kommt", prophezeit der Rechtsanwalt A. J. Schade (zit. in [4]) und weiter:

„Eine große hausärztliche Praxis wird ... alles, was der ältere Mensch an diätetischen Lebensmitteln, frei verkäuflichen Medikamenten etc. benötigt, dort anbieten. All dies sind für das Selbstverständnis der Gruppe heute noch völlig ungewohnte Strukturen. Heilpraktiker, Psychologen, Apotheker, Sanitätshäuser sowie große Warenhauskonzerne mit ihren Vollwert- und Naturkostabteilungen haben diesen Trend voll erkannt." Unrealistische Zukunftsmusik? Auch heute schon vermag der Vertragsarzt eine wichtige Rolle in der Gesundheitsberatung seiner Patienten zu spielen.

„Gesünder leben" ist wohl gerade bei risikobewußten und aufgeklärten Patienten ein immer häufiger anzutreffendes Bedürfnis. Wissend um die gesundheitlichen Risiken des modernen, hochtechnisierten Lebens wird für sie die Erhaltung der Gesundheit zu einem wichtigen und erstrebenswerten Ziel.

Aus ärztlicher Sicht ist *„gesünder leben"* wohl der höchste Anspruch in Zusammenhang mit den primären, sekundären und tertiären Präventionsmaßnahmen. Nicht nur die Vermeidung von Risikofaktoren, deren Erkennung und Beeinflussung, sondern auch die Verhinderung der aus ihnen resultierenden Erkrankungen stellt höchste Anforderungen an ärztliches „Führungsvermögen".

Hier eine kompetente Antwort zu geben oder gar ein schlüssiges Konzept anzubieten, befriedigt nicht nur den „mündigen Patienten", sondern bietet der Praxis auch völlig neue Möglichkeiten und Handlungsfelder, ja, macht sie kompetent auch in Fragen der Gesundheitserhaltung.

„Gesünder leben" zielt darauf ab, die 3 größten Risikoprofile, die aus unserer modernen Zeit erwachsen, zu minimieren und sie positiv zu beeinflussen:

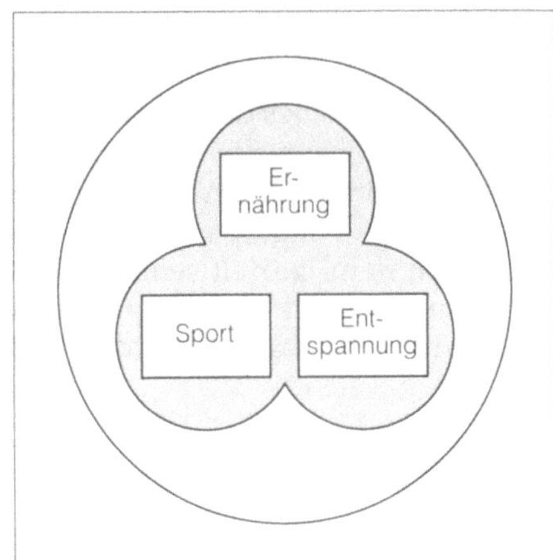

Abb. B 3.5. Ernährung, Sport und Entspannung als mögliche Präventionsansätze im Arztkonzept „Gesünder leben"

- Fehlernährung,
- Bewegungsmangel,
- oftmals fehlende „Psychohygiene".

Nur die ganzheitliche, hermeneutische und mehrdimensionale Betratungsweise unserer Mitmenschen ermöglicht ein ebenso integriertes Konzept (Abb. B 3.5):

- gesunde Ernährung,
- mehr Sport,
- Entspannung.

Dies ist eine lebensbegleitende und oftmals auch lebenslange Maßnahme. Bisher sind die meisten individuell abgestimmten Konzepte nicht über die Vermittlung eines Denkanstoßes hinausgewachsen. Gerade der Hausarzt, der seine Patienten in einzelnen Fällen sogar über Jahrzehnte hinweg in mehr oder weniger kurzen Abständen sieht, hat die besondere Chance, an ihnen langfristig und damit auch lang wirkend präventiv tätig zu sein – freilich soweit der Patient bereit ist mitzumachen.

3.3.4 Praxisbibliothek

Eine sicherlich nicht alltägliche Form der Praxisfortbildung ist die *Praxisbibliothek*. Damit sind nicht jene Bücher gemeint, die – ähnlich den vom Arzt oder seiner Frau ausgelesenen High-tech-Hobbyzeitschriften oder Haute-couture-Modejournalen – nach der Lektüre gedankenlos für das Wartezimmer in der Praxis allemal noch taugen sollen, sondern ganz gezielt und liebevoll zusammengestellte Druckschriften, die speziell auf den *anspruchsvollen Laien* abgestellt sind.

Das können gute Arztromane oder Biographien sein, v. a. aber jene Bücher und Broschüren, die heute von nahezu jedem renommierten medizinischen Verlag als Laienliteratur angeboten werden, z. B. „Fußgymnastik mit

Kindern", „Rheumaschmerzen natürlich behandeln", „Kneippen für jeden", „Kursbuch Gesundheit" oder „Wie behandle ich meinen Diabetes?"[38]

Da gern manches der Bücher auf Nimmerwiedersehen seine stillen Liebhaber findet, wenn die Bibliothek frei zugänglich wäre, empfiehlt es sich, einen Spiralordner im Wartezimmer auszulegen, in welchem die jeweiligen Titelseiten als Fotokopien unter einer Klarsichtfolie abgelegt sind. Der Patient kann dann gezielt seinen Titel heraussuchen und läßt sich dann das Buch durch die Arzthelferin aushändigen. Der Name des Betreffenden wird notiert und eine Laufzeit für die Ausleihe vereinbart.

3.4 „Mein Arzt"

Weit über 80 % der Bevölkerung haben einen Arzt, den sie als „Arzt der ersten Wahl" bezeichnen würden, und nahezu ebenso viele Patienten sind mit diesem Arzt zufrieden. Nicht immer ist der primär in Anspruch genommene Arzt auch zugleich der *„Hausarzt"*, oft genug ist es der *Spezialist*, der im Rahmen der *freien Arztwahl* primär konsultiert wird und damit eine Art Hausarztfunktion (zumindest für ein Alter, ein Geschlecht oder Organ) übernimmt. Wer aufmerksam hinhört, dem tönen vielerorts Reden entgegen wie „Mein Kinderarzt kommt sogar nachts . . .", „Mein Frauenarzt hat mir jetzt ein ganz neues Hormonpflaster gegeben . . .", „Mein Internist hat mir das Rauchen verboten".

„Mein Arzt" ist für den betreffenden Kollegen Ehrenauszeichnung gleichermaßen wie eine Herausforderung durch den Patienten, dessen Vertrauen tagtäglich durch Kenntnisse und Fertigkeiten, v. a. aber durch die ärztliche Haltung aufs neue erworben werden muß (vgl. A 2.7.3 und B).

3.4.1 Erreichbarkeit

Während bei einem Spezialisten stillschweigend vorausgesetzt wird, daß der außerhalb seiner angekündigten Sprechzeiten nicht erreichbar ist, so ist doch für viele Patienten gerade bei der Wahl ihres Hausarztes die Frage entscheidend: Wie kann ich „meinen Arzt" außerhalb der Sprechstunden oder nachts erreichen, wenn ein akuter Krankheitsfall oder Notfall eintritt?

Deshalb kommt der *Rufbereitschaft und Erreichbarkeit in Notfällen* für den Ruf einer Praxis eine solch überragende Bedeutung zu. Nichts ist für das Renommee einer Praxis schädlicher als die Mundpropaganda durch Patienten, der Doktor sei in Notfällen ohnedies nicht erreichbar oder die Praxis sei als Anlaufstation für Notfälle nicht besetzt.

Jeder Arzt sollte daher während und außerhalb der Sprechstunden durch eine optimale Organisation dafür Sorge tragen, daß die in Notfällen oft aufgeregten und kopflosen Patienten genaue Instruktionen bekommen, wie sie schnell und problemlos medizinische Hilfe erhalten können. Eine Rund-

---

[38] Knappe und didaktisch aufbereitete Diabetesliteratur für den Laien findet sich in großer Auswahl im Kirchheim-Verlag, Postfach 2524, 55015 Mainz

umerreichbarkeit des Arztes, speziell des Hausarztes, also volle 24 h, und das möglichst noch an Sonn- und Feiertagen, ist heute keinem Arzt mehr zuzumuten, auch nicht in der abgelegensten Landpraxis.

> **Tip:**
> Teilen Sie in bestimmten Fällen die Verantwortung mit dem Patienten, indem Sie beispielsweise sagen:
> - Rufen Sie mich dann und da an! oder
> - Wenn Sie beunruhigt sind, rufen Sie mich sofort an!

Ältere Kollegen können sich durchaus noch daran erinnern, wie sie in den ersten Jahrzehnten nach Kriegsende nahezu jede Nacht und dann nicht selten 3- bis 5mal aus der Wohnung oder dem Bett mußten. Dagegen gehen gerade in den letzten Jahren erfreulicherweise die nächtlichen Telefonkontakte oder Besuchsanforderungen zurück. Um so mehr sollte der Arzt das Entgegenkommen seiner Patienten schätzen und dafür um so zuverlässiger seine Erreichbarkeit sicherstellen, was letztlich mit die beste *Visitenkarte einer Praxis* ist.

3.4.1.1 Rasch zum Hörer greifen!

An dieser Stelle sei an eine Unsitte in manchen Praxen hingewiesen: das Telefon klingelt dutzendemale, bevor eine Arzthelferin genervt den Hörer abhebt. Ein aufgeregter Patient wird jedoch spätestens nach dem 5. Telefonklingeln verunsichert aufgeben und die Kunde verbreiten, „der Doktor war nicht erreichbar".

Daher müssen die Arzthelferinnen immer wieder angewiesen werden, während der laufenden Sprechstunde den Telefonhörer sofort abzunehmen und Verbindung zum Anrufer herzustellen (vgl. B 2.2.4.2). Falls gerade andere wichtige Arbeiten erledigt werden müssen, sollte trotzdem eine kurze Information an den anrufenden Patienten erfolgen, daß die Helferin in wenigen Augenblicken wieder zur Verfügung stehe, etwa:

„Praxis Dr. Durchblick, guten Tag. Herr Schulze, können Sie sich einen Augenblick gedulden, es geht gerade hoch her. Bleiben Sie bitte in der Leitung."

Jetzt kann durchaus das Gespräch getrennt werden (wobei darüber zu streiten ist, ob elektronische Schnickschnackmusik den Patienten berieseln muß). Nach geraumer Zeit:

„So, da bin ich wieder. Was darf ich für Sie tun?"

> **Merke:**
> - Es nie endlos in der Praxis klingeln lassen!
> - Wenn das Telefongespräch getrennt wird, den Gesprächsteilnehmer nicht eine Ewigkeit" lang „aushungern" (vgl. B 2.2.4.2)!

3.4.1.2 Anrufbeantworter

Damit auch außerhalb der offiziellen Sprechstunde die Erreichbarkeit des Arztes jederzeit gewährleistet ist, muß jede Praxis einen *automatischen Anrufbeantworter* besitzen, der einen Hinweis auf die private Telefonnummer des Arztes oder die Telefonnummer der diensthabenden Notrufzentrale gibt.

Erfahrungsgemäß haben jedoch gerade ältere Patienten große Schwierigkeiten, wenn statt der erwarteten Stimme des Doktors oder der Arzthelferin eine unpersönliche oder fremde Stimme aus dem Gerät ertönt. Hier erfolgen oft Panikreaktionen des Patienten, die dann den Hörer auflegen könnten. Deshalb hat sich bewährt, einen automatischen Anrufbeantworter etwa mit folgendem einleitenden Satz zu besprechen: „Hier automatischer Anrufbeantworter, Praxis Dr. Durchblick. Bitte legen Sie nicht auf, sondern hören Sie diesen Text vollständig zu Ende." Dann erst kommt die Information über die Erreichbarkeit des Arztes, die Nummer eines vertretenden Kollegen usw.

Grundsätzlich sollte nur ein einfacher Anrufbeantworter, also ohne Möglichkeit der Gesprächsaufzeichnung, in der Praxis stehen. Andernfalls ist der Arzt verpflichtet, in kurzen und regelmäßigen Abständen das Band nach etwaigen Notfällen abzuhören. Obendrein kommen viele Patienten mit dieser Form der Kommunikationstechnik nicht zurecht, besonders unter dem Streß gesundheitlicher Ausnahmezustände.

In den Großstädten steht für die Abend- und Nachtstunden eine regelmäßige *Notdienstzentrale* zur Verfügung, welche die ärztliche Bereitschaft außerhalb der üblichen Sprechzeiten gewährleistet. In kleineren Städten und auf dem Lande ist meist jeder Kassenarzt selbst für die Notfallversorgung seiner Patienten zuständig. Da dies die Lebensqualität des Arztes und seiner Familie in erheblichem Maße einschränken kann, empfiehlt es sich unter dem Gedanken, Lebensqualität und Freizeit zu steigern, sich mit 2 oder 3 befreundeten Kollegen zusammenzuschließen und etwa am Mittwochnachmittag oder Freitag nach Beendigung der Abendsprechstunde einen *internen Notdienstring* aufzubauen.

Es spricht sich unter den Patienten sehr schnell herum, daß der behandelnde Hausarzt mit diesen Kollegen eng zusammenarbeitet und die Notfallbereitschaft dadurch jederzeit geregelt ist. Eine solche *kollegiale gegenseitge Vertretung* hat zudem in Urlaubszeiten (vgl. A 2.6.3) den großen Vorteil, daß die Patienten wissen, welche Anlaufstation es außerhalb ihrer Hausarztpraxis für sie gibt.

Wichtige Erkenntnis:
Erreichbarkeit in Notfällen – unerhört wichtig für den Praxisruf!
Aber auch gelegentliche absolute Unerreichbarkeit des Arztes – ebenso unerhört wichtig für seine Gesundheit!
Daher: Geheimtelefonnummer nur für die allerengsten Freunde.
Tip:
Dem Patienten möglichst nie die private Telefonnummer geben, sondern (in Einzelfällen) sagen: „Geben Sie mir Ihre Telefonnummer, ich werde Sie dann am Wochenende um 10 Uhr am Vormittag anrufen."

3.4.1.3 Telekommunikation

Gerade in den letzten Jahren hat die Kommunikationstechnik gewaltige Fortschritte gemacht, die auch nicht ohne Einfluß auf die Erreichbarkeit des Arztes bleiben. Seit Jahren schon bewährt hat sich der *Signalrufempfänger* „*Euro-Pieps*". Freilich muß der Arzt dann (beispielsweise gerade auf Hausbesuchstour) rasch die nächste Telefonzelle ansteuern, die nicht selten durch Vandalismus zerstört ist. So geht die Fahrt zum nächsten Häuschen weiter.

Einen beispiellosen Komfort bietet dagegen das (drahtlose) *Funktelefon.* Wer es nur ein einziges Mal erlebt (und ausgenutzt) hat, möchte es nie mehr missen, auch wenn Anschaffung und Unterhalt nicht unerhebliche Kosten mit sich bringen. Ob C-, D-oder E-Netz werden der Händler und der Preis entscheiden müssen.

Für die Anschaffung eines Funktelefons sind von grundsätzlicher Bedeutung: Der Arzt muß sich im klaren sein, ob er ein schickes, schlankes Telefon wünscht, dessen Akkuleistung jedoch begrenzt ist, oder ob er (beispielsweise als Jäger auf dem Hochsitz) stundenlange Betriebsbereitschaft benötigt, was derzeit immer noch einen kiloschweren Akku erfordert. Ferner: ob das Telefon im Auto fest zu installieren ist oder auch herausgenommen werden soll.

Mindestens einen vollen Arbeitstag lang muß das Telefon von den unterschiedlichsten Praxisstandorten aus auf seine Empfangsqualität getestet werden. Hier gibt es erfahrungsgemäß die größten Schwierigkeiten in der Demonstrationsbereitschaft der Händler.

Merke:
Ohne vorausgegangene Erprobung unter Praxisbedingungen kein Kauf eines drahtlosen Telefons!

Das *schnurlose Telefon* (nicht zu verwechseln mit dem Funktelefon) gehört mittlerweile nicht nur im Geschäftsbereich, sondern auch zu Hause zum Kommunikationsstandard. Praxen, die keine ungestörte Telefonecke für den Chef sicherstellen können, sollten unbedingt ein solches Telefon vorsehen.

Einen erheblichen Kommunikationskomfort stellt auch die Rufweiterschaltung dar, die von Telekom als System GEDAN angeboten wird. Der Patient ruft dabei grundsätzlich die Telefonnummer der Arztpraxis an, eine automatische Ansage fordert ihn auf, in der Leitung zu bleiben, da sein Anruf an den betreffenden Teilnehmer weitergeschaltet (z. B. in die entfernt liegende Wohnung des Arztes) wird. Auf diese Weise lassen sich sogar auch Anrufe auf das tragbare Telefon oder das Autotelefon des Arztes umleiten. Freilich hat auch dieser Service seinen Preis.

Auf den Vorzug eines *Telefaxgerätes* wurde bereits in A 2.4.3 eingegangen.

3.4.2 Mitbetreuung im Krankenhaus

Die beste Werbung für jede Praxis sind sicherlich ärztliches Engagement und Zuwendung. Nicht selten werden die Patienten ins Krankenhaus eingewiesen und geraten durch den zeitlichen und örtlichen Abstand zur Praxis v. a. im Laufe eines längeren Aufenthaltes dort mit anschließender Rehabilitation leicht in Vergessenheit.

Da gerade die in die Klinik eingewiesenen Kranken in einer besonderen physischen und psychischen Ausnahmesituation sind, nehmen sie es dankbar auf, wenn der Hausarzt sie im Krankenhaus besucht und ihnen dadurch das Gefühl vermittelt, daß sie nicht verlassen daliegen, sondern ein Teil der Praxisklientel bleiben.

Natürlich sind solche *Besuche im Krankenhaus* zeitaufwendig und oftmals organisatorisch nicht leicht (z. B. Parkplatzsuche). Obendrein haben die Väter der Gebührenordnung bis heute noch nicht die Kraft, solche Visiten überhaupt nur ansatzweise zu vergüten, obwohl dies schon vor vielen Jahren beispielsweise vom Fachverband Deutscher Allgemeinärzte (FDA) gefordert wurde.

Ein solcher, vielleicht in gewisser Regelmäßigkeit durchgeführter Besuch im Krankenhaus (etwa alle 3 Wochen) muß vorbereitet sein:

— Grundsätzlich sollte in jeder Praxis (auch da, wo der Praxisinhaber keine Krankenhausbesuche durchführt) ein *Verzeichnis* in der Anmeldung über jene Patienten geführt werden, die ins Krankenhaus eingewiesen wurden. Dadurch erhält der Arzt rasch einen Überblick nicht nur über seine Einweisungsfrequenz, sondern auch über das Schicksal der Patienten außerhalb seines Praxisbereichs. Ein täglicher Blick in diese Liste ermöglicht es zudem, die Angehörigen gezielt nach dem Schicksal des stationär Behandelten zu fragen („Wie hat Ihr Mann die Operation überstanden?"). Nach Abschluß der stationären Behandlung und Rückkehr des Patienten in die Praxis erfolgt die entsprechende Austragung.

— Vor allem aber kann sich der Arzt, der vorhat, seine Patienten im Spital zu besuchen, jene Besuche heraussuchen und zusammenstellen, die er mal in diesem, mal in jenem Krankenhaus ausführen möchte. Die Helferin wird dann in der jeweiligen Klinik den betreffenden Stationsarzt erfragen und ihm avisieren, daß der Doktor („heute nachmittag um . . . Uhr") „seine" Patienten soundso besuchen möchte. Vielleicht hätte der Stationsarzt zufällig Zeit für ein paar Worte.

— Es können auch *kurze Telefonate mit dem Klinikarzt* erfolgen und Grüße an den Patienten ausgerichtet werden; die Arzthelferin oder der Arzt selbst haben die Möglichkeit, sich durch einen kurzen *Anruf bei der Familie des Patienten* nach dessen Befinden und seinem Genesungsprozeß zu erkundigen. Gleichzeitig behält der Hausarzt die Übersicht über seine Patienten und gibt sein Therapie- und Führungskonzept nicht aus der Hand.

Der Erfolg eines solchen Handelns ist wahrlich verblüffend: der einweisende Arzt lernt die häufig wechselnden Assistenten persönlich kennen, die meist viel jünger als er selbst sind; diese können sich auch einmal ein Bild von dem Doktor „draußen" verschaffen, von dem man oftmals schon Unterschiedliches durch die stationären Patienten gehört hat. Vor allem kann der Hausarzt dem Stationsarzt Informationen über soziale oder familiäre Hintergründe geben:

„Könnten wir nicht Frau Zenger noch einige Tage hier lassen und von da aus gleich ins Altenheim verlegen? Zu Hause ist niemand zur Pflege bereit." Oder „Bitte bei Herrn Moser keinerlei Diagnostik mehr. Ich nehme den Patienten gerne umgehend nach Hause. Die letzten Tage will er im Schoß der Familie verbringen."

Abgesehen von der enormen *Patientenbindung* („Haben Sie gesehen, Frau Schmidmann, das war mein Doktor?") kann diese Form der *Zusammenarbeit zwischen Klinik und Praxis* manchen organisatorischen Leerlauf oder Mangel klären. Vor allem aber zeigt der Arzt dadurch, daß für ihn die Sorge um „seine" Patienten nicht hinter der Praxistür aufhört.

Wichtige Erkenntnis:
Besuche im Krankenhaus:
- Förderung der Bindung des Patienten an die Praxis und gleichzeitig wichtiger Werbeeffekt für den Ruf der Praxis,
- vornehme Aufgabe des Arztes mit hoher Vorbildfunktion für den ärztlichen Nachwuchs.

Der Autor dieser Zeilen erinnert sich selbst noch gut an die Sturm- und Drangzeit seiner Assistententätigkeit und daran, wie im Kasino über einen älteren „Praktiker draußen" ob seiner überholten Therapiekonzepte gespöttelt wurde –, bis man erfahren hatte, daß er in regelmäßigen Abständen, bevorzugt gerne am Samstagabend seine Patienten in der Klinik besuchte. Von einem Jungarzt einmal angetroffen und jovial begrüßt: „Ach, *Sie* sind wohl der Doktor soundso!" gab der alte Kollege lächelnd zurück „Jawohl, das bin ich. Und vor vielen Jahren stand ich als Assistenzarzt an derselben Stelle in diesem Hause – wie Sie. Und habe mir dieselben Gedanken über die alten Knacker gemacht wie Sie wohl auch."

3.4.3 Besuche im Altenheim

Die regelmäßige Visite in Alten- und Pflegeheimen gehört mit zu dem befriedigenden und beglückenden Teil hausärztlicher Tätigkeit, wobei sich die Grenzen zwischen medizinischer und seelsorgerischer Tätigkeit bei den oft vereinsamten und multimorbiden Patienten vermischen können. Die Visite des Arztes ist für viele oft die einzige Brücke zwischen der Außenwelt und dem Heimleben und somit ein wichtiger Teil hausärztlicher Lebensbegleitung älterer Patienten.

Regelmäßige *Besuche und Visiten im Alten- und Pflegeheim* – bei denen natürlich die Gesetze wirtschaftlicher Hausbesuchstätigkeit nicht außer acht gelassen werden dürfen – sind für viele ältere Patienten oft wirksamer als ein Antidepressivum, sie fördern zudem den Praxisruf und die Patientenbindung, sowohl der Besuchten als auch deren Familienangehörigen an eine bestimmte Praxis.

Diese Besuche weisen zudem noch einen willkommenen Nebeneffekt auf: die Zahl der akuten Hausbesuchsanforderungen der oft schwerkranken und bettlägerigen Patienten wird auf ein Minimum reduziert, wenn das Pflegepersonal weiß, daß der Doktor ohnehin regelmäßig vorbeischaut.

Auf die komfortable Gepflogenheit mancher Kollegen, auf die Besuchstour ins Altersheim die Helferin mitzunehmen, wurde bereits in A 2.5.7.2 hingewiesen.

3.4.4 Patientenwechsel

Was den einen oder anderen Patienten veranlaßt, „seinen" Arzt im Laufe zu wechseln, wird letztlich immer unbekannt bleiben. Man kann es nur vermuten: Vielleicht waren es die langen Wartezeiten? Vielleicht die patzige Helferin am Telefon? Vielleicht hat man Zweifel an der Kompetenz des Arztes, vielleicht hat er sich zuwenig Zeit genommen, sich nicht spürbar engagiert? Vielleicht aber geht es ganz einfach einem wieder gut, und man ist froh, nicht zum Doktor zu müssen.

Es bleibt also ein Geheimnis um den Patientenwechsel oder – wie Ärzte manchmal sagen –, „wenn einer abspringt" oder „vom Feindflug (gemeint ist nach Überweisung zum Spezialisten) nicht mehr zurückgekommen ist". Ein Kollege, der eine gescheiterte Gemeinschaftspraxis hinter sich hatte und dessen (ehemaliger) Partner sich direkt neben seiner Haustür niederließ, sagte einmal treffend, als er die Aufteilung seiner Patientenschaft beobachtete: „Bei den Patientenwechslern gibt es ebenso viele, von denen man es nicht erwartet hätte, wie solche, die nicht wechseln, obwohl man es bei ihnen erwartet hatte."

Es wird wohl also immer ein Geheimnis bleiben, warum sich ein Patient gerade für diese – und nicht für jene – Praxis entschieden hat.

3.5 Impfberatung

Jede Großstadt hat sie, jeder Insider kennt sie: die „Impfärzte", deren Adressen als Geheimtip gehandelt werden, nicht nur bei Industriemanagern und sonstigen Vielfliegern, sondern auch bei Ferntouristen, die „ganz auf Nummer sicher" gehen wollen.

Warum sollte nicht auch der Hausarzt seine Kompetenz in der *Impfberatung* herausstellen? Die Studie eines deutschen Impfstoffherstellers in Zusammenarbeit mit der KBV hat ergeben, daß in einer durchschnittlichen Hausarztpraxis pro Quartal Impfleistungen im Wert von rund 2000 DM durchgeführt werden müßten, aber leider nicht erfolgen.

Nicht nur, was den *Praxisumsatz* betrifft (Impfen = Leistung zu festem Punktwert, Geld ohne Regreß), sondern auch aus gesundheitspolitischen Überlegungen heraus lohnt sich eine Analyse der eigenen Impfpraxis.

Das Beispiel der Pockenerkrankung zeigt zudem, daß eine konsequente Durchimpfung der Bevölkerung eine schreckliche Infektionskrankheit ausrotten kann. In derselben Weise ließe sich auch die Rötelnembryopathie

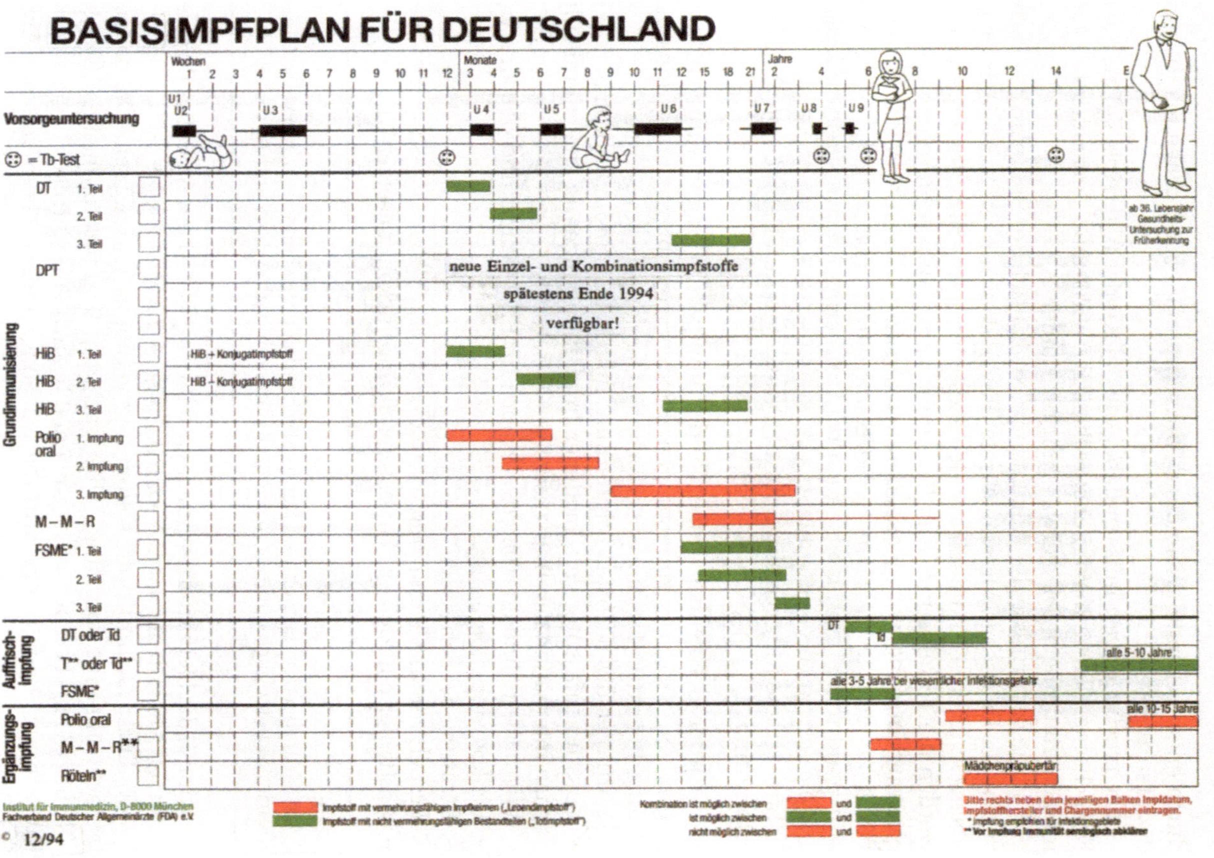

Abb. B 3.6. FDA-Impfplan nach Holzner (Grundimmunisierung, Auffrischimpfung, Ergänzungsimpfung) für die Allgemeinpraxis. Impftermine vom Neugeborenen bis zum Erwachsenenalter unter Bezug zu den gesetzlichen Vorsorgeuntersuchungen (Nach [5])

durch entsprechende zweimalige Durchimpfung bei Mädchen *und* Jungen (!) definitiv lösen.

Die *Impfkampagnen* müssen dabei sowohl Kinder (vgl. Abb. 76) als auch Erwachsene gleichermaßen ansprechen. Der Arzt muß den Eindruck vermeiden, Impfungen seien etwas „nur für Kinder".

Für die Bedürfnisse der Allgemeinpraxis hat sich der Impfplan des Fachverbandes Deutscher Allgemeinärzte (FDA)[39] bewährt (Abb. B 3.6). In einer übersichtlichen – und auch für den Patienten nachvollziehbaren – Grafik werden die Termine für Grundimmunisierung, Auffrischimpfung und Ergänzungsimpfung vom Neugeborenen- bis zum Erwachsenenalter unter Bezug zu den gesetzlichen Vorsorgeuntersuchungen aufgeführt [5]. Ein sehr praktischer Impfplan ist auch bei U. Goering *Beratungsproblem Kinder und Jugendliche* [3] veröffentlicht.

Strategische Möglichkeiten für den Kassenarzt im Rahmen der Impfberatung sind:

- Bei jeder Gelegenheit Kontrolle der Impfpässe (Vorsorgeuntersuchungen von Kindern, Verletzungen, Kindergartenuntersuchung, Einschulung, Jugendarbeitsschutzuntersuchung, Check-up, Fernreisen etc.).
- Vortragen des nächsten Impftermins mittels Bleistift im Impfplan.
- Zusammenfassung verschiedener Impfeintragungen in einem einheitlichen internationalen Impfausweis.
- Wiederbestellmemos (*Impfrecall*), auch für EDV-Aufruf und -Ausdruck.
- Risikogruppenberatung.
- Beratung bei Fernreisen.
- Besuch von Impfseminaren.
- Arzthelferin gezielt auf Patienten mit Impflücken „ansetzen".

Tip:
Aus Gründen der raschen und herausstechenden optischen Erkennbarkeit in der Karteikarte möglichst mit Impfstempeln arbeiten (vgl. A 2.5.8 und Abb. A 2.10).

Das durch die Helferin zusammengestellte Impfset ist ein typisches Beispiel für einen Miniarbeitsplatz (Abb. B 3.7; vgl. A 2.5.8).

Möglichst alle Impfstoffe sollten stets verfügbar vorrätig sein. Das bedeutet nicht nur eine sorgfältige Überwachung der Impfstoffmengen (Regel: „Nicht zuviel, aberauch nicht zuwenig!"), auch eine korrekte Lagerung im Kühlschrank und Temperaturüberwachung mittels Thermometer (Abb. B 3.8).

---

[39] Abwaschbarer, mehrfarbiger, fortlaufend aktualisierter Impfplan im Format 29,7 cm x 42,0 cm (Set mit 2 DIN-A5-Impfplämen und 2 Wartezimmerplakaten zur Patienteninformation kostet für Nichtmitglieder 15 DM und für Mitglieder DM 10 einschl. Versandkosten). Über Institut für Praxisforschung (PRAFO), Postfach, 93150 Nittendorf zu beziehen.

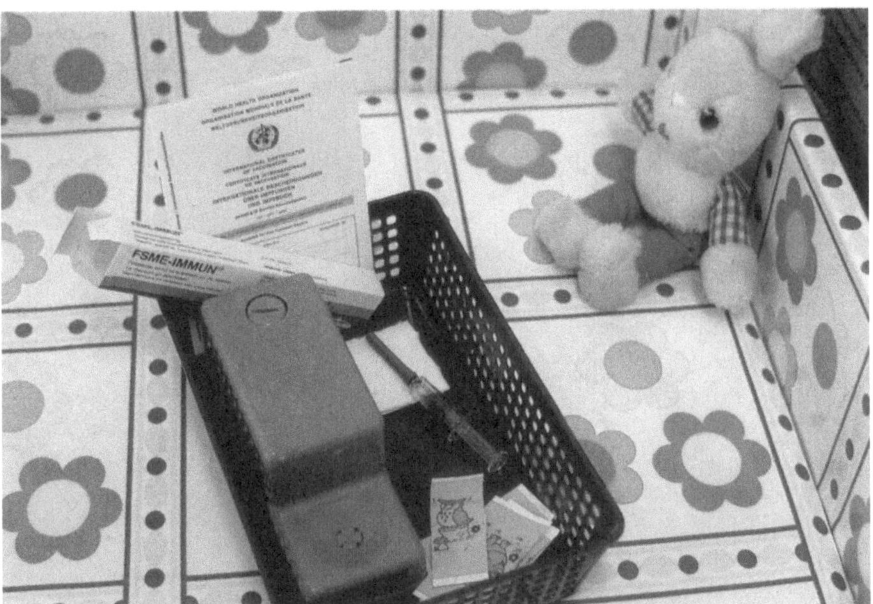

Abb. B 3.7. Impfset als Miniarbeitsplatz von der Arzthelferin hergerichtet: Im Körbchen liegen auf dem Babywickeltisch neben der Impfspritze und dem Umkarton (aus Identifizierungsgründen) Alkoholspender, Tupfer, Impfpaß (nebst Eintragungen), Kinderpflaster (Kinderarztpraxis)

3.6 Tumornachsorge

Im Rahmen der hausärztlichen Langzeitbetreuung bleibt die Konfrontation mit dem Problem der *Krebsnachsorge* nicht aus. In Zusammenarbeit mit Spezialisten verschiedener Disziplinen spielt die Koordinationsfunktion des Hausarztes oft eine entscheidende Rolle. Zu seinen Aufgaben kann es auch gehören, den Nachsorgepaß zu führen. Um auf die fälligen Nachsorgetermine aufmerksam zu machen, bietet sich die temporäre Markierung in der Karteitasche (Abb. A 2.10 auf S. 92) an (vgl. A 2.2.2) oder der EDV-gestützte Recall.

Neben den rein technischen Aufgaben (Zwischenanamnese, Laboruntersuchungen, Ganzkörperstatus etc.) werden ebenso hohe Anforderungen an eine zuwendungsintensive und psychosoziosomatisch orientierte Patientenführung gestellt. Einem der Autoren hat die Arbeit in Balint-Gruppen sehr geholfen, Aspekte und Probleme der Krebserkrankung an- und auszusprechen.

Durch die zwangsläufig enge Zusammenarbeit mit den (betreuenden) Familienangehörigen wird eine besonders intensive Bindung des Patienten, aber auch häufig seiner Angehörigen an den Arzt und an die Praxis erreicht.

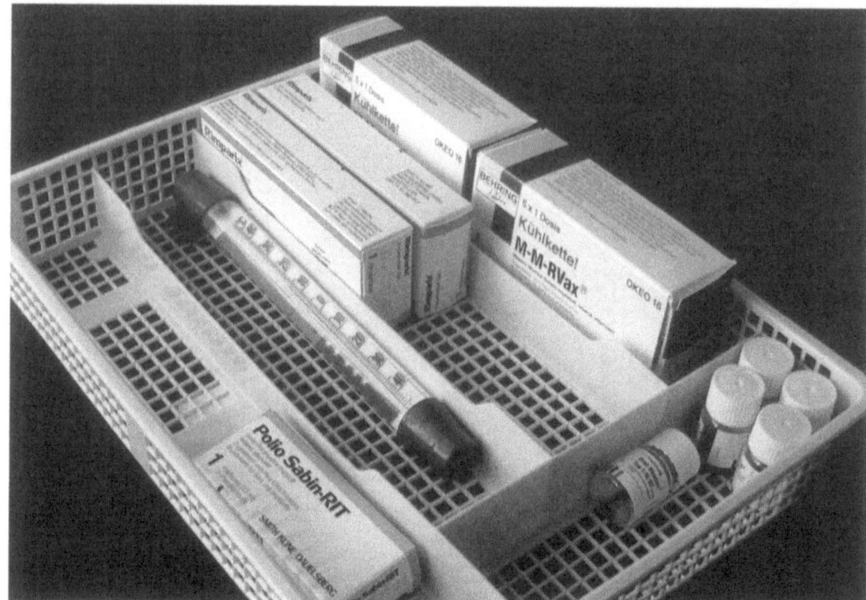

Abb. B 3.8. Plastikkorb mit verschiedenen Impfstoffen und Thermometer zur Temperaturüberwachung und korrekten Lagerung im Kühlschrank

Literatur

1. Braun GE (1992) Praxismarketing und Werbung im Rahmen des Werbeverbots. Braun, Karlsruhe („plusTW Pädiatrie, Ausg. Febr./März: 5. G.
2. Brendan-Schmittmann-Stiftung des NAV-Virchowbundes (1992) Ärzte und Selbsthilfegruppen – Wege zu einem konstruktiven Dialog. Köln
3. Goering U (1993) Beratungsproblem Kinder und Jugendliche. Springer, Berlin Heidelberg NewYork Tokyo
4 Machens R (1994) Ganzheitliche Praxisführung. Organisation, Naturheilverfahren, Psychosomatik. Schattauer, Stuttgart New York
5. Mader FH, Weißgerber H (1994) Allgemeinmedizin und Praxis. Anleitung in Diagnostik und Therapie. Mit Fragen zur Facharztprüfung. 2. Aufl. Springer, Berlin Heidelberg New York Tokyo
6. Stemmermann W (1993) Der Arzt und sein Team. Die erfolgreiche Mitarbeiterführung in der Praxis. Springer, Berlin Heidelberg New York Tokyo
7. Stierle G (1992) In: Stebner FA, Utz-Stillhard G (Hrsg) Der Rechtsberater für Ärzte. Juristisches Know-How in der biologischen Medizin. Moewe, Idstein.

Das Schlußkapitel „Menschenführung durch den Arzt" könnte Stoff für ein ganzes Buch geben. Wenn der junge Mann sich entschließt, Medizin zu studieren, so hat er meist gewisse ärztliche Vorbilder vor Augen, die ihn durch ihr Können oder ihre Persönlichkeit beeindrucken. Einen wesentlichen Teil der anerkannten Arztpersönlichkeit macht jedoch die Fähigkeit aus, mit Menschen umzugehen, v. a. sie führen zu können.

Gegenstand unseres Buches *Unternehmen Arztpraxis* sind nicht die vielfältigen Aufgaben und Probleme, die sich für den Arzt speziell durch die Patientenführung (wie Konfliktbewältigung, Gesprächsführung, Umgang mit Sterbenden usw.) ergeben, sondern vor allem jener Teil, der sich mit Aufgaben und Verantwortung für die ihm anvertrauten Mitarbeiter im Rahmen der Personalführung befaßt.

1.1 Arzthelferin, Patientenhelferin

So unterschiedlich die einzelnen Fachspezialitäten der niedergelassenen Ärzte sind, so unterschiedlich auch Praxisstil und Arztpersönlichkeit sein mögen, auf jeden Fall erwartet der Patient hinter jedem Schalter einer Arztpraxis eine freundliche und aufgeschlossene Helferin, die bei seinem Eintreffen sämtliche anderen Verwaltungstätigkeiten unterbricht und zunächst einmal *Blickkontakt* mit ihm aufnimmt und ihn, wann immer es möglich ist, mit seinem Namen (vgl. B 2.2.4.2) und ein paar persönlichen Worten begrüßt bzw. ihn nach seinen Wünschen fragt.

Aber auch beim Verlassen der Praxis sollte die Helferin dem Patienten das Gefühl vermitteln, daß der Kontakt zu ihm immer noch nicht abgerissen ist. Dies drückt sich am ehesten dadurch aus, daß alle hinausgehenden Patienten, sofern sie sich im Blickwinkel einer Helferin befinden, mit einem deutlichen und frisch wirkenden „Auf Wiedersehen" verabschiedet werden. Die meisten Patienten verlassen ohnedies (sicherlich unter dem Eindruck des gut überstandenen Arztbesuches) eher erleichtert die Praxis und wünschen im Hinauseilen den Helferinnen ein „Auf Wiedersehen", das leider nur selten durch die Damen quittiert wird.

> **Merke:**
> Jeder Patient, der beim Hinausgehen irgendwie nur einer Helferin in den Blick fällt, wird mit einem herzlichen „Auf Wiedersehen!" verabschiedet!

Der Arzthelferin kommt eine Schlüsselstellung in jeder Praxis zu, sie repräsentiert den Betrieb, bestimmt dessen Ruf und Ausstrahlung mit, sie ist die Brücke zwischen Arzt und Patient. Sie repräsentiert eben die Visitenkarte einer jeden Praxis.

Die Berufsbezeichnung für eine ideale „Praxisperle" sollte daher eigentlich nicht „Arzthelferin", sondern vielmehr „Patientenhelferin" [5] (s. Abb. B 2.6) und „Praxishelferin" sein.

Die Arzthelferin muß zunächst die hohe Schule beherrschen, den „richtigen Ton" bei der Begrüßung des Patienten zu treffen. Dies ist nicht immer leicht, da diese den unterschiedlichsten sozialen und intellektuellen Schichten angehören und obendrein oft unter einem nicht unerheblichen Leidensdruck stehen.

Der Praxisinhaber selbst sollte öfter einmal „Mäuschen" spielen und zuhören, wie seine Helferin die Patienten empfängt (vgl. auch „Telefon" – B 2.2.4.2). Anhand praktischer Beispiele kann dann mit den Mitarbeitern eine professionelle Gesprächsführung geübt werden. Ein Patient mit offensichtlichen Schmerzen muß anders behandelt werden als ein Patient, der gerne die Betriebsnudel spielt. Aber auch die Betriebsnudel hat Anspruch darauf, von der Helferin ernst genommen zu werden.

Praxisperlen, welche die Funktion der *Arzt- und Patientenhelferin* in einer Person vereinen, nehmen neben den organisatorischen Aufgaben der Praxis v. a. eine wichtige psychotherapeutische Rolle bei der Patientenbetreuung wahr. Solche Spitzenkräfte verhalten sich den Patienten gegenüber nicht passiv, sondern gehen aktiv auf ihn zu. Ein derart persönlich angesprochener Patient taut auf, überwindet eine mögliche Schwellenangst vor dem Sprechzimmer – und erzählt oft den Helferinnen viel wichtigere Dinge zur Anamnese als später dem Arzt selber.

Der *„Informationsfaktor Arzthelferin"* muß deshalb in der Praxis bewußt ausgebaut und Bestandteil einer optimalen Patientenbetreuung werden. Eine tüchtige und mitdenkende Patientenhelferin wird sich immer als verlängerter diagnostischer und therapeutischer Arm des Praxisinhabers fühlen:

– Klingt die Stimme des Patienten lallend-verwaschen, hat er gar Wortfindungsstörungen?
– Ringt der Kranke am Telefon mühsam nach Luft?
– Hat er offensichtlich Schmerzen?
– Wirkt er unsicher, verkrampft, desorientiert?

Eine Patientenhelferin muß diese Nuancen bei jedem (auch telefonischen) Patientenkontakt hellwach wahrnehmen und alle „Auffälligkeiten" sofort ggf. per Notiz auf einer Klebeetikette, die an der Karteikarte angebracht ist, festhalten und dem Arzt melden.

Merke:
Arzthelferin = Patientenhelferin = Praxishelferin.

Damit eine Arzthelferin zu einer wirklichen Patientenhelferin und Praxisperle reift, müssen bestimmte Regeln (Übersicht C 1.1) beachtet werden.

> **Übersicht C 1.1.** 10 Regeln für die Arzthelferin als Patientenhelferin und Praxis-
> perle
>
> *Regel 1*
> Äußeres Erscheinungsbild: gepflegt-dezent, weder Modepuppe noch Vamp, son-
> dern liebenswerter Mensch.
>
> *Regel 2*
> Ausstrahlung von Sauberkeit, Frische und Wohlgeruch, eben wie die ganze Pra-
> xis selbst. Eine Freude für Auge, Ohr, Herz, Gemüt und Nase des Patienten.
>
> *Regel 3*
> Sofort Blickkontakt zu jedem Eintretenden und ein kleines, freundliches Lächeln
> (s. Abb. C 2.2).
>
> *Regel 4*
> Jeden Patienten, wenn möglich, mit Namen ansprechen.
>
> *Regel 5*
> Mitgefühl und Anteilnahme zeigen, niemals Ungeduld oder Ärger.
>
> *Regel 6*
> Den Patienten freundlich-herzlich behandeln und durch die Praxis leiten. Stets
> das Gefühl verströmen, daß man sich über seinen Besuch freut.
>
> *Regel 7*
> Auch bei voller Praxis, bei Hektik, Streß und Überlastung jeden einzelnen Patien-
> ten anhören und ihm bewußt und aufmerksam zuhören.
>
> *Regel 8*
> Aktive Hilfe für den Patienten anbieten (Termin aufschreiben,in den Mantel
> helfen, Tür aufhalten, den Kinderwagenaus der Praxis mittragen, Schnürsenkel
> binden bei Behinderten, s. Abb. B 2.6).
>
> *Regel 9*
> Nie über andere Patienten reden!
>
> *Regel 10*
> Dem Patienten beim Verlassen der Praxis das Gefühl vermitteln, daß er jederzeit
> gerne wiedergesehen ist (hörbares „Auf Wiedersehen!" nachrufen).

1.1.1 Mitarbeiterbesprechung

Professionelle Praxisführung bedeutet auch ständige Kommunikation. Wer
den Stellenwert seiner Mitarbeiter und die Auswirkung einer fortlaufenden
Motivation auf die effektive Praxisführung erkannt hat, wird den Sinn
regelmäßiger Teambesprechungen unschwer nachvollziehen können.

Eine solche „schlaue Stunde" sollte eine gewisse Struktur aufweisen und
vorbereitet sein:

- regelmäßiger Termin (z. B. einmal pro Monat),
- Schwerpunktthema (z. B. KV-Rundschreiben, organisatorische Neue-
  rungen, Checklistenkonzeption (vgl. A 2.5.2), Fortbildung (vgl. C
  1.1.3.4), Schweigepflicht (vgl. B 2.2.2)),
- Problemaufareitung mittels Brainstorming (patientenbezogen, teambe-
  zogen, sachbezogen),
- Protokollnotiz (fotokopiert für die Personalmappe jeder Mitarbeiterin).

Für die Planung einer Mitarbeiterbesprechung ist es wichtig, den Arbeitsrhythmus der Praxis zu beachten:

- Eine Besprechung darf niemals zu einer Zeit durchgeführt werden, in der die Helferinnen normalerweise andere wichtige Aufgaben zu erledigen haben.
- Erfolglos dürfte eine Besprechung auch dann sein, wenn die Mitarbeiter müde und erschöpft sind. Deshalb muß unbedingt davor gewarnt werden, die Zeit nach der Mittagspause oder nach einem anstrengenden Arbeitstag zu wählen.

Diese Teambesprechungen sollten in aufgelockerter Atmosphäre (Kaffee und Kuchen) z. B. im Sozialraum (vgl. A 1.1.7.4, Abb. A 1.26 auf S. 62) stattfinden. Sie sind primär nicht als „Meckerstunde" gedacht, können jedoch zu einer solchen ausarten.

> **Merke:**
> Negative Anlässe sollten nur dann gemeinsam bearbeitet werden, wenn sie tatsächlich alle betreffen. Eigene Fehler sind natürlich in die Besprechung einzubeziehen („Ich sehe, ich habe mich darum zuwenig gekümmert", „Ich habe mich hier geirrt.") [9].

Der Arzt sollte eine Helferin beauftragen, Fragen, Wünsche oder bestimmte Probleme zu reflektieren; erfahrungsgemäß trauen sich die Mitarbeiterinnen nicht, im Team das offene Gespräch zu ergreifen. Selbstverständlich wird die *Mitarbeiterbesprechung*, wenn sie (zweckmäßigerweise!) außerhalb der Arbeitszeit erfolgt, in Form von Freizeitrückvergütung abgegolten.

1.1.1.1 Chaosforschung

„Ebenso wie ich als Arzt die Grenzen meiner Leistungsfähigkeit erkennen sollte", schreibt die Landärztin Brigitte Ernst, „muß ich dies auch bei meinen Mitarbeiterinnen tun." [4].

Spätestens dann,
- wenn die Patienten „Frau Doktor, Ihre Helferinnen sind in letzter Zeit so unfreundlich und unkonzentriert" sagen,
- wenn die Helferinnen klagen: „Frau Doktor, es ist unmöglich, wie Sie uns in letzter Zeit behandeln",
- oder wenn die Helferinnen sagen: „Frau Doktor, so geht das nicht weiter, entweder sind wir frustriert, oder Sie sind traurig und aggressiv",
- oder wenn ich als Ärztin sage: „Ich kann mich auf Ihre Arbeit nicht mehr verlassen, am liebsten würde ich alles selber machen" (und dabei zunehmend aggressiver werde), ist der Zeitpunkt gekommen, durch ein gemeinsames Gespräch die Ursachen für dieses Chaos (Abb. C 1.1) zu erkennen, das Konzept der Praxisarbeit gemeinsam neu zu gestalten und, wenn möglich nach einem erholsamen Urlaub mit der gebotenen Freundlichkeit und dem Willen zur exakten Arbeit den Nöten und Wünschen der Patienten zu begegnen [4].

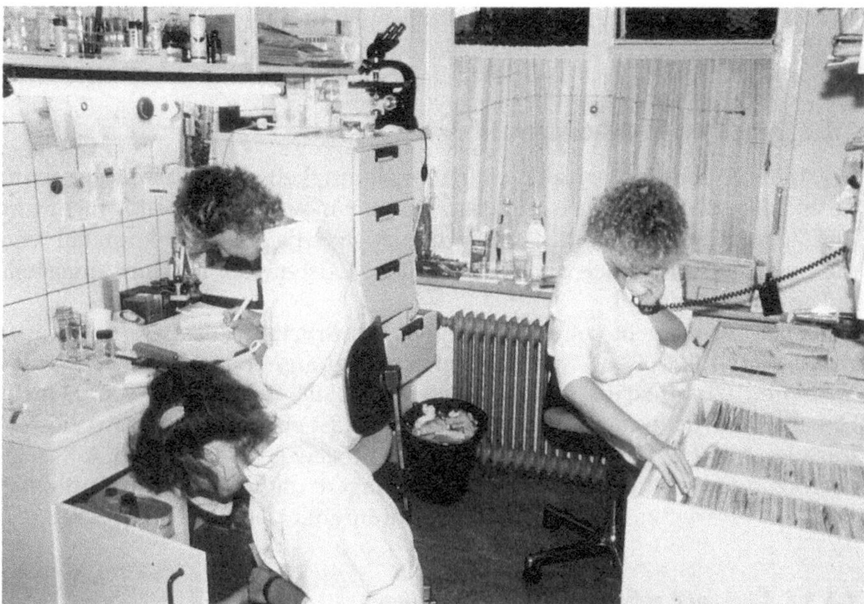

Abb. C 1.1. Kampfplatz Praxis: Streß durch permanentes Telefongeklingle, nörgelnde und ungedulgige Patienten, verlegte Utensilien und beengte Arbeitsverhältnisse: der Super-GAU ist vorprogrammiert (Allgemeinpraxis)

1.1.2 Rotieren kontra spezialisieren

In vielen Praxen ist es üblich, daß jede Arzthelferin ausschließlich an einem Arbeitsplatz tätig ist (z. B. Labor, Röntgen, Sonographie, Empfang, Computer) und diesen deshalb auch sicher, routiniert, quasi im Schlaf beherrscht. Eine solche *praxisinterne Spezialisierung* kann jedoch auch Nachteile und Gefahren mit sich bringen.

Wenn nämlich die „Spezialistin" plötzlich durch Krankheit, Urlaub oder Schwangerschaft ausfällt, entstehen organisatorische Pannen und Lücken, welche die ansonsten reibungslos funktionierende Praxisorganisation stören. Eine neue Kraft muß sich erst mühsam am ungewohnten Arbeitsplatz einarbeiten. Ein weiterer Nachteil solcher Spezialisierung ist die Gefahr, daß die Arbeit für die Helferin allmählich eintönig wird und die allgemeine Arbeitsfreude sinkt.

Der Arzt wird daher überprüfen, wie weit es für seinen Praxisbetrieb zweckmäßig ist, seine Mitarbeiterinnen auf den einzelnen Arbeitsplätzen rotieren zu lassen, indem sie z. B. wöchentlich ihren *Arbeitsplatz wechseln*. Auf diese Weise wird jede Helferin an jedem Arbeitsplatz eingearbeitet und an jeder Stelle der Praxis einsetzbar. Checklisten (vgl. A 2.5.2) können das Zurechtfinden an den einzelnen Funktionsbereichen erheblich erleichtern.

Der Arzt ist durch eine solche Form der Personalführung flexibler, unabhängiger und bei Konflikten mit Arzthelferinnen auch nicht erpreßbar. Für die Arzthelferin dagegen bringt die Arbeit an wechselnden Funktionsbereichen der Praxis ebenfalls Vorteile: sie wird regelmäßig neu gefordert, die

Arbeit in der Praxis bleibt abwechslungsreich und interessant, die Arbeits-
motivation wächst.

1.1.3 Arbeitgeber–Arbeitnehmer

Bei aller Kooperationsfreudigkeit, Kumpelhaftigkeit und Duzfreudigkeit im
Team sollte der Arzt nie vergessen, daß er für seine Mitarbeiter nicht nur
den Vorgesetzten darstellt, sondern v. a. auch Arbeitgeberfunktion hat, von
der i. allg. ausschließlich die wirtschaftliche Existenz der bei ihm Angestellten abhängt.

Ärzte haben nicht selten zu Fragen des Arbeits-, Vertrags- und Tarif-
rechts (vgl. A 1.1.6.3 – A 1.1.6.6) ein eher großzügiges oder gar abwehrendes
Verhalten („braucht es nicht in unserer Praxis" oder „wird schon mein
Steuerberater richtig machen"). Grundsätzlich ist ein schriftlicher Arbeitsvertrag (vgl. A 1.1.6.7) mit jedem angestellten Mitarbeiter erforderlich (vgl. A 1.1.6.4).
Im folgenden geht es überwiegend um Fragen, die teilweise nur mittelbar
mit dem Vertrag zu tun haben, aber nicht minder von Bedeutung sind.

1.1.3.1 Über- und außertarifliche Zuwendungen

Obwohl junge Arzthelferinnen mit ihrer Arbeitssituation prinzipiell zufrieden
sind, würde dennoch die Hälfte aller Auszubildenden diesen Beruf nicht
noch einmal wählen. Nach den Umfrageergebnissen des Bundesinstituts für
Berufsbildung, Berlin, wechselt jede 6. Helferin nach 2 Jahren ihren Beruf.

Während das Betriebsklima sowie interessante und selbständige Tätigkeit von den Befragten als besonders befriedigend hervorgehoben wurden,
nannten sie Verdienst, Arbeitszeit und Aufstiegschancen als vorrangige
Kritikpunkte. Auch die Verbesserung des neuen Manteltarifvertrages (vgl.
A 1.1.6.4) mit Arbeitszeitverkürzung, günstigerer Urlaubsregelung, Ge-
haltsverbesserung und neuen Kündigungsfristen entspricht noch immer
nicht den Vorstellungen des Berufsverbandes der Arzthelferinnen.

Um eine solche Topkraft bei der Stange zu halten, bedarf es nicht nur
einer übertariflichen Vergütung, sondern neben der punktuellen Motivation durch Lob und Anerkennung auch öfters *kleinerer Aufmerksamkeiten und
außertariflicher Zuwendungen*, wie

- Buchgeschenk,
- LP, CD,
- Zeitschriftenabonnement,
- Kartenreservierung (Kino, Konzert, Theater)
- Gutscheine (Friseur, Kosmetikberatung, VHS-Kurs),
- „Dinner for two" (Helferin plus Lebenspartner),
- Berufskleidung (vgl. B 2.1.1) (dazu ist der Arzt tariflich prinzipiell nicht
  verpflichtet),
- Reise- und Umzugskosten,
- Heiratsbeihilfe und Geburtszuschläge,
- Urlaubsgeld,
- Betriebsrente.

Prämien sind eine weitere Möglichkeit der Geldwertzuwendung, beispielsweise in Form eines bestimmtes Betrages für jeden Check-up oder jede Vorsorge- oder Früherkennungsuntersuchung, die nachweislich auf Betreiben der Helferin zustande gekommen ist. Andere Praxen vergeben an ihre Helferinnen eine kleine Prämie, wenn bei der Kassen- oder Privatabrechnung eine bestimmte Patientenzahl oder ein gewisser Betrag erreicht oder überschritten wurde. Die Spielregeln für eine solche Prämienvergabe ist jedoch recht sorgfältig zu durchdenken, damit einerseits die Helferinnen den erforderlichen Ansporn aus der Transparenz der Vorgaben ziehen können und andererseits der Arzt nicht etwa als „Kopfgeldjäger" dasteht und eine Praxis- und Finanzstruktur zum Gegenstand öffentlicher Betrachtungen und Diskussionen wird.

All diese Zuwendungen über den Monatslohn hinaus sind mit dem Steuerberater abzusprechen. Sie sind jedoch nur begrenzt dazu geeignet, Arbeitseifer und Motivation zu fördern.

Merke:
Motivation und Engagement lassen sich nicht „erkaufen" – sie müssen durch verbale Streicheleinheiten erarbeitet werden!

Eine übertarifliche Bezahlung (etwa für geleistete Mehrarbeit, häufige Überstunden, großes persönliches Engagement, jahrelange Zugehörigkeit zur Praxis) sollte im Arbeitsvertrag ausdrücklich als monatliche Leistungsprämie deklariert werden, die nicht Teil des monatlichen Gehalts und die damit jederzeit zurücknehmbar ist.

Merke:
Übertarifliche Zahlung nur als freiwillige Leistungsprämie gewähren!
Cave: Besitzstandswahrung!

Bei nachlassendem Arbeitseinsatz, längerer Krankheit, Schwangerschaft, Veränderung der Arbeitszeit durch Teilzeitarbeit oder rückläufigen Praxisgewinn hat der Arbeitgeber auf diese Weise eine Möglichkeit, sich von diesen freiwilligen Leistungen zu trennen. Auch bei einer arbeitsgerichtlichen Auseinandersetzung wird eine eventuelle Abfindung nur nach dem Tariflohn berechnet; die Helferin hat keinen Anspruch auf Nachzahlung freiwillig geleisteter übertariflicher Leistungsprämien.

Goldene Regel:
Bei allem sparen – nur nicht an gutem Personal!

Wie weit es empfehlenswert, effektiv, v. a. aber ethisch vertretbar ist, eine *Umsatzbeteiligung für Helferinnen* als übertarifliche Zahlung zu deklarieren, bleibt jedem Praxisinhaber selbst zu beurteilen überlassen. Nicht selten wirken die Patientenumwerbungen durch die Helferin, etwa sich einem Gesundheits-Check-up, einer Früherkennungsuntersuchung oder einer sonstigen Leistung zu unterziehen, plump oder gar penetrant.

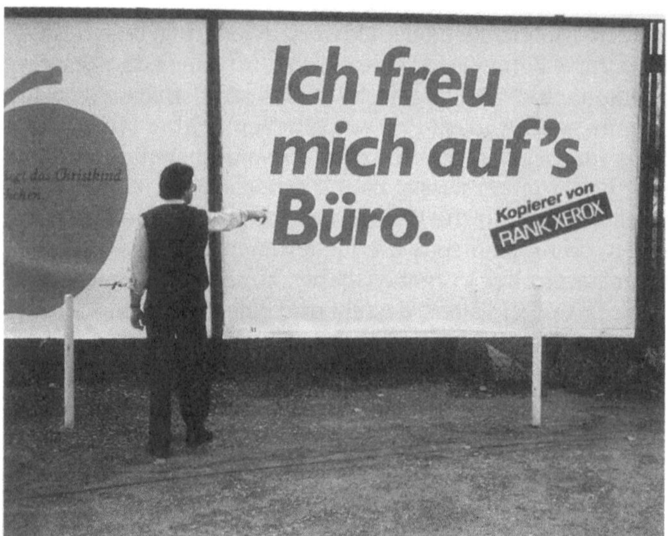

Abb. C 1.2. „Think positive!": Was für die Bürokraft recht ist, sollte für die Arzt- und Patientenhelferin unverzichtbar sein

1.1.3.2 Motivation

Motivation und Engagement können zwar durch „verbale und/oder geldwerte Streicheleinheiten" gefördert werden (vgl. C 1.1.3.1), sie müssen jedoch bei jedem einzelnen Mitarbeiter bereits – zumindest latent – angelegt sein. Eine Helferin, die morgens beim Aufwachen einen Druck im Hals verspürt, wenn sie an die Praxis denkt, die den ganzen Tag nur schaut, wie sie rasch und geschickt ihren „Job" hinter sich kriegt, bei der ist auch durch positives Denken („Ich freue mich auf die Praxis") (Abb. C 1.2) kein Blumentopf mehr zu gewinnen. Hier sollten Chef und Angestellte rasch zur Sache kommen: „Null Bock" ist keine Arbeitsgrundlage, auch wenn keine Nachfolgerin im Augenblick in Sicht sein sollte.

1.1.3.3 Planung von Arbeitszeit und Urlaub

Die wöchentliche Arbeitszeit sowie die Urlaubsregelung sind im *Manteltarif für Arzthelferinnen* (vgl. A 1.1.6.4), im *Jugendarbeitsschutzgesetz* (vgl. A 1.1.6.9) und im *Bundesurlaubsgesetz* festgelegt. Hier müssen die jeweils aktuellen und gültigen Bestimmungen nachgeschlagen werden. Unabhängig von diesen gesetzlich festgelegten Regelungen richten sich tägliche Arbeitszeit und Urlaub selbstverständlich nach den Bedürfnissen der Praxis.

Andererseits werden sie die Öffnungs- und Arbeitszeiten wiederum in gewisser Weise auch an der Personalsituation orientieren müssen. Eine durchgehend geöffnete Praxis hat sicherlich den großen Vorteil, daß sie als Filter für Anrufe, Terminvergaben, Rezeptwünsche und sonstige Patientenbegehren dient und daß dadurch ein potentieller Störfaktor der Privatsphäre des Arztes entfällt. Andererseits bindet eine solche (auch für den Patienten äußerst großzügige und angenehme) Regelung in erheblichem Maß Personalkapazitäten, da es sich rasch als unzweckmäßig herausstellen wird, den jüngsten Lehrling „Dienst schieben" zu lassen.

Zu den bekannten Stoßzeiten einer Praxis, beispielsweise morgens, wenn der Betrieb auf Hochform anläuft, Blutentnahmen, Röntgentätigkeit oder Sonographie anstehen, sollte das Personal möglichst vollzählig zur Verfügung sein, während erfahrungsgemäß in der Vormittagssprechstunde ab etwa 12 Uhr die Praxis oftmals auch nur mit einer einzigen Helferin ausreichend besetzt sein kann.

Die *gleitende Arbeitszeit* bietet den großen Vorteil, daß jede Helferin einmal in den Genuß eines frühen Feierabends kommt.

Die Teilnahme an der Gleitzeit eröffnet also jedem Mitarbeiter die Möglichkeit, seine im Monat zu leistende Arbeitszeit unter Berücksichtigung betrieblicher Notwendigkeiten nach seinen Vorstellungen und Bedürfnissen einzurichten. Vor allem aber soll der verantwortungsbewußte Mitarbeiter seine Arbeitszeit auch dem Rhythmus des betrieblichen Arbeitsanfalles anpassen.

> **Merke:**
> Durch die Gleitzeit wir dem Mitarbeiter Freizügigkeit gegen Verantwortlichkeit zu arbeiten angeboten [13].

Im allgemeinen sind die Erfahrungen mit der Gleitzeit recht positiv. Ein gewisser Nachteil kann darin bestehen, daß sich Mitarbeiter ein bestimmtes Stundenpolster erarbeiten und dieses dann, obwohl die Richtlinien dies verbieten, in zusätzlichen Gleitzeiturlaub umsetzen.

Der Arbeitgeber hat durch die Gleitzeit den Vorteil, daß er in der Tat Mitarbeiter in seinen Reihen weiß, die betriebliche Notwendigkeiten erkennen und danach handeln. Somit sollte das Thema „Überstunden" (vgl. A 1.1.3.4) durch die praktizierte Gleitzeit kein eigentliches Thema mehr sein. Der Mitarbeiter erkennt und bestimmt, wann Mehrarbeit zu leisten ist – und wann nicht. Dies ist nicht zuletzt ein Beitrag dazu, den Mitarbeiter selbst in die Verantwortung zu seiner Arbeit zu bringen. Damit dürften bezahlte Überstunden (s. unten) eigentlich nicht mehr anfallen.

> **Merke:**
> Der Arzt sollte den Helferinnen die Regelung der Arbeitszeit möglichst alleine überlassen, solange die Praxis reibungslos läuft.

Der *Urlaub* darf nur angetreten werden, wenn der Arbeitgeber ihn genehmigt hat. Allerdings können 2 Wochen nach den zeitlichen Wünschen der Arzthelferin genommen werden.

> **Merke:**
> Die leitende Arzthelferin oder die Kraft, welche i. allg. die Urlaubstage zusammen mit dem Team plant, darf sich nicht regelmäßig die „Filetstücke", also die zeitlich am günstigsten liegenden Urlaubstage nehmen oder durch schlaues Verknüpfen von Werktagen und Feiertagen die Urlaubsansprüche des Praxisteams über Wochen hinweg blockieren. Auch sollte die erste Kraft mit gutem Beispiel vorangehen und ihre Urlaubstage möglichst nicht in Stoßzeiten im Anschluß an hohe Fest- und Feiertage legen.

1.1.3.4 Überstunden

Der Komplex *Überstunden* berührt allzuoft nur die tägliche betriebliche Praxis und läßt sich nicht einfach mit „Kaffee und Kuchen" erledigen. Dieses Thema hat nicht zuletzt seine gesetzlichen Vorschriften und kann mit Angeboten des Arbeitgebers auf Gewährung von entsprechender Freizeit und/oder sonstigen Annehmlichkeiten nicht ohne weiteres ausgeglichen werden.

Überstunden sind für Helferinnen eigentlich selbstverständlich, wenn die Praxisbelange dies erfordern. Immer wieder gibt es jedoch Mißverständnisse zwischen Arbeitgeber und Angestellten darüber, ob und ggf. wieviele Überstunden abzufeiern sind.

Rechtsgrundlage für die Arbeitspflicht und ihren konkreten Inhalt im Einzelfall, ihr *zeitliches Ausmaß*, ist in erster Linie zwischen dem Arbeitgeber und dem Arbeitnehmer geschlossene Arbeitsvertrag in Verbindung mit § 611 BGB. Sekundär können ergänzende Regelungen durch Tarifvertrag, Betriebsvereinbarung, Allgemeine Arbeitsbedingungen, betriebliche Übung und letztlich das Direktionsrecht des Arbeitgebers eingreifen. Die vom Arbeitnehmer zu leistende Arbeitszeit ist gesetzlich nicht geregelt. Hier hat sich das folgende praktische Vorgehen bewährt:

Überstunden müssen grundsätzlich (z. B. durch den Chef selbst oder die leitende Kraft) angeordnet sein. Auch im größten Kampf der Abendsprechstunde sollte die Helferin Zeit haben, um ihrem Chef zu signalisieren: „Mein Dienst ist eigentlich jetzt um 19 Uhr zu Ende. Im Wartezimmer sind aber noch 4 Patienten. Ich hätte aber gut Zeit heute Abend." Wenn der Chef jetzt sagt: „Das ist schön, bitte bleiben Sie noch", dann sind das *angeordnete Überstunden.*

- Angeordnete Überstunden müssen in der Regel bezahlt werden [13].
- Solche angeordneten Überstunden sollten – für alle übrigen Mitarbeiter sichtbar – an möglichst zentraler Stelle (z. B. in der Anmeldung) in einem Dienstplaner eingetragen (und hier auch ausgetragen) werden.
- Ein Arbeitnehmer muß nur dann Überstunden leisten, wenn sich eine derartige Verpflichtung aus einem Tarifvertrag, einer Betriebsvereinbarung, aus einer arbeitsvertraglichen Vereinbarung oder aus der Treuepflicht des Arbeitnehmers ergibt. Die Verpflichtung aus der Treuepflicht zur Leistung zusätzlicher Arbeit gilt nicht nur für ausgesprochene Notfälle, sondern schon immer dann, wenn durch die geforderte Mehrarbeit ein sonst dem Arbeitgeber drohender Schaden,

der auf andere Weise nicht abgewendet werden kann, vermieden wird
[13].

— Der Umgang mit Überstunden setzt auf beiden Seiten Großzügigkeit
  voraus: So sollten die Helferinnen nicht damit anfangen, 10-Minuten-
  Werte zusammenzubunkern, sonst würde der Chef im Gegenzug bei
  Dienstantritt auf die Stoppuhr schauen.
— Überstunden sollten möglichst grundsätzlich in Freizeit abgegolten und
  innerhalb der nächsten 2 Wochen abgefeiert werden. Das verhindert die
  Aufsumierung der Stunden zu einem schier unüberschaubaren Berg,
  der sich letztlich nicht mehr abfeiern läßt.

Merke:
Ein verantwortungsbewußter Angestellter sollte mit der Forderung nach Bezah-
lung jeder Überstunde sehr zurückhaltend sein. Die Jagd nach mehr Gehalt statt
Überstunden stellt den Angestellten auf das Niveau eines Stundenlöhners. Wenn
es auch mittlerweile nur noch wenige Unterschiede zwischen Angestellten und
Arbeitern gibt, sollte doch zumindest in der Verantwortung zur Arbeit bzw. zum
Arbeitgeber ein wichtiges Unterscheidungsmerkmal bestehen bleiben [13].

Ebenso sollte es aber auch für den Arbeitgeber selbstverständlich sein, daß
regelmäßige Überstunden nicht als selbstverständlich hingenommen, sondern durch entsprechende kleine Gesten gewürdigt werden, z. B.

— freier Nachmittag an einem ruhigen Tag,
— kleine Aufmerksamkeiten und Geschenke,
— übertarifliche Bezahlung,
— Leistungsprämien,
— und nicht zuletzt: ein persönliches Dankeschön an das Personal für die
  geleistete Mehrarbeit!

1.1.3.5 Fortbildung

Die Schulung der Arzthelferinnen im Umfang mit Patienten (aber auch mit
neuen apparativen Techniken!) ist ein permanenter Lernprozeß.

Die Helferinnen sollten daher regelmäßig und gezielt auf *Fortbildungs-
kurse* geschickt werden, soweit sich diese an den speziellen Bedürfnissen der
Helferinnen orientieren.[40]

Die Helferin fühlt sich durch das Angebot des Praxisinhabers, eine Fortbildungsveranstaltung zu besuchen, anerkannt und in der Bedeutung ihres
Berufes ernstgenommen. Sie bringt nach dem Besuch solcher Veranstaltungen neue Ideen und neuen Schwung in die Praxisroutine zurück.

Zu warnen ist jedoch davor, daß noch wenig versierte Helferinnen alleine auf Fortbildungsveranstaltungen „geschickt" werden, auch wenn dies
gut gemeint ist. Die „jungen Dinger" stehen dann verloren herum oder

---

[40] Zum Beispiel die überregionalen Veranstaltungen der „practica-Fortbildung zum
Mitmachen für den Hausarzt und seine nichtärztlichen Mitarbeiter" in Bad Orb.
Auskünfte über *practica*, Postfach, 93150 Nittendorf.

verdrücken sich in die letzte Reihe des Kursraumes. Besonders schlecht ist dies, wenn es sich um Fortbildungsinhalte handelt, die der Praxisinhaber selbst noch nicht ausreichend beherrscht (z. B. Tapen, spezielle Wickeltechniken). Was nützen die mitgebrachten Kenntnisse, wenn der Arzt sie dann in der Praxis selbst nicht anwendet oder weiterhin seinen eigenen Stil pflegt?

Ideal ist es natürlich, wenn der Chef zusammen mit seinen Helferinnen solche Fortbildungsveranstaltungen besucht. Das verleiht in besonderem Maße ein „corporate identity", ein Zusammengehörigkeitsgefühl des Betriebes auch nach außen hin als Praxislogo. „Schaut her, das sind wir mit unserem Chef" (vgl. Abb. B 2.4). Grundsätzlich sollten dann die Helferinnen in einer „schlauen Stunde" (vgl. C 1.1.1) über die wichtigsten Fortbildungsinhalte anhand ihrer Notizen vortragen und die übrigen Kolleginnen informieren.

Auch die Lektüre bestimmter verständlicher medizinischer Übersichtsarbeiten oder von Aufsätzen oder Büchern über Praxisführung ist eine Form der Fortbildung, die der Praxisinhaber immer wieder nutzen sollte, indem er solche Publikationen gezielt heraussucht und an seine Helferinnen weitergibt mit der Bitte, ihm einmal kurz darüber zu berichten.

Die Fortbildung der Arzthelferinnen ist eine *Investition mit Langzeiteffekt.* Vor allem ist es auf diese Weise am ehesten möglich, sich Spitzenkräfte heranzuziehen, deren Leistungsspektrum und -niveau ganz auf die Bedürfnisse der jeweiligen Praxis zugeschnitten sind.

Merke:
Zweitklassiges Personal verhindert erstklassige Erfolge!

1.1.4 Helferinnentransfer und Betriebsausflug

Dies ist inzwischen eine immer wieder gern aufgegriffene Idee des Fachverbandes Deutscher Allgemeinärzte (FDA). Das Konzept ist ebenso einfach wie wirkungsvoll: 2 Praxen, deren Praxisinhaber ein annähernd gleiches Spektrum haben (und sich nicht unbedingt persönlich kennen müssen) schicken für einige Tage jeweils eine Helferin in die jeweils andere Praxis.

Einige Spielregeln gilt es zu beachten, wenn dieser Transfer gelingen soll: da müssen zunächst einmal die Helferinnen selbst für ein solches „Abenteuer" (z. B. „München gegen Hamburg") bereit sein; es sollten persönlich unabhängige und unternehmungslustige Kräfte mit langjähriger Erfahrung sein, die sich einige Zeit zuvor „zusammentelefonieren". Ehrlichkeit, Zuverlässigkeit und Takt sind absolute Voraussetzung, da die Damen in der Wohnung der Kollegin residieren.

Eingefädelt wird das ganze z. B. im Rahmen einer „Praxisbörse" anläßlich der *practica* (s. Fußnote S. 257).

Jeden Tag wird dann telefoniert, damit der Kontakt zur „fernen" Praxis nicht abreißt, oft werden die neugewonnenen Erfahrungen spontan durchgegeben. Dauer des Transfers: 1 Woche nebst Wochenende. Fahrt- und Verpflegungskosten sowie Taschengeld werden jeweils durch den eigenen

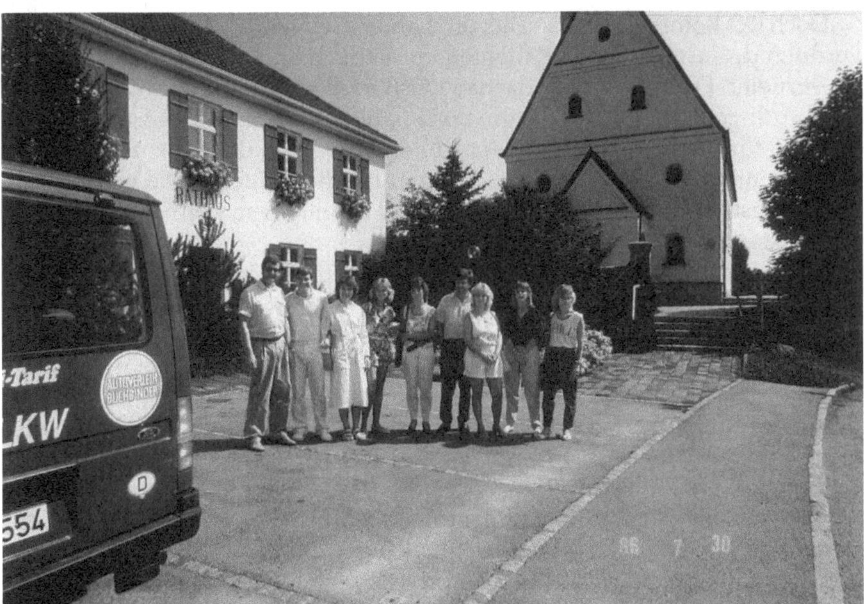

Abb. C 1.3. Betriebsausflug fördert den Zusammenhalt. Hier mit dem Leihbus Besuch der Praxis des ehemaligen Assistenten

Arbeitgeber bezahlt. Versicherungsrechtlich (auch Berufsgenossenschaft!) betehen keine Bedenken.

Ebenfalls durch die Berufsgenossenschaft abgedeckt sind *Betriebsausflüge*, die in manchen Praxen zu einer festen Einrichtung geworden sind. Die Mitarbeiter freuen sich oft schon das ganze Jahr auf den nächsten Ausflug, wenn er originell geplant ist (Abb. C 1.3); es muß ja nicht immer die nicht selten etwas gequält wirkende Weihnachtsfeier sein, warum kann nicht auch einmal unter dem Jahr ein Ausflug mit dem Leihwagenbus in die Praxis des ehemaligen Assistenten oder ein Ausflug ins Grüne mit Besuch einer Freilichtbühnenveranstaltung am Nachmittag auf dem Programm stehen?

Solche Betriebsausflüge werden langfristig schon am Schalter und an der Wartezimmertür angekündigt („Praxis am . . . wegen Betriebsausflug geschlossen. Vertretung Frau Dr. XY"); es ist erstaunlich, wie sehr werktätige Patienten Verständnis für solche Ausflüge haben und oft Tage zuvor und später noch sich nach dem Ausflugsziel erkundigen bzw. wissen wollen, „ob es schön war".

1.1.5 Solidarität im Team

Eine Binsenwahrheit: jeder im Praxisteam macht mal Fehler. Natürlich auch die Mitarbieter – und der Arzt selbst! Häufig handelt es sich um unpräzise (oder glattwegs falsche) Auskünfte an denPatienten, z. B. er könne „gleich morgen" kommen und brauche nicht nüchtern zu sein.

Doch es kommt anders: Die im Labor arbeitende Kollegin fragt den verdutzt dreinschauenden Patienten, er sei doch hoffentlich nüchtern? Dieser verneint. Da hilft nur Solidarität: rasch muß jetzt die Laborantin „auf die Füße springen" und ihre Kollegin „rauspauken", etwa: „Das ist gut so, Herr Jörgens, für die Untersuchung der Mineralsalze und des Blutzuckers brauchen Sie nicht nüchtern zu sein, dagegen für die Blutfette. Die machen wir aber nächste Woche am Montag – und ich nehm' Sie in der Früh' gleich als ersten dran."

Aber auch Solidarität gegen den „Störfaktor Arzt" (vgl. B 2.2.5), der oftmals manchen Terminkalender über den Haufen wirft. Da begegnet der Landarzt in der Raiffeisenbank einem Patienten, der ihn jovial fragt, ob er morgen mal vorbeischauen könne; er wolle aber nicht lange warten, da er da Sitzen nicht vertrage. „Natürlich nehme ich Sie gleich dran", sagt der Doktor gedankenverloren und vergißt, diesen Vorfall in der Praxis seinen Helferinnen zu melden. Prompt kommt am nächsten Tag der (für seine zahlreichen Tricks, Termine zu umschiffen, bekannte) Mann in die Sprechstunde und klagt das sofortige Drannehmen ein. Die Helferinnen wissen nichts von alledem. Der Klient beruft sich auf die Zusage des Arztes. Hier hilft ebenfalls nur *Solidarität und Flucht nach vorn*, indem die Helferin sagt: „Der Chef hat Sie schon angekündigt. Gehen Sie bitte noch ein Weilchen zurück ins Wartezimmer. Ich rufe Sie dann auf."

Natürlich wird dann eine solchermaßen kompromittierte Helferin bei der nächsten Teambesprechung (vgl. C 1.1.1) ihrem „Chef" zu verstehen geben, wer i. allg. für die Terminvergabe zuständig sei.

Merke:
Das Team muß sich als Ganzes empfinden, vom Lehrling bis zur sog. ersten Kraft und bis zum Chef! (Abb. C 1.4).

„Nicht im Regen stehen lassen" ist besonders angesagt, wenn sich Patienten über eine Helferin beklagen. Hier muß dann der Arzt janusköpfig nach beiden Seiten das Gesicht wahren. Zunächst das Abfedern der Vorwürfe: „Das kann ich mir nur schwer vorstellen, gerade bei dieser Kraft. Aber wenn *Sie* es sagen, dann wird es wohl richtig sein." Erst in einer ruhigen Stunde folgt die Aussprache mit der betreffenden Helferin, der man zunächst die Chance einräumen sollte, die eigene Version darzustellen.

1.1.6 Delegieren

Jeder Arzt wird heute vom ersten Tag der Niederlassung an mit einem derartigen Wust an medizinfernem Bürokratismus überschüttet, daß er sich nur noch durch bewußtes Delegieren bestimmter Tätigkeiten an qualifizierte Helferinnen in der Praxis neue und freie Zeiträume schaffen kann.

Merke:
„Wer selbst arbeitet, verliert leicht die Übersicht."   (Kroatisches Sprichwort)

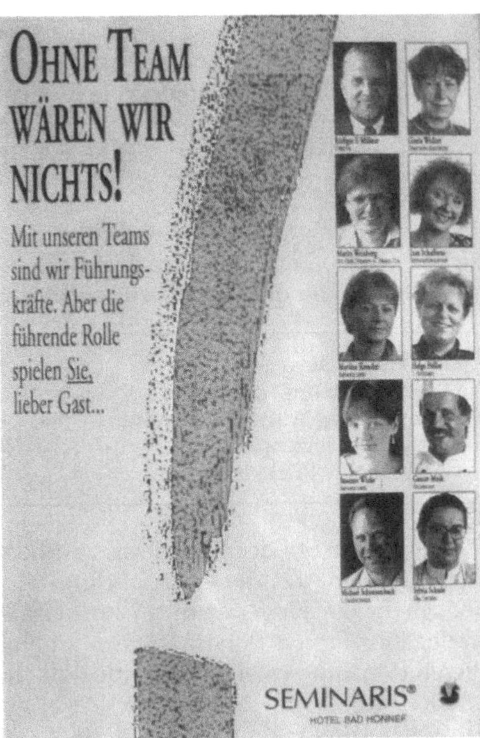

Abb. C 1.4. „Ohne Team wären wir nichts!" Was für einen Hotelkonzern billig ist, sollte gerade für die Arztpraxis recht sein

Jede Form des Delegierens setzt auch das Vertrauen in die Erledigung des Aufgetragenen voraus. Prüfen Sie also zunächst, ob und wieweit Sie die Erledigung dieser oder jener Aufgabe Ihren Mitarbeitern anvertrauen können. Wenn Sie dies bejahen, was sollte Sie hindern, den Auftrag zu delegieren?

1.1.6.1 Kampf dem Helfersyndrom

Zu leicht wird Delegieren mit „Anschaffen" verwechselt – oder aber, es wird nur halbherzig und mit einem Seufzer delegiert: „Ich muß mich eh um alles kümmern." Gerade dieses *„Helfersyndrom"*, dieses *„Ohne-mich-geht-eh-nichts"* blockiert häufig die Bereitschaft der Helferinnen, Verantwortung zu übernehmen. „Warum soll ich auch? Es ist ja eh die Chefin da."

Jedes Delegationssystem in der Praxis kann aber nur dann reibungslos funktionieren, wenn sich der Praxisinhaber der *goldenen Dreierregel* für eine Auftragserteilung bedient:

Regel 1

Der Auftrag muß namentlich an eine bestimmte Arzthelferin delegiert werden: „Fräulein Petra, würden Sie bitte . . .!"

Eine solche Anweisung kann mündlich oder schriftlich (z. B. in einem Praxisauftragsbuch) erfolgen, sie muß klar und unmißverständlich formuliert sein, so daß die Helferin bei Zweifel sofort nachfragen kann. Der Auftrag muß überschaubar und für die Betreffende zu bewältigen sein.

Regel 2
Es muß von vornherein eine feste Frist für die Auftragserledigung gesetzt werden. Also nicht: „Könnten Sie irgendwann einmal, wenn Zeit ist . . .?", sondern unmißverständlich: „. . . bis heute nachmittag zum Beginn der Sprechstunde . . ." oder „. . . bis Freitag abend . . .".

Regel 3
Auftragserledigung und -durchführung müssen durch die Helferin bestätigt werden: „Sagen Sie mir bitte, wann der Laborbedarf geliefert wird" oder: „. . . wann der Installateur zur Reparatur des Waschbeckens kommt."

Goldene Dreierregel:
Delegation in der Arztpraxis:
– namentliche Auftragserteilung,
– feste Frist setzen,
– unbedingte Rückkoppelung.

Durch diesen Stil des Delegierens und der Auftragserteilung ist gewährleistet, daß der Arzt die Übersicht und die Fäden in der Hand behält, ohne jedoch in ein Helfersyndrom zu verfallen. Das schließt auch nicht aus, Delegationen von Praxisaufgaben an Helferinnen gelegentlich zu kontrollieren (Vertrauen steigt bekanntlich durch Kontrolle).

1.1.7 Führungsstil

Professionelle Praxisführung bedeutet letztlich kompetente Personalführung. Der geschickte Umgang mit Menschen gehört ohnehin zu den Grundvoraussetzungen ärztlicher Tätigkeit überhaupt (vgl. C 2). Die persönliche Art der *Mitarbeiterführung* hat unmittelbare Auswirkungen auf Leistung, Arbeitsklima und Beziehungsstrukturen.

Häufig sind es dieselben Fehler, die dem Arzt in der Personalführung unterlaufen und die es konsequent zu bekämpfen gilt [7]:

– Der Arzt hat schlechte Laune und läßt diese an seinen Arzthelferinnen aus.
– Der Arzt sammelt „Negativrabattmarken" gegen eine bestimmt Helferin.
– Eine Arzthelferin wird „abgekanzelt".
– Bei offensichtlichen Mißstimmungen und Disharmonien im Personalgefüge verfolgt der Arzt eine „Vogel-Strauß-Politik".
– Kritik wird über Dritte vermittelt.
– Der Arzt übt Kritik, duldet jedoch keinen Widerspruch.
– Kritik wird allgemein und pauschal formuliert.
– Der Arzt zeigt seine persönliche Antipathie gegen eine bestimmte Helferin.
– Der Arzt ist unfähig zur Selbstkritik.

Der Arzt als Personalchef sollte sich einer individuellen Führungsstrategie bedienen. Stellenbeschreibung (vgl. A 1.1.6.1), spezielle Aufgabenzuweisungen (vgl. C 1.1.6.1), Delegation von Verantwortung (vgl. C 1.1.6) und

Förderung von persönlicher Kompetenz sind ebenso gefragt wie die Vermittlung betriebswirtschaftlicher Rahmenbedingungen.

Der *positive Führungsstil* verlangt v. a. einen festen Willen, Konsequenz und natürlich auch Übung. Das bedeutet, viele negative seelische Programme, die man im Laufe der Zeit erworben hat, durch positive zu ersetzen (vgl. Abb. C 1.2, S. 254). Aufgrund von verhaltenspsychologischen Erkenntnissen weiß man, daß durch ständige Wiederholung sich ein bestimmtes Verhalten auch auf das seelische Grundbefinden auswirkt [12].

Verschiedene Situationen verlangen unterschiedliche Führungsstile (autoritär, kollegial, kooperativ, „laissez faire"). Je nach fachlicher Kompetenz und aktueller Motivation der Helferin kann der Arzt seine Vorstellungen rational umsetzen. Das Idealziel „Können und Wollen" wird zum einen durch förderndes Fordern, zum anderen eher durch kontrolliertes Helfen erreicht.

In der Bedürfnishierarchie der Mitarbeiter nehmen

— Selbständigkeit,
— Entscheidungsfreiheit und
— Selbstverwirklichung

einen Spitzenplatz ein. Eine auf diese Ansprüche abzielende individuelle Wahl des Führungsstils bezweckt die höchstmögliche Effektivität in einer spezifischen Situation (= *situatives Führen*).

Dem Arzt selbst als Führungskraft kommt eine Art Vorbildfunktion zu, der er sich kaum entziehen kann. Unbewußt wird seine Persönlichkeit in weiten Bereichen geradezu kopiert. Wie der „Chef" sich in Konfliktsituationen verhält, wie er sich äußert, welche Hobbys er pflegt und wie er insgesamt auftritt, ob er liebenswürdig, höflich oder autoritär oder nervös, ob er egozentrisch oder offensichtlich auf das Gemeinwohl ausgerichtet in Erscheinung tritt, dies alles hat einen außerordentlichen Einfluß auf die Mitglieder und natürlich auch auf sein „Image" [3].

Merke:
Die jeweilige Persönlichkeitsstruktur des Arztes sollte in Übereinstimmung mit den Mitarbeitern das Bild der Praxis nach außen hin repräsentieren! [8]

Ratschläge an den Arzt als Chef [2]:
— Informieren Sie Ihre Mitarbeiter über Grundlegendes!
— Geben Sie jedem Mitarbeiter eine klare Übersicht über seine Aufgaben!
— Nehmen Sie seine Selbständigkeit ernst!
— Reden Sie nicht immer als erster, sondern lassen Sie zuerst den Mitarbeiter zu Wort kommen!
— Versprechen Sie nichts für einen zu frühen Zeitpunkt!
— Schaffen Sie mehr Ordnung!
— Lassen Sie sich weniger gefallen!
— Werden Sie sich konkret darüber klar, worüber Sie sich nicht mehr ärgern wollen („Anti-Ärger-Programm")!
— Gehen Sie ein Minimum an Verpflichtungen und Verknüpfungen ein!
— Behandeln Sie Ihre Mitarbeiter nicht aggressiv!

> **Merke:**
> Aggressives Verhalten des Chefs reduziert die Energien der Mitarbeiter, also die der wichtigsten Ressource eines Unternehmens.

1.1.8 Die Helferin als Patient

Nicht wenige der Ärzte, v. a. Allgemeinärzte, sind zugleich auch der „Hausarzt" ihrer Helferinnen. Das ist Verpflichtung und Herausforderung zugleich.

Sollte der Arzt seine eigenen Helferinnen behandeln? Arzthelferinnen sind wie Ärzte und andere Gesundheitsarbeiter eine gesundheitlich gefährdete Gruppe. Der Ganzheitsmediziner Dr. Machens meint, oft wollen die Helferinnen einfach nur Zeit sparen und suchen daher den Praxisinhaber auf, der während der Arbeitszeit der am leichtesten zu erreichende Arzt sei. Immer wieder besteht dann die Versuchung, auf die schnelle ein Rezept zu schreiben, das eine Patientin von außen so nicht bekommen würde [6].

Notwendige Nachkontrollen werden oft nicht ganz so ordentlich durchgeführt, weil man eine Patientin vor sich hat, die man täglich sieht und gut „durchschaut". Möglicherweise unterschätzt man daher den Krankheits- und Leidensdruck der Patienten – oder aber man ist übervorsichtig und schreibt öfter krank, als einem lieb ist.

Die Behandlung von Helferinnen gehört (wie übrigens diejenige von Angehörigen oder Fremden) zur hohen Schule der ärztlichen Betreuung. Wer diese besonders verantwortungsvolle Herausforderung beherrscht, wird auch eine besondere ärztliche Befriedigung daraus ziehen.

1.2 Besonders qualifizierte Mitarbeiter

Die modern geführte Praxis muß sicherlich auch den vielfältigsten Aspekten des Marketings und Mangements gerecht werden. Dies stellt erhebliche Anforderungen an das gesamte Praxisteam. Die Patienten werden anspruchsvoller; sie erwarten mehr als gute Worte und ein Rezept, sie erwarten einen *kompletten Service*. Von den Praxisinhabern sind diese Aufgaben sicherlich allein nicht mehr zu bewältigen. Zudem hat sich auch das Ausbildungsangebot der Arzthelferinnen an den Berufsschulen noch nicht auf diese neuen Anforderungen in der Praxis eingestellt.

Es bietet sich daher an, dem Arzt kompetente, speziell ausgebildete Kräfte an die Seite zu stellen, die ihn unterstützen, entlasten und welche diese neuen nichtärztlichen Aufgaben einer Praxis eigenverantwortlich wahrnehmen.

1.2.1 Leistungen nach Standard–Spektrum–Highlights

Eine Arbeitsgruppe des Fachverbandes Deutscher Allgemeinärzte (FDA) hat sich jahrelang mit der Erarbeitung einer Empfehlung befaßt, welche bestimmte Tätigkeiten und Aufgabengebiete für Arzthelferinnen beschreibt

Übersicht C 1.2. Leistungen von Arzthelferinnen in Allgemeinpraxen nach Standard–Spektrum–Highlights in Abhängigkeit von ihrer Schwierigkeit sowie den theoretischen und praktischen Kenntnissen und Fertigkeiten der Helferin nach den Empfehlungen des Fachverbandes Deutscher Allgemeinärzte (FDA) [1]

Leistungsstandard (Beispiel)

Belastungstests, einfache (z. B. 10 Kniebeugen),
Blutdruckmessung, beide Arme (Beine), auch Kinderblutdruckmessung,
    ein Arm, auch Anlegen und Abnehmen eines automatischen Langzeitblut-
    druck-Meßgerätes (ABDM),
Fußpflege,
Gipsabnahme,
Infusion am Arm abnehmen und anlegen (unter Aufsicht),
Inhalationstherapie (Bronchitiskessel, Kopfdampfbäder),
Injektionen (i.m., s.c.),
Intermittierende Kompressionstherapie mit Apparat,
Kapillare Blutentnahme,
Kältepackung,
Langzeit-EKG anlegen und abnehmen,
Messen (Körpergröße, Brustumfang, Leibesumfang, Beinumfang, Gewicht),
Mikrowelle, Kurzwelle, evtl. Ultraschall, Reizstrom, Extension, Lichtkasten bedienen,
Wärmepackungen verschiedenster Arzt,
Belastungs-EKG (Stufentest),
Salbenverband nach Prellung,
Schellong-Test durchführen, aufzeichnen,
Schienenverbandabnahme, Wiederherrichten der Schiene,
Schreibmaschine schreiben,
Sehtest, einfacher (z. B. mittels Bildtafeln, Farbsehprüfung, Verwendung der
    Niedentafeln, auch für Kinder),
Trockenchemische Analysen, z. B. mittels Reflotron,
Ultraschalltherapie,
Urinkeimzahlbestimmung mittels Nährböden,
Urinstreifentest,
Urinsediment, auch semiquantitativ, herstellen und beurteilen,
Verbandabnahme,
Wiegen, auch Säuglinge.

Leistungsspektrum (Beispiele)

Aknebehandlung,
Assistenz bei Gipsanfertigung und Operationen,
Assistenz bei Proktoskopie und Rektoskopie mit Biopsie,
Belastungs-EKG-Assistenz,
Bewegungsübungen,
Blutzuckerbestimmungen (naßphotometrisch),
Erstversorgung einer kleinen Schürfwunde,
Faden- und Wundklammernentfernung,
Gipsschienen wiederherrichten und anlegen,
Hörtest,
Injektion von Insulin oder niedermolekularem Heparin s.c.,
Iontophorese,
Katheterspülung bei liegendem Katheter,
Kompressionsverbandanlegen (z. B. Fischer-Verband),
Reizstromtherapie,
Schienen wiederanlegen,

> **Übersicht C 1.2.** (Fortsetzung)
>
> **Leistungsspektrum** (Beispiele)
>
> Spirometrie einschl. Broncholysetest,
> Venöse Blutentnahme,
> Verbanderneuerung,
> Wechsel der Infusionsflasche bei liegender Kanüle,
> Wiederanlegen einer neu hergerichteten Gipsschiene,
> Wundreinigung,
> Verband nach Wundversorgung.
>
> **Highlights** (Beispiele)
>
> Dauerkatheter legen,
> Differentialblutbildbeurteilung,
> Diätberatung speziell bei Diabetikern, Fettsstoffwechselstörungen, Kostberatung
>   und Aufbau für Säuglinge,
> Gipsabnahme mit elektrischer Säge (oder Kochsalzlösung),
> Gipsschiene neu anfertigen,
> Gram-Färbung,
> i.v.-Injektion (Achtung: Hyposensibilisierung ist nach Auffassung des Fachver-
>   bandes Deutscher Allgemeinärzte (FDA) ausschließlich Ärzteleistung!),
> Infusion am Arm anlegen,
> Kompressionsstrumpfanmessung,
> Nativpräparatebeurteilung,
> Resistenzbestimmung,
> Röntgenaufnahmen,
> Versorgung einer kleinen sekundär heilenden Wunde (z. B. Wundbad),
> Zerumenentfernung durch Spülung.

[1]. Diese Empfehlungen (vgl. A 2.5.6) sind in Abhängigkeit von der Schwierigkeit der zu erbringenden Leistungen sowie den theoretischen und praktischen Kenntnissen und Fertigkeiten, aufgegliedert in Standard–Spektrum–Highlights, zu sehen (Übersicht C 1.2).

1.2.2 Die leitende Helferin

Gerade wenn mehrere Ärzte zusammen eine Praxis führen, ist die Zwischenschaltung einer Weisungsebene bei den Helferinnen selbst nützlich. Solche Helferinnen können auf der einen Seite Wünsche des Personals gesammelt vortragen und auf der anderen Seite zur effektiven Umsetzung der ärztlichen Direktiven beitragen. Ein besonderes, typisches Aufgabengebiet für eine erfahrene Helferin ist die *Schulung von Auszubildenden*. Hier schafft meist alleine schon der Altersabstand günstige Voraussetzungen für die *Lehrfunktion*. Wichtig ist auch die regelmäßige Besprechung mit dem Arzt, v. a. während der ersten 3 Monate neuer Hilfskräfte, wenn zu klären ist, inwieweit die Einstellungsentscheidung richtig war (unbeschränkte Kündigung in den ersten 3 Monaten [vgl. A 1.1.6.11]) [9].

1.2.3 Arztfachhelferin

Die *Arztfachhelferin* ist eine besonders qualifizierte Mitarbeiterin des Arztes, die ihre in der Ausbildung erworbenen Fertigkeiten und Fachkenntnisse durch eine besondere Fortbildungsmaßnahme erweitert und vertieft. Die Fortbildung ist berufsbegleitend und endet nach 2 Jahren mit einer Prüfung. Sie umfaßt 340 h theoretische und praktische Unterweisung, die in enger Kooperation mit berufsbildenden Schulen von bestimmten Ärztekammern (z.B. Ärztekammer Westfalen-Lippe) angeboten wird. Nach bestandenem Abschlußverfahren bescheinigt die Kammer die erfolgreiche Teilnahme an der Fortbildungsmaßnahme durch ein Prüfungszertifikat. Erfahrungsgemäß muß mit rund 1800 DM Lehrgangskosten und 200 DM Prüfungsgebühr gerechnet werden. Hilfen nach dem Arbeitsförderungsgesetz sind möglich (Auskünfte über das zuständige Arbeitsamt).

Die Bezeichnung „Arztfachhelferin" ist nicht geschützt. Dennoch kann (und sollte) der rechtmäßig erworbene Titel durch die betreffende Kraft geführt werden.

Eine solche Einteilung in Leistungsbereiche soll nach Auffassung des FDA sowohl der Arzthelferin als auch dem Arzt als Praxisinhaber den Grad der Schwierigkeit und der vorauszusetzenden Kenntnisse, Fertigkeiten und Erfahrungen veranschaulichen und ggf. die Helferin zu entsprechender Fortbildung anregen. Der FDA ist sich bewußt, daß die Definition einer solchen „Arztfachhelferin" nicht ausschließlich auf den medizinischen Bereich reduziert werden darf, zumal schätzungsweise die Hälfte der Helferinnentätigkeit in den Praxen auf Organisation, Management und Marketing entfällt. Das Fernziel all dieser Überlegungen ist die „Arztfachhelferin für Allgemeinmedizin" mit entsprechender Fortbildung und den hierfür erforderlichen Prüfungsqualifikationen.

1.2.4 Praxisassistentin

Die Praxisassistentin[41] nimmt in der Arztpraxis eine neue Position ein, nämlich zwischen Arzt und Arzthelferinnen (Abb. C 1.5).
Die Aufgaben gehen in 3 Richtungen:

Gegenüber dem Arzt

– Hilfestellung und Unterstützung bei Diagnostik und Therapie sowie bei der Therapiekontrolle;

---

41 Um Arzthelferinnen auf ihre künftige Tätigkeit als Praxisassistentin vorzubereiten, werden auf Initiative der „Arbeitsgemeinschaft Gesundheit für alle" e.V. (Abschluß: Praxisassistentin) sowie einiger regionaler KVen (Abschluß: Arztfachhelferin) Vorbereitungsseminare angeboten (Anschrift: Arbeitsgemeinschaft „Gesundheit für alle" e.V., Brookweg 95, 48282 Emsdetten). Da die Arbeit einer Praxisassistentin nur dann erfolgversprechend sein kann, wenn alle Beteiligten eng kooperieren und wenn Ziel und Gestalt der künftigen Arbeit festgelegt sind, werden in diese Ausbildung auch die Praxisinhaber einbezogen.

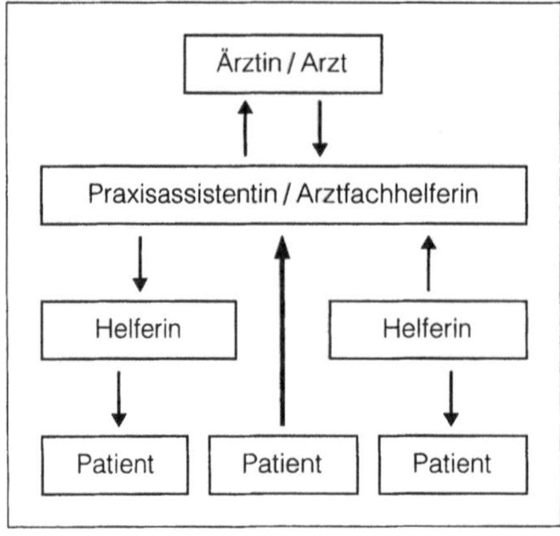

Abb. C 1.5. Die neue Praxisstruktur. Die Stellung der Praxisassistentin bzw. Arztfachhelferin im Team (Dr. med. K. Wahle)

- Übernahme von Verwaltungsaufgaben (Abrechnung, Personalwesen, Dokumentation, Materialbestandskontrollen etc.) unter der Verantwortung des Arztes;
- Herstellung und Pflege von Außenkontakten im kaufmännischen und fachlichen Bereich;
- Erarbeitung von Strategien und Problemlösungen im Bereich des Praxismarketings;
- verlängerter Arm des Arztes in der Praxis;
- Mitarbeit in der Personalauswahl und -entwicklung;
- Führung der Mitarbeiter.

Gegenüber den Arzthelferinnen

- fachliche Beratung und Anleitung;
- partnerschaftliche Führung.

Gegenüber den Patienten

- Ansprechpartner in allen Fragen, in denen ein Arztkontakt nicht notwendig ist;
- Betreuung vor dem Arztkontakt;
- Betreuung von „schwierigen" Patienten (vgl. C 2.2.3) während des Praxisbesuches;
- Übernahme von Teilaufgaben im Rahmen der Gesundheitsberatung, soweit dies rechtlich zulässig und fachlich sinnvoll ist;
- Bindung von Patienten;
- Patienteninformation über spezielle Angebote der Praxis.

Viele dieser Aufgaben werden heute vom Praxisinhaber ausgeführt. Die Weiterbildung einer erfahrenen Arzthelferin zur Praxisassistentin entlastet den Arzt und schafft Raum, um neue Konzepte im Bereich der Gesundheitsberatung zu verwirklichen.

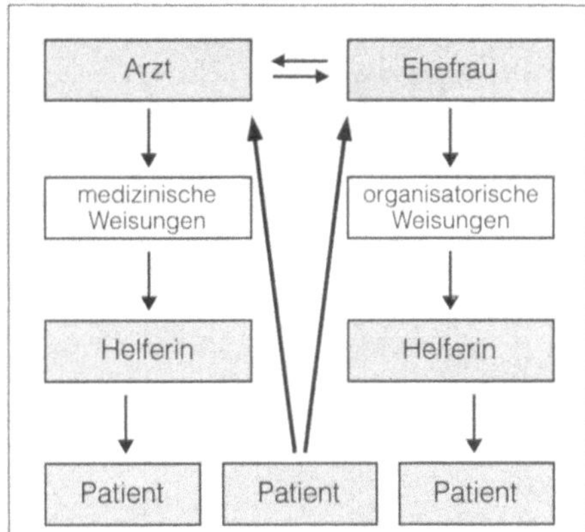

Abb. C 1.6. Die in der Praxis mitarbeitende Ehefrau und ihre Stellung gegenüber dem Arzt, den Helferinnen und den Patienten
(Dr. med. K. Wahle)

1.2.5 Die Arztehefrau als Personal- und Organisationsleiterin

In vielen Praxen wäre ein effizienter Praxisablauf nicht aufrechtzuerhalten, wenn nicht die Ehefrau (in seltenen Fällen auch der Ehemann!) oder der sonstige Lebenspartner des Praxisinhabers mitarbeiten würde.

Freilich – was der Praxisinhaber selbst (oder einige treue Patienten) an der mitarbeitenden Ehefrau als „Seele des Ganzen" schätzen, mag nicht immer auf die ebenso ungeteilte Gegenliebe bei den übrigen Praxismitarbeitern stoßen. Allzuoft steht der (unausgesprochene) Vorwurf im Raum, die Position der Ehefrau im Praxisteam stützt sich weniger auf ihre Kenntnisse als vielmehr auf die „besondere Nähe zum Chef".

Die mögliche Problematik des mitarbeitenden (Ehe)partners im Praxisteam wurde ausführlich in A 1.1.6.5 besprochen. Es ist daher wichtig, daß von Anfang an der mitarbeitenden Ehefrau eine ganz genau definierte Position im Praxisteam zugewiesen wird, beispielsweise als *Personal- und Organisationsleiterin* (Abb. C 1.6).

Der Fall
    Dr. med. Durchblick hat vor 10 Jahren die Praxis seines Schwiegervaters übernommen. Seine Ehefrau als gelernte pharmazeutisch-technische Assistentin (PTA) nahm von Anfang an die Organisation der Praxis und die Personalpolitik in die Hand. Sie sagt: „Die Helferinnen meines Vaters haben noch die Einstellung: der Patient stört eigentlich nur den Praxisablauf."
    Das hat sich inzwischen gewaltig geändert: „Aus dem pharmazeutischen Bereich heraus ist für mich eine kundenorientierte Einstellung selbstverständlich. Dieses Denken herrscht nun auch in unserer Praxis."

Das Konzept
— Arzt und Ehefrau nehmen in der Praxis beide Chefpositionen ein. Diese sind jedoch klar abgegrenzt: Er ist im ärztlichen Bereich allein verantwortlich, sie hingegen in der Praxisorganisation. Diese klare Trennung wird auch gegenüber den Helferinnen stets eingehalten.
— Die Ehefrau ist durch ständige Weiterbildung topfit in den Bereichen Abrechnung, Praxismanagement und Personalführung. Nur durch diese Professionalität sichert sie sich die uneingeschränkte Akzeptanz der Helferinnen.

<table>
<tr><td colspan="2">Übersicht C 1.3. Merkmale, die eher für oder gegen den Betrieb einer Weiterbildungspraxis sprechen</td></tr>
<tr><td>Für</td><td>Gegen</td></tr>
<tr><td>Mittlere bis große Praxis,</td><td>Wenig Behandlungsfälle,</td></tr>
<tr><td>breites Leistungsspektrum,</td><td>sog. Außenseiterpraxen,</td></tr>
<tr><td>viele Hausbesuche bei akut und chronisch Kranken,</td><td>geringe Hausbesuchstätigkeit,</td></tr>
<tr><td>Gemeinschaftspraxen,</td><td>Ein-Mann-Praxis ohne Angestellte,</td></tr>
<tr><td>Landpraxen, Stadtpraxen mit hohem Ausländeranteil,</td><td>Überwiegend Privatpatienten oder Psychotherapie,</td></tr>
<tr><td>Praxen mit nachfolgender Praxisübergabe,</td><td>Praxisaufgabe,</td></tr>
<tr><td>ausreichend Räume, mindestens 2 Sprechzimmer,</td><td>fehlende Räumlichkeiten,</td></tr>
<tr><td>Aufgeschlossenheit, pädagogischesGeschick, kollegiale Zusammenarbeit</td><td>Ablehnung einer Lehrpraxistätigkeit durch den Ehepartner des Praxisinhabers</td></tr>
</table>

- Außer im medizinischen Bereich gibt der Arzt keine direkten Anweisungen an die Helferinnen. Umgekehrt signalisieren „die Chefs" auch Einigkeit und lassen sich keinesfalls gegenseitig ausspielen („Der Herr Doktor hat aber gesagt ...")
- Durch regelmäßige Teambesprechungen und die Vorbildfunktion des Chefs („Wir billigen den Mitarbeitern das zu, was wir uns selbst auch erlauben!") entsteht ein gegenseitiges Vertrauensverhältnis.
- Die autarke Chefposition der Ehefrau wird vertraglich abgesichert. Bei Eintritt eines Partners in die Praxis verpflichtet sich dieser, die Leitungsfunktion der Ehefrau zu akzeptieren.

1.2.6 Der Weiterbildungsassistent

Damit der Facharzt für Allgemeinmedizin die medizinischen Aufgaben, die ihm im Rahmen der Primärversorgung zufallen, kompetent erfüllen kann, muß er sich darauf ebenso umfassend vorbereiten wie jeder andere Spezialist auch. Eine solche curriculare mehrjährige Weiterbildung erfolgt in Klinik und Praxis.

Als Folge des Gesundheitsstrukturgesetzes (GSG) ist seit dem 1. 1. 1994 eine 3jährige Mindestweiterbildungzeit sowie eine 6wöchige Seminarweiterbildung für den künftigen Facharzt für Allgemeinmedizin vorgeschrieben, wovon mindestens 12 Monate und maximal 18 Monate Weiterbildungzeit in einer Allgemeinpraxis abzuleisten sind. Der Praxisinhaber selbst muß *die Befugnis zur Weiterbildung* besitzen. Am Ende der Weiterbildung steht die Facharztprüfung.

Während bis in die Mitte der 90er Jahre nur 20 % aus der Gruppe „Allgemeinärzte / praktische Ärzte" eine qualifizierte Weiterbildung als Facharzt für Allgemeinmedizin durchlaufen hatten (und die überwältigende Mehrheit sich als praktische Ärzte niederließen), ist künftig in Deutschland mit jährlich 2000–6000 Jungärzten zu rechnen, die eine Weiterbildung in allgemeinmedizinischen Praxen absolvieren müssen. Es ist daher für den Praxisinhaber, der noch nie einen Assistenten beschäftigt hatte, wichtig, sich möglichst früh mit den Konsequenzen auseinanderzusetzen, die sich mit der Anstellung eines *Weiterbildungsassistenten* ergeben. Nicht jede Praxis eignet sich als Weiterbildungspraxis (Übersicht C 1.3).

Die Beschäftigung eines Assistenzarztes kann jedoch nicht nur eine gewisse Belastung für den Praxisinhaber (aber auch für die Mitarbeiter und die Patienten) bedeuten, sondern zugleich auch eine gute Einübung in die interkollegiale Teamarbeit darstellen und dem „Chef" vor Augen führen, wie weit er langfristig der geeignete Partner in einer Gemeinschaftspraxis (vgl. A 1.1.3.2) wäre. Zudem kann ein Weiterbildungsassistent, besonders wenn er sich schon einige Wochen in die Praxisroutine „eingespielt" hat, durchaus eine spürbare Entlastung für den Praxisinhaber darstellen und letztlich zum Streßabbau beitragen.[42] Grundsätzlich muß der Praxisinhaber jedoch davon ausgehen, daß er einen Assistenzarzt in der Weiterbildung zum Facharzt beschäftigt und keinen routinierten Praxisvertreter (vgl. A 2.6.3.2), der selbständig und ohne Aufsicht des Praxisinhabers die ganze Praxis „schmeißt". Im übrigen verbietet das Vertragsarztrecht die Beschäftigung eines Assistenten zum Zweck, die eigene Praxis auszuweiten.

Literatur

1. Arbeitsgruppe Arzt-Fachhelferin im Fachverband Deutscher Allgemeinärzte (FDA) e.V. (1992) Was darf und soll die Arzthelferin im medizinischen Bereich einer Allgemeinpraxis alles tun? Allgemeinarzt 14: 1543–1544
2. Caeser A (1988) Personal-Strategien. Vom richtigen Umgang im Praxisteam. Optima-Verlag, Gröbenzell
3. Corell W (1987) Menschen durchschauen und richtig behandeln. Moderne Verlagsgesellschaft, München
4. Ernst B (1987) In: Brendan-Schmittmann-Stiftung: Die Arzthelferin und ihr Berufsalltag. NAV, Köln
5. Gross GF (1988) Praxisideenbuch. Ideen und Systeme für die professionelle Organisation und Führung der Arztpraxis, 4. Aufl. Ecomed, Landsberg
6. Machens R (1994) Ganzheitliche Praxisführung. Organisation, Naturheilverfahren, Psychosommatik. Schattauer, Stuttgart New York
7. Michels W (1992) Der Arzt als Chef. Periskop 21: 15–16
8. Neubig H, Schmidt-Schaun P (1995) Technik der ärztlichen Gesprächsführung. Modelle – Beispiele – Übungen. Reihe Praxishilfen (Hrsg. Mader FH) Bd. 18. Kirchheim, Mainz
9. Stemmermann W (1993) Der Arzt und sein Team. Die erfolgreiche Mitarbeiterführung in der Praxis. Springer, Berlin Heidelberg New York Tokyo
10. Wahle K (1993) Die EDV in der Arztpraxis. Einstieg, Möglichkeiten und Grenzen. Allgemeinarzt 15: 370–381
11. Wahle K (1994) Die Hausarztpraxis der Zukunft. Allgemeinarzt 16: 1250–1252
12. Werk R (Hrsg) (1993) Arztpraxis-Management. Zuckschwerdt, München
13. Ziemer H (1995) Der Arzt als Arbeitgeber. Freizeit und Überstunden. Allgemeinarzt 17: 1254–1256

---

[42] Ausführlich zum Komplex „Der Assistenzarzt in der Allgemeinpraxis" in der völlig neubearbeiteten 2. Auflage des Buches von Mader FH und Weißgerber H (1996) Springer, Berlin Heidelberg New York Tokyo; u. a. arzt- und vertragsarztrechtliche Aspekte, Erteilung der Weiterbildungsbefugnis durch die Kammer und der Weiterbildungsgenehmigung durch die KV, wirtschaftliche und steuerliche Aspekte, vertrags-, tarif-, versicherungsrechtliche und organisatorische Aspekte.

Die Begegnung mit dem kranken Menschen, dem Patienten, gehört zu den Grundbedingungen jeglicher ärztlicher Berufsausübung. Schier unüberschaubar differenziert können die Menschen in ihrer biopsychosozialen Integrität sein und in ebenso vielfältiger Weise ärztlicher Hilfe bedürfen.

Dabei setzen die Betroffenen i. allg. eine hohe fachliche Kompetenz in Diagnostik und Therapie quasi als selbstverständlich voraus (vgl. A 2.7.3). Was jedoch die Bindung des Patienten an „seinen" Arzt betrifft, wird letztlich durch andere Faktoren bestimmt, wie das *Auftreten und die Persönlichkeit des Arztes.*

Eines der wesentlichen Geheimnisse dessen, was einen erfolgreichen Arzt ausmacht, ist auch die Art, wie er mit dem Patienten umgeht und ihn führt. Vieles ist schon darüber in der einschlägigen Literatur geschrieben worden. Aufgabe dieses Buches ist es, sich auf jene Formen der Patientenführung zu beschränken, die zum Image und Konzept des modernen, zukunftsgerichteten „Unternehmen Arztpraxis" gehören. Aber auch die Motivation der Helferinnen durch den Arzt selbst ist Teil der Patientenführung. Die Mentalität „Was will denn der hier? Der hat ja nichts!" verrät, wie wenig Empathie die Betreffende besitzt und wie schwer es ihr fällt, trotz aller Vorbehalte auf den Patienten offen zuzugehen.

2.1 Patientengruppen

Die Organisation von Gruppensprechstunden (vgl. B 3.3.1 und B 3.3.2) gehört sowohl in den Bereich des Praxismarketings als auch in das weite Feld der Patientenführung. Neigungsbezogen und entsprechend der persönlichen Kompetenz des Praxisinhabers können hier verschiedene Zielgruppen durch Seminarangebote mobilisiert werden (vgl. ausführlich in B 3.3.1).

Die allermeisten *Gruppensitzungen* kann der Arzt nicht über die gesetzlichen Krankenkassen abrechnen (Ausnahmen: Koronarsportgruppen, Diabetikerschulung, autogenes Training). Der Doktor sollte sich daher sorgfältig überlegen, wie weit er ein solches Angebot nur als reine Imagepflege und als kostenlosen Praxisservice versteht oder ob er nicht eine gewisse finanzielle Selbstbeteiligung des Patienten voraussetzt, letztlich auch, um dem Image entgegenzuwirken: „Was nichts kostet, ist nichts wert."

Die Einladung zu den verschiedenen Gruppensprechstunden sollte stets persönlich erfolgen. Hierzu bieten sich nicht nur die Rezeption und das Sprechzimmer des Arztes an, sondern auch der Laborbereich. Im Rahmen der routinemäßigen Blutentnahme (Blutzucker, verschiedene Risikoprofile) können die Patienten (mündlich oder durch vorgefertigte Hinweiszettel mit Rückmeldemöglichkeit) aktiviert werden.

Auch wenn die Helferin als Gruppenleiterin fungiert (vgl. Abb. B 3.4), ist die Anwesenheit des Arztes für eine persönliche Begrüßung und kurze Einführung immer empfehlenswert. Oft entsteht im Verlauf der Seminare so etwas wie ein echter Teamgeist, so daß die Patientengruppe im Idealfall in eine Selbsthilfegruppe (vgl. B 3.3.2) übergeführt werden kann.

2.2 Das Gespräch mit dem Patienten

Umfragen unter Patienten fördern immer wieder den Vorwurf zutage, die Ärzte ließen sich bei ihren Gesprächen mit den Kranken keine Zeit. Der Patient fühlt sich zuwenig informiert oder gar schlecht betreut.

Die Ursache für eine solche Disharmonie liegt gar nicht so häufig im Zeitmangel oder in einer ungenügenden Patientenbetreuung des Arztes begründet, sondern vielmehr in einer schlechten und unprofessionellen *Gesprächsführung durch den Arzt*. Jedes Gespräch mit dem Patienten sollte daher bewußt so gestaltet werden, daß es nicht zu einem Arztmonolog gerät, sondern als *Arzt-Patienten-Dialog* geführt wird.

2.2.1 Gesprächseröffnung

Viele Patienten sind beim Betreten des Sprechzimmers unsicher, gehemmt, ängstlich oder verlegen; daher kommen den ersten Worten des Arztes gleich bei der *Begrüßung des Eintretenden* sowie der *Einleitung des Gespräches* entscheidende Bedeutung zu.

Jeder Arzt muß ein sensibles Gespür dafür entwickeln, in welcher körperlichen und seelischen Verfassung der Kranke das Sprechzimmer betritt und wie er verbal anzufassen ist. Einen Patienten, der mit gebeugten Schultern und allen Zeichen der depressiven Verstimmung in das Sprechzimmer schlurft, mit den fröhlich-munteren Worten anzureden: „Guten Tag, Herr Meier, Sie sehen ja heute aus wie das blühende Leben!" ist sicher ein nicht wieder gutzumachender Fehler in der Gesprächsführung, aber genauso auch die Einleitung: „Mein Gott, Herr Schulze, Sie sehen aber heute schlecht aus!", wenn derselbe Herr mit beschwingtem Schritt und vor Vitalität strotzend ins Sprechzimmer tritt.

Der Patient muß also genau angeschaut werden, damit der vom Arzt gewählte Gesprächseinstieg der körperlichen und seelischen Verfassung des Patienten Rechnung trägt.

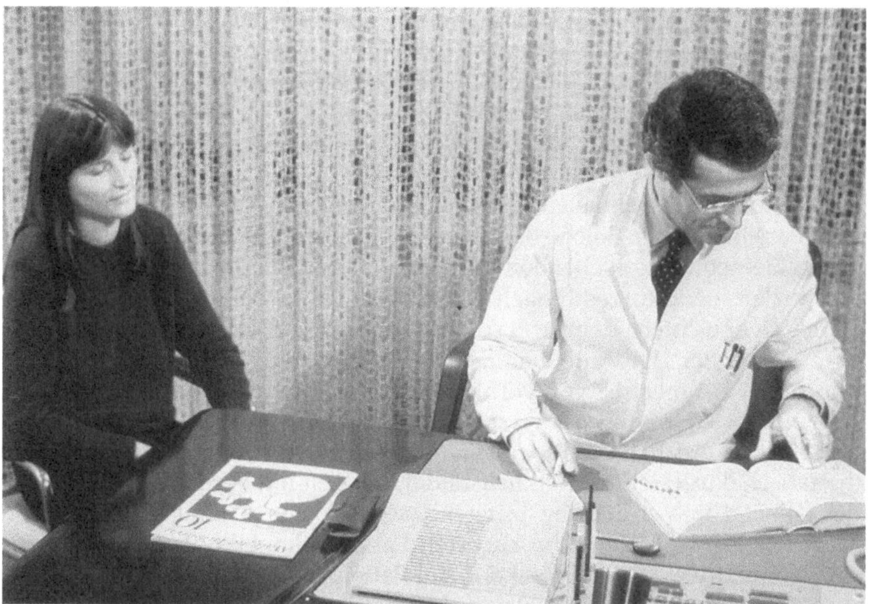

Abb. C 2.1. Der Patient als Partner: Sitzanordnung nicht hinter dem Schreibtisch, sondern auf der Höhe des Arztsessels (internistische Praxis)

> **Merke:**
> Zum Einstieg in das Gespräch die Gefühle des Patienten mit Statements ansprechen, z. B. „Das belastet Sie!", „Das macht Ihnen Angst" [4].
>
> *Statements* sind kurze, bündige Aussagen ohne Wertung, die das vermutete Gefühl des Patienten verbalisieren. Sind die Gefühle nicht sicher getroffen, wird der Patient sie richtigstellen.
>
> Während der *Phase des aktiven Zuhörens* darf unter keinen Umständen bewertet, moralisiert, sich eingebracht, konkrete Sachfragen gestellt, kritisiert, beschwichtigt oder verallgemeinert werden. Derartiges bricht das aktive Zuhören ab und verletzt darüber hinaus die Gefühle des Patienten [4].

Grundsätzlich sollte der Arzt nicht wie ein Halbgott in Weiß hinter seinem Schreibtisch sitzen bleiben, sondern aktiv und freundlich auf den Patienten zugehen und ihn zu seinem Platz geleitet. Die persönliche Anrede und ein freundlicher Händedruck sind erste Möglichkeiten, ihm die Schwellenangst zu nehmen und eine persönliche Brücke zum Gegenüber zu bauen. Empfehlenswert ist als Sitzanordnung für den Patienten eine Position neben dem Schreibtisch des Arztes (Abb. C 2.1).

Gerade neue und zum ersten Mal in der Praxis behandelte Patienten müssen besonders verbal umworben werden, um sie zu Stammpatienten der Praxis zu machen:

„Guten Tag, Fräulein Müller, Sie sind zum ersten Mal bei uns. Haben Sie sich schon ein bißchen in der Praxis umgesehen? Ich hoffe, daß wir gut zusammenarbeiten werden . . ."

Wie unpersönlich klingt dagegen ein noch so jovial hervorgebrachtes und gut gemeintes: „Guten Tag, na wo fehlt's uns denn?"

Gerade ältere Stammpatienten der Praxis erwähnen oft bei den Arzthelferinnen sehr persönliche familiäre Dinge, die für sie offenbar eine große Bedeutung besitzen (z. B. wird der Besuch von der Tochter aus Süddeutschland erwartet, eine neue Wohnung gesucht, gleich im Anschluß an die Sprechstunde die Fußballendausscheidung gesehen, über Ärger mit Nachbarn berichtet usw.). Solche Bemerkungen können von den Helferinnen auf einem kleinen, selbstklebenden Zettel notiert und auf die Karteikarte geheftet werden – ein kurzes Eingehen auf diese Dinge bei der Begrüßung des Patienten erleichtern dem Arzt so den Gesprächseinstieg. Der Patient selbst ist erfreut über die Anteilnahme des Doktors, und die Atmosphäre im „Gesprächszimmer" ist von vornherein aufgelockert und harmonisch.

Immer wieder stößt der Arzt bei der Lektüre von medizinischen Fachzeitschriften auf Expertentips, Antworten auf Leserfragen oder besonders didaktisch dargestellte Krankheitsbilder, die sich mit bestimmten Patienten der Klientel in Verbindung bringen lassen. Solche Artikel können in die Karteikarte gelegt und beim nächsten Patientenkontakt als Gesprächseinstieg genutzt werden. Die Reaktion der Patienten auf solche „Fürsorge" des Arztes ist erstaunlich („Der Doktor beschäftigt sich sogar in seiner Freizeit mit meiner Krankheit"), und das Gespräch nimmt von vornherein einen guten Anfang.

Gerade auf Hausbesuchen erlebt man oft die peinliche Situation, daß der Patient erst bei der Verabschiedung erwähnt, daß er „gerade" einen wichtigen Geburtstag gehabt habe oder ihn in Kürze haben werde. Deshalb sollten die Arzthelferinnen schon bei der Vorbereitung der Hausbesuchstour (vgl. A 2.5.7.1) (ebenso natürlich auch bei jeder in der Praxis gezogenen Patientenakte) darauf achten, ob der Betroffene gerade vorher einen Geburtstag gefeiert hat oder in einigen Tagen haben wird. Eine kurze Notiz auf der Karteikarte – und ein idealer Gesprächseinstieg ist gefunden.

Auch in der Zeitung angekündigte Silberhochzeiten, Jubiläen, aber auch Todesfälle in der Familie sind für einen Gesprächseinstieg geeignet. Postkartengrüße von Patienten aus dem Urlaub oder aus der Rehabilitationsklinik (s. Abb. A 2.10) werden ebenfalls in der Karteitasche zuoberst gelegt. Der gelungene spontane Gesprächseinstieg bei der nächsten Arzt-Patienten-Begegnung („Na, wie war's in Tunesien?") ist garantiert.

2.2.2 Gesprächsführung

In diesem Kapitel geht es nicht um das strukturierte (therapeutische) Gespräch durch Arzt und Patient, wie es beispielsweise in analytischen Sitzungen oder im Rahmen der Krisenintervention geführt wird und das bestimmter Techniken bedarf.[43]

---

[43] Ausführlich dazu in Neubig H, Schmidt-Schaun P (1995) Technik der ärztlichen Gesprächsführung. Modelle – Beispiele – Übungen. Reihe Praxishilfen (Hrsg. Mader FH) Bd. 18. Kirchheim, Mainz

Hier ist vielmehr die Rede von der alltäglichen *Begegnung im Wort* durch Arzt und Patient. Ein Kardinalfehler in vielen solcher Arzt-Patienten-Gespräche ist der Versuch des Doktors, von vornherein eine dominierende, bestimmende, aktive oder sogar diktatorische Rolle zu spielen und den Patienten in die Position des passiven Zuhörers, Dulders und Zustimmers zu drängen. Ziel jedes Gespräches muß sein, den Patienten *aktiv* in den Dialog zu integrieren. Also nicht:

„Ihr Blutzucker ist schlecht, das muß nächstes Mal besser werden!", sondern vielmehr:

„Warum ist heute der Blutzucker derart schlecht, warum war er bei der letzten Kontrolle besser?"

Zur Weiterführung vieler Gespräche eignet sich das *„Spiegeln"*, d. h. die Aussage des Patienten kurz in eigene Worte oder Signale zu fassen, ohne jedoch zu werten, beispielsweise „Hm", nicken o. ä. Durch diese Art der Gesprächsführung ist der Patient gezwungen, sich für seine Krankheit zu engagieren, er fühlt sich als Partner ernst genommen und wird (hoffentlich!) von seinem Ehrgeiz gepackt.

Jeder Arzt sollte sich immer wieder vor Augen halten, daß jede für ihn auch noch so lächerlich erscheinende Bagatellerkrankung oder Banalität[44] für ihn zwar Teil seines Sprechstundenroutinealltags ist, für den Patienten jedoch eine eminente Bedeutung besitzt, die ihn bedrückt oder gar in Angst und Schrecken versetzt.

> **Merke:**
> In der Allgemeinmedizin darf die Diagnostik nicht von Regelfällen gesteuert werden, auch wenn sich diese noch so banal präsentiert [1].

Diesem Umstand tragen übrigens die 82 Handlungsanweisungen in der Programmierten Diagnostik in der Allgemeinmedizin[45] Rechnung, in denen am Ende eines jeden Programms stereotyp die Frage an den Patienten gerichtet wird:

„Was vermuten Sie selbst? Welche Ängste haben Sie?"

Eine solche Fragestellung aktiviert nicht nur den Patienten und lockt ihn aus einer möglichen Reserve heraus, sondern signalisiert zugleich, wie ernst der Arzt sein Anliegen nimmt.

Diese Programme berücksichtigen ebenso das Häufige wie den abwendbar gefährlichen Verlauf (AGV). Diese Programme sollen nach Auffassung der Autoren es jedem Allgemeinarzt ermöglichen, auf einem höheren Niveau der Krankenversorgung zu arbeiten, als es bisher für die besten Ärzte auf dem Weg der eigenen Erfahrungen erreichbar war.

---

44 Über „Bagatellerkrankungen" und „Banalitäten" in der Allgemeinmedizin s. ausführlich bei Braun RN (1986) Lehrbuch der Allgemeinmedizin. Theorie, Fachsprache und Praxis. Kirchheim, Mainz. [1]

45 Braun RN, Mader FH, Danninger H (1995) Programmierte Diagnostik in der Allgemeinmedizin. 82 Handlungsanweisungen für den Hausarzt. 3. Aufl. Springer, Berlin Heidelberg New York Tokyo [2].

Wenn der Patient durch eine Krankheitseröffnung geschockt und durch die entstandene Situation überfordert ist, empfiehlt es sich, einen Ausweichtermin anzubieten:
„Denken Sie in aller Ruhe über unser Gespräch nach, notieren Sie sich zu Hause Ihre Fragen. Ich stehe Ihnen jederzeit zur Verfügung, um alles dann nochmals in Ruhe durchzusprechen. Vielleicht bringen Sie dann Ihren Mann mit."

Das Arzt-Patienten-Gespräch:
Kein Arztmonolog, sondern ein Arzt-Patienten-Dialog! Den Patienten zum aktiven Partner des Arztes machen!

2.2.3 Konfliktbewältigung

Trotz allen Engagements und aller Bemühungen von Arzt und Helferinnen um den Patienten sind Konfliktsituationen, Differenzen oder auch einmal ein „offener Knall" zwischen Praxisteam und Patient nie ganz zu vermeiden. Da solche Situationen stets unangenehm und ärgerlich sind und den Praxisfrieden in erheblicher Weise stören können, sollten sich Arzt und Helferinnen auf bestimmte Standardkonfliktsituationen vorbereiten und eine gezielte, praxisinterne *„Anti-Ärger-Strategie"* entwickeln.

Konfliktsituationen zwischen Arzt und Helferinnen und dem Patienten andererseits entstehen häufig dann, wenn das Praxisteam das Problem lediglich aus seiner subjektiven Sicht sieht (z. B. wenn ein Patient sich nie anmeldet – vgl. A 2.1.1.3).

In der Konfliktbereinigung und -aufarbeitung ist es aber manchmal durchaus lohnend, diese Problematik auch aus der Sicht des Patienten zu betrachten: Warum meldet sich der Betreffende nicht an? Hört er vielleicht am Telefon schwer, mag er nicht telefonieren, möchte er vielleicht eher den persönlichen Kontakt der Arzthelferinnen, sieht er überhaupt kein Problem in seinem Verhalten?

Regel für Konfliktsituationen:
Ärger nie persönlich nehmen, ohne Emotionen aufarbeiten und nach einer Lösung suchen!

Konflikte mit Patienten dürfen nicht „totgeschwiegen" oder verdrängt werden und dann vor sich hinschweben, sie müssen direkt und sofort beim Patienten angesprochen werden, um die ungetrübte Praxisbindung des Patienten zu erhalten.

Beispiel 1
„Sie wirken in letzter Zeit so gereizt und unzufrieden, Herr Süßholz. Haben wir irgendetwas getan, das Sie verärgert hat?"
Wenn der Patient solchermaßen auf Konflikte angesprochen wird, sieht er das Bemühen der Praxis um Ausgleich und macht meist selbst einen verbalen Rückzug.

Es gibt Konfliktstandardsituationen am Praxisempfang und Telefon, die jeden Tag erneut auftreten und durch eine prophylaktische *„Konfliktvermeidungsstrategie"* zusammen mit den Arzthelferinnen aufgearbeitet werden können.

Beispiel 2
Ein Patient möchte sofort einen Behandlungstermin; das Wartezimmer ist jedoch brechend voll. Völlig falsch wäre eine Reaktion wie: „Das geht jetzt nicht!" oder „Sie sehen doch, daß alles zusammenbricht!" oder „Warum wollen Sie Sonderrechte?"
Eine sinnvolle Reaktion auf solch ein Patientenbegehren ist z. B.: „Der Doktor möchte Sie sicherlich ausführlich und gründlich untersuchen. Kann es auch heute nachmittag oder morgen früh sein?"

Beispiel 3
Ein Patient will sofort telefonisch zum Doktor durchgestellt werden; dieser ist jedoch bei einer Untersuchung und möchte nicht gestört werden. Völlig falsch wäre eine Reaktion wie: „Wie stellen Sie sich das denn jetzt vor, das geht nicht, wir sind mitten in der Sprechstunde . . ., der Doktor läßt grundsätzlich in der laufenden Sprechstunde keine Telefonate durchstellen . . ., rufen Sie später wieder an!"
Dagegen viel besser: „Ich habe mit dem Doktor gesprochen, er möchte das Problem in aller Ruhe mit Ihnen durchgehen. Können wir Sie heute gegen 12.30 Uhr zurückrufen?"

Beispiel 4
Ein wütender Patient will am Telefon oder Praxisempfang richtig Dampf ablassen. Völlig falsch wäre eine Reaktion wie: „Was regen Sie sich hier eigentlich so auf . . .? Mein Gott, ich kann doch auch nichts dafür! . . . Warum haben Sie eigentlich so schlechte Laune?"
Viel besser: „Sie haben eigentlich völlig recht! . . . Ich kann Ihren Ärger gut verstehen . . . es ist tatsächlich unglücklich gelaufen . . . da müssen wir aber einen schlechten Tag gehabt haben . . . was können wir denn gemeinsam tun, um das Problem zu lösen?"
Die Arzthelferinnen sollten angehalten werden, solche telefonischen oder persönlichen Konfliktsituationen mit den Patienten aufzulisten, um sie dann in einer gemeinsamen Besprechung mit dem Arzt (vgl. C 1.1.1) aufzuarbeiten und zusammen nach befriedigenden Lösungen zu suchen.

Beispiel 5
Gereizte Stimmung im Wartezimmer wegen ungewohnt langer Wartezeiten („Warum hole ich mir überhaupt einen Termin, wenn ich doch über eine Stunde warten muß!"). Die Arzthelferinnen müssen für solche Krisensituationen bewußt geschult werden. Wenn sie alle halbe Stunde ins Wartezimmer schauen, den Grund der Verzögerung angeben und um Nachsicht bitten, wenn zudem der Praxisinhaber selbst gelegentlich ins Wartezimmer („in die Höhle des Löwen") geht und ein paar freundlich-entschuldigende Worte wegen der Verspätung sagt, sind auch solche Krisensituationen an „Großkampftagen" leicht zu entschärfen und zu beseitigen.

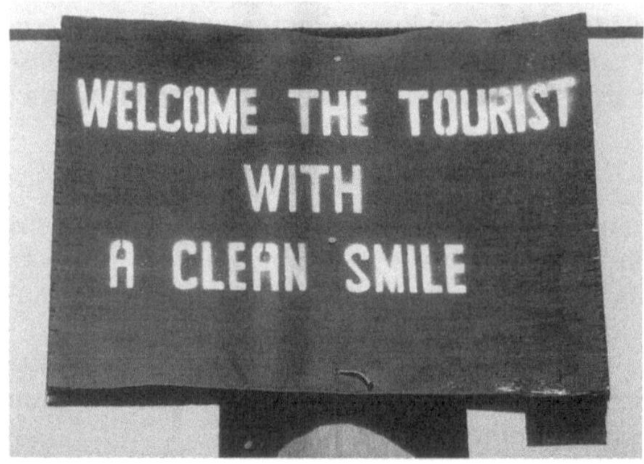

Abb. C 2.2. Ein „sauberes" Lächeln sollte nicht nur dem Touristen im fernen Kalifornien, sondern auch dem Patienten in deutschen Praxen gelten

2.2.3.1 Entwaffnende Freundlichkeit

Freundlichkeit, Bereitschaft zur Konfliktbewältigung und ausgeglichene Stimmung sind in der Hektik des Alltags sehr oft ein hartes Stück Arbeit (Abb. C 2.2), wenn Freundlichkeit und Verbindlichkeit starr und gequält und nicht mehr echt und von Herzen kommend erscheinen. Daher müssen von Zeit zu Zeit die „Freundlichkeitsbatterien" des Praxisteams durch gezieltes Training und *„entwaffnende Zuwendungsaktionen"* aufgefüllt werden nach dem Motto: „Morgen ist Freundlichkeitstag!"

Das ganze Team muß sich dann bemühen, jeden Patienten anzulächeln, bewußt und gezielt anzusprechen und Zuwendung zu praktizieren. Die positive Resonanz der Patienten lädt die ausgelaufenen Batterien wieder auf, baut Streß und Hektik der Arzthelferinnen ab – die Bereitschaft zur Konfliktbewältigung mit dem Patienten steigt wieder an.

> **Merke:**
> Gute Laune und positive Ausstrahlung sind eine Trainingssache [4].

Für manche Patienten entwickeln Arzt und Arzthelferinnen gemeinsam ein *„Freundlichkeitsstrategieprogramm"*: beim nächsten Arztbesuch wird der Patient mit gebündelter Freundlichkeit und konsequenter Zuwendung vom Empfang über das Labor bis ins Sprechzimmer begleitet. Dann schmilzt meist die Abwehrhaltung des Patienten – er taut auf, und eine problemlose Weiterbetreuung könnte möglich sein.

> **Merke:**
> Bei Konfliktsituationen ist konsequent höfliche Sachlichkeit der beste Weg.

2.2.3.2 Trennung vom Patienten

Es gibt eine Reihe von chronisch nörgelnden Problempatienten (vgl. B 1.3), die eine ständige Belastung für Arzt und Personal bilden und immer wie-

derkehrender Ausgangspunkt für Disharmonien, Turbulenzen und Unlust-
gefühle im Praxisteam sind.

Solche „Soziopathen" nagen am Praxisfrieden und vergiften die Atmosphäre. Natürlich müssen auch solche (oder gerade diese!) Patienten offen
darauf angesprochen werden, was ihnen an der Praxis konkret nicht gefällt,
und es muß der Versuch gewagt werden, gemeinsam nach Lösungsmög-
lichkeiten Ausschau zu halten. Hierbei werden manchmal praxisinterne
Ursachen erkennbar (z. B. Organisationsmängel oder Vorurteile des Patienten, daß die Arzthelferinnen ihn nicht mögen).

Freilich gibt es auch einige – allerdings wenige – chronisch nörgelnde
„Problemfälle", die trotz aller Zuwendung und Freundlichkeit des Teams
einfach nicht an die Praxis gebunden werden können. Kein Arzt und seine
Mitarbeiter bleiben verschont von etwa 5% querulierenden Patienten.
Wenn mit solchen Patienten kein Konsens zu finden ist, sollte die Praxis sich
rechtzeitig ohne Emotionen von ihnen trennen, bevor solche „Praxisschäd-
linge" ihr Gift der Unzufriedenheit auf andere Patienten übertragen und
das Praxisbild und den Praxisruf zerstören.

> **Chronisch nörgelnde Patienten:**
> Lieber ein Ende mit Schrecken als ein Schrecken ohne Ende.

Hier hilft vielleicht der klärende Satz des Arztes:
„Frau Misselmut, Sie haben wahrscheinlich bestimmte Vorstellungen von
Ihrem Arzt und seinem Praxisteam. Unser Praxisteam hat aber ebenso seine
Vorstellungen vom gegenseitigen Umgang. Sie haben freie Arztwahl, ich als
Arzt habe aber auch freie Patientenwahl. Irgendwie passen wir nicht zu-
sammen. Suchen Sie sich bitte einen anderen Arzt. Im Notfall steht Ihnen
selbstverständlich meine Praxis zur Verfügung."

Ein solches Wort zur rechten Zeit und in aller Offenheit trägt sicherlich
zur Klärung der gegenseitigen Positionen, v. a. aber zum Frieden im Praxisteam bei. Der so oft als „mündig" bezeichnete Patient erfährt, daß es einen
ebenso „mündigen" Arzt gibt, der in keiner Weise auf die Erpressungen
seines Patienten angewiesen ist.

Aber nicht nur der nörgelnde oder aggressive Patient kann ein Grund
zur gegenseitigen Trennung sein, sondern auch der auf Dauer unzuverläs-
sige Klient oder der Patient, der dem Arzt nicht vertraut [3].

> **Merke:**
> Der Arzt „kann die ärztliche Behandlung ablehnen, insbesondere dann, wenn er
> der Überzeugung ist, daß das notwendige Vertrauensverhältnis zwischen ihm
> und dem Patienten nicht besteht. Seine Verpflichtung, in Notfällen zu helfen,
> bleibt hiervon unberührt."
> (§ 1 Berufsordnung für die Ärzte Bayerns vom 14. 10. 1990)

Das Wegbleiben eines Patienten kann für diesen sogar einen Reifungspro-
zeß in Richtung auf bessere emotionale Gesundheit darstellen [3].

Im allgemeinen wird man sich ein- bis zweimal im Jahr auf diese Weise von einem Patienten trennen. Dies ist ein wichtiger Beitrag zur „Praxishygiene" (vgl. A 2.5.4, A 2.6.1 und ausführlich B 1.3), der sich gerade im Zeitalter der ärztlichen Überversorgung rasch herumspricht. Erfahrungsgemäß kommen die meisten dieser Klienten nach 1–2 Jahren wieder in die Praxis zurück. Hier wird dann mit keiner Silbe mehr über den Vorgang gesprochen. Arzt, Patient und Team begegnen sich dann fortan auf einer neuen Ebene der Partnerschaft.

Literatur

1. Braun RN (1986) Lehrbuch der Allgemeinmedizin Theorie, Fachsprache und Praxis. Kirchheim, Mainz
2. Braun RN, Mader FH, Danninger H (1995) Programmierte Diagnostik in der Allgemeinmedizin, 3. Auflage. Springer, Berlin Heidelberg New York Tokyo
3. Machens R (1994) Ganzheitliche Praxisführung. Organisation, Naturheilverfahren, Psychosomatik. Schattauer, Stuttgart New York
4. Werk R (Hrsg.) (1993) Arztpraxis-Management. Zuckschwerdt, München

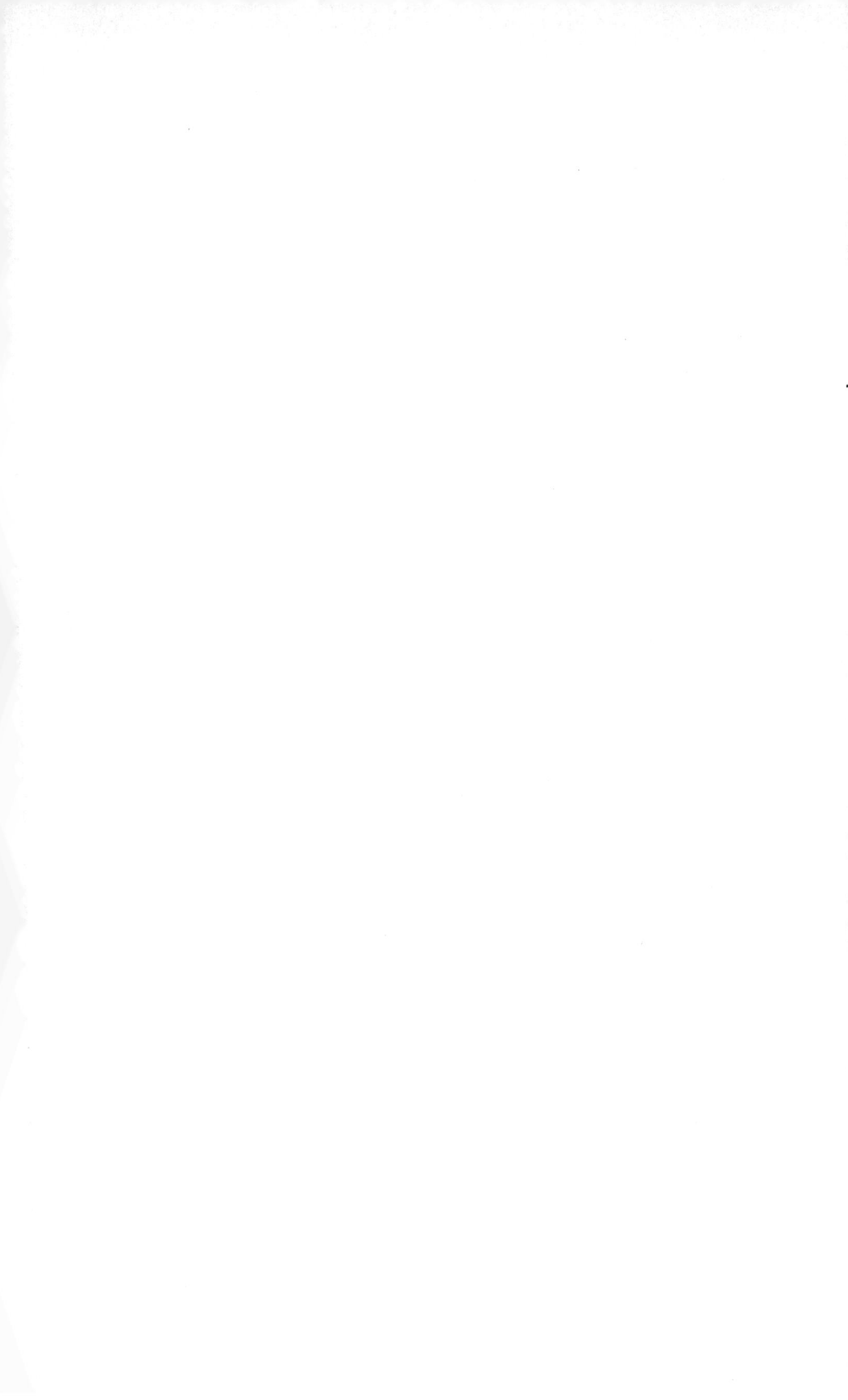